U0206927

"赤脚医生"与中国乡土社会研究

——以河南省为例

A Research on' the Barefoot Doctors' and
Chinese Rural Society

—Taking Henan Province as an Example

李海红 著

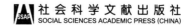

社会科学文献出版社
SOCIAL SCIENCES ACADEMIC PRESS (CHINA)

本著作为教育部人文社会科学研究规划基金项目"人民公社时期河南省赤脚医生在乡土社会中的行为研究——基于对农村合作医疗政策的回应"(12YJA770022)的研究成果。

由河南师范大学学术专著出版基金、河南师范大学历史文化学院学术专著出版基金资助出版

序

我国是一个农村人口占大多数的发展中国家，尽管这些年来经济发展取得了举世瞩目的成就，但"三农"问题仍然是我国实现"中国梦"的全局性的大问题。从战略上看，使亿万农民群众获得充分的医疗保障和身体健康，保护好农村生产力，这不仅是政府德政的重要目的之一，而且也是使农村经济获得长足发展，国民经济持续繁荣的最终目的之一。为此，21世纪之初，党中央及时提出在农村实行新型农村合作医疗制度，以使广大农民群众获得一定的医疗保障，这是十分有意义的举措。"新农合"不是从天上掉下来的，在历史上总能找到其蛛丝马迹。因此，追本溯源，我国人民公社时期的传统合作医疗和"赤脚医生"制度的推行，自然有其一定的研究价值。

传统农村合作医疗是我国广大农民群众在医疗卫生方面的一种合作，"赤脚医生"是该制度的直接实践者，二者在中国广大农村的出现，是多种因素综合作用的产物。"赤脚医生"的产生和发展与当时我国落后的经济基础和卫生事业相适应；当时中国社会的传统文化背景是"赤脚医生"群体产生的文化因素，由此得到广大农民群众的拥护。另外，城市对农村的医疗和技术支援，为其发展提供了智力和物力支持。

传统合作医疗制度诞生于我国民主革命时期。新中国成立后，为了适应国家建设的需要，党和政府十分重视农村的医疗卫生保健。在合作化时期，某些省份的一些地方开始出现集体办医疗的现象。在"大跃进"时期，农村合作医疗得到较大发展，在三年经济困难时期一度萎缩。之后，党中央仍然十分重视农民群众的医疗卫生保健，特别是1965年6月26日毛泽东发出"六·二六"指示后，党中央将医疗卫生方面的人力和资源大量转向农村，医疗卫生政策开始向农村重点倾斜，农村合作医疗和"赤脚医生"兴盛一时。之后，随着人民公社的解体，农村推行多种形式的生产责任制，合作医疗制度也随之逐渐萎缩。

在人民公社时期，我国绝大多数农民群众的经济收入不高，他们用于治疗疾病的资金十分有限。广大"赤脚医生"靠"一把草、一根银针、一个药箱"，用土单验方、中草药，凭借简陋的医疗设备和初级的医疗技术，为广大农民群众提供了最基本的医疗和卫生保健，他们是农民群众自己培养的养得起、留得住、用得着的医生。尽管受当时历史条件的限制，农村合作医疗和"赤脚医生"制度有各种各样的不足之处，特别在当时极"左"思潮的影响和政治运动的推动下，被涂抹上一层那个年代特有的政治色彩，但它毕竟是我国广大农民群众的一个创举，适应了当时广大农村的客观实际，拥有一定的群众基础，在我国基层建立了比较完善的三级医疗卫生网，明显改善了广大农村医疗卫生状况，较大地提高了农民群众的身体健康水平。同时，良好的医患关系也比较普遍地得到农民群众的认可。这种低投入、高效益的农村基层医疗卫生形式，在国际上也产生了较好的影响。

现阶段，我国广大农村人口的绝对数量仍然很大，尽管政府推行新型农村合作医疗政策并取得了较大成就，但困扰广大农民群众看病吃药的问题仍然很严重，因病致贫的现象时有发生，医患关系也不断出现不和谐甚至紧张的情况。这种情况不利于提高农村居民的健康指数，妨碍了农村社会的安定团结，影响了中国社会的全面发展。在现阶段，传统农村合作医疗制度不能简单地复制，但是从中吸取经验教训，重建新型农村合作医疗制度，培养和管理乡村医生群体，使他们更好地扎根于农村为广大农民群众保健治病，其现实借鉴意义还是比较明显的。

所以，李海红同志的专著《"赤脚医生"与中国乡土社会研究——以河南省为例》，在若干年后重新反思传统农村合作医疗和"赤脚医生"制度，其价值就不言而喻了。

地方史在历史学科的研究中占有重要地位，它是宏观史的细化，能够延伸宏观史研究的触角，其特点是立足于特定时期特定区域的历史研究，更能细致地反映当时历史的真实情况。由于环境和时间等不同，各个地方的历史具有自身的某些个性和特征。地方史的研究就是针对各个地区的独有的个性和特点，从中总结出一般性的规律来。

李海红同志的专著《"赤脚医生"与中国乡土社会研究——以河南省为例》，是从微观之处着手研究人民公社时期合作医疗和"赤脚医生"制度的，通过考察人民公社时期"赤脚医生"对传统合作医疗政策的回应，将国家政策和个体的回应有机结合起来研究，探讨该政策在实际运行过程中的成效和阻力，从中发现其利和弊。我们不能仅从经济效益上考虑农村的医疗卫生事业，应当从战略上高度重视广大农民群众的身心健康，在制度上使乡村医生树立救死扶伤、以人为本的理念，建立良好的农村医疗保障体系。

从本书的内容看，作者能够深入地挖掘地方档案资料，比较充分地利用地方报纸和杂志，立足于微观和个案，探讨在一定历史时期和地理环境下"赤脚医生"群体的行为，打破了传统历史学科就事论事的研究。作者通过探讨人民公社时期河南省范围内"赤脚医生"在农村社会中的行为，研究这个群体对传统农村医疗政策的回应，比较全面地研究了国家的医疗卫生政策的整体互动效果。这种研究方法，有利于弥补宏观历史研究的空泛，有利于推动河南地方史研究的发展。

在本书中，作者能够运用历史学研究的基本原理和研究方法，同时借鉴经济学、社会学研究的方法和理论，做到微观与宏观研究相结合，同时注意史述与评论相结合，在比较全面地掌握历史文献并借鉴已有研究成果的基础上，全面考察了农村合作医疗和"赤脚医生"的萌芽、发展、繁荣和衰落。在此基础上，作者进一步探讨其利弊得失，以及从中应吸取的经验教训，并提出自己的思路和主张。这不但具有一定的学术价值，而且还具有较强的现实意义。

不过，李海红同志的这本著作还有一些缺陷，例如资料的搜集还不是很全面，对当时"赤脚医生"群体、农民群众、基层干部甚至医疗卫生管理干部的口述资料的收集尚需要深入和加强。希望他在进一步研究时能够加以补充和完善。

李海红同志在浙江大学获得博士学位之后，又到山东大学历史文化学院博士后流动站从事研究工作。他刻苦读书，专心治学，精神可嘉。进入河南师范大学工作后认真从事教学和科研，成绩斐然。我看到他在学术上不断取得突破，感到十分欣慰。我真诚地希望他再接再厉，在学术领域里进一步取得良好的成绩。

即以以上所言，代为序。

吕伟俊

2015 年 2 月 6 日于山东大学知新楼

目　录

绪　论

一　本课题研究之学术价值和实际应用价值

1. 本课题研究之学术价值

新中国成立以来，特别是党的十一届三中全会以来，在马克思主义唯物史观的指导下，我国的史学研究走向积极健康的发展道路和繁荣阶段。仅就中华人民共和国史而言，我国史学界研究工作者在政治史、思想文化史、社会史、经济史和制度史等领域的研究成果丰富。同时，每个领域又细化出很多专题性的研究。近些年来，在以传统文献史料为基础研究的同时，作为一个新型的研究分支，口述史也蓬勃发展起来，普通百姓也能从事历史的回顾与书写，其价值是使人们可以最大限度地发现和捕捉更丰富、更鲜活的历史资料，使历史真相更具体、更深入。当下，史学界对口述史的研究与实践都取得了很多研究成果。更为重要的是，每个学科领域在经历过孕育、诞生、成长、成熟之后，其研究触角已经涉及其他学科，并相互作用而形成新兴的交叉学科，而且其发展趋势很快，具有广阔的前景和良好的空间。例如，很多历史研究工作者已经开始利用人类学、社会学和经济学的观点探究和研究历史学方面的问题，并且已经取得创新性的学术成果。本课题将尽力在掌握原始史料的基础上，运用社会学、经济学等学科观点，加强对合作医疗和赤脚医生制度的研究。这将有助于拓宽学术研究领域，对于研究新中国的政治史、思想文化史、社会史和经济史等都大有裨益，同时也能加强在实践层面上的研究效果。

此外，就笔者所掌握的材料和了解的研究现状看，史学界对医疗卫生史的研究还比较薄弱，科研成果也不多。传统的合作医疗和赤脚医生制度存在的时间较短，特别是新型农村合作医疗制度，离现实更接近。因此，如何更好地为现实服务，使研究应用于现实，也是摆在本课题面前的主要问题。

2. 本课题研究之实际应用价值

一直以来，我国人口大多数仍然居住在农村。由于我国是一个农业大国，农村、农民和农业问题仍然是我国实施全面建设小康社会、实现"中国梦"的全局性、根本性的问题。如何保护好农村生产力，使我国广大农民群众的医疗卫生健康获得充分保障，不仅是发展的重要手段之一，也是发展的最终目的之一，这是一个长期存在的战略性的大问题。因此，党中央及时提出在农村实行新型农村合作医疗制度，以使广大农民群众获得一定的医疗保障。

追本溯源，为了更好地研究新型农村合作医疗制度，我们将研究视觉向前延伸到人民公社时期的传统合作医疗制度及其执行者赤脚医生群体，探讨这一制度的成功经验和不足之处，并从中得到借鉴。

新中国成立以后，我国在一穷二白的基础上搞建设，农村的生产发展十分落后，人民群众的生活相当困难，党和政府还不可能对广大农民群众的医疗卫生提供充分保障。传统合作医疗制度是我国亿万农民群众为了解决"缺医少药"困境而实行的一种互助互济的医疗保健合作形式，它起源于新中国成立初的互助合作时期，在我国人民公社时期得到繁荣。赤脚医生这个特殊群体，是我国传统农村合作医疗政策的实际践行者，是农民群众自己培养的养得起、留得住、用得着的医生，他们靠"一把草、一根银针、一个药箱",活跃在广大乡村的田间地头,凭借简陋的医疗设备和初级的医疗技术,为广大农民群众提供了最基本的疾病治疗和卫生保健。传统的农村合作医疗制度及其赤脚医生群体的培养是我国农民群众的一个创举,它适应了当时广大农村的客观实际,在各级政府的大力扶植和广大群众和基层干部的积极支持下,合作医疗制度曾经"遍地开花",赤脚医生群体也遍及全国乡村的各个角落,在我国基层建立了比较完善的三级医疗卫生网,明显改善了广大农村人口的医疗卫生状况,显著提高了他们的身体健康水平。这种投入低廉、效益明显的基层医疗形式,被国际上誉为发展中国家基层医疗保障的"中国模式",一些发展中国家也纷纷向中国学习这种基层医疗保障制度。

20世纪80年代以后,随着农村经济体制改革的转型,人民公社随之解体,联产承包责任制成为农村生产经营的主要方式,建立在集体经济基础之上的合作医疗制度和赤脚医生群体迅速走向衰落,我国农村公共卫生体系明显弱化和倒退,赤脚医生的数量大大减少,农村卫生安全存在很大隐患,乡村居民的医疗卫生失去重要保障,一些传染病也死灰复燃。另外,改革开放30余年,我国的医疗卫生保障体系的"二元"结构特征非常显著,在医疗卫生保健待遇方面,城乡居民之间差距非常大,城镇居民能够获得相当丰富的医疗卫生资源,尽管中央政府十分重视重建农村合作医疗制度,但农民得到的实惠较少,他们将进医院看病视为畏途,因而"因病返贫、因贫致病"的现象相当普遍,以至于出现"小病拖大、大病等死"的现象。这严重损害了广大农民群众的身体健康,也会影响农村经济和社会的协调发展,关系到农民生活质量的提高和农村社会的稳定和进步。因此,建立新的完善的农村医疗保障制度成为当务之急,也是全面建设农村小康社会和实现"中国梦"的客观要求。本书通过赤脚医生在乡土社会中的行为变迁研究,力图站在历史的高度,从赤脚医生在乡村社会的行为中挖掘出传统农村合作医疗制度中值得借鉴的经验和需要重视的失误，以史为鉴，为设计新型农村合作医疗制度提供理论依据。

二 国内外研究综述

1. 国外学术界对医疗卫生保健的研究

具体而言，主要分以下几个方面。

（1）关于农村医疗保健的模式的研究。

从现有资料分析，国际上对基层医疗保障的有关研究，大都在经济上比较发达的国家。阿玛蒂亚·森等人主张，健康和教育是人类生存的两大基石，健康和幸福之间紧密相连。[①] 阿罗提出，在市场经济条件下，人类自身的身体素质、疾病的发生情况以及医疗市场的供求都是不确定的，因此，人们应当理性地采取一定的医疗保险方式来投资于健康。[②] 尼古拉斯·巴尔从公平和效率的视角，提出所有的卫生保健制度都是有纰漏的，组织形式的着眼点应选择损失最少、公平程度最高的种类。医疗保障资源应被看作是公共产品，国家要使所有公民获得基本的医疗保障。当资源相对缺乏时，政府要优化资源配置，尽量扩大医疗保障的范围。[③] Fiona Ferguson、艾维瓦·罗恩、张奇林、林义等人通过对一些国家的基层医疗保障比较研究，认为一些发达国家的医疗保障已经从城市向乡村普及，基本上满足了全民的医疗卫生保障；而欠发达国家和地区也在尽力向农村推广医疗卫生保障政策或制度。这些学者得出结论，在广大农村，医疗卫生保障制度的模式大体上有国家免费医疗型，以在英国、越南等国家推行的全民医疗保障制度为主，这种医疗卫生保障具有

---

① 〔美〕保罗·J. 费尔德斯坦：《卫生保健经济学》，费朝晖等译，经济科学出版社，1998。

② K. J. Arrow. *Uncertainty and the Welfare Economics of Medical Care.* American Economic Review, 1963，53（5）：941-973.

③ 〔英〕尼古拉斯·巴尔：《福利国家经济学》，郑秉文译，中国劳动社会保障出版社，2003。

福利性质；在日本推行的"国民健康保险"，是社会医疗保障型；基层社区的合作医疗型，以泰国的"30铢计划"和中国传统的农村合作医疗制度比较典型；美国实行的则是商业医疗卫生保障型的制度。[①]

泰国和印度皆为发展中国家，然而在这两个国家，医疗保障的覆盖范围则十分广泛。Gumber通过研究泰国农村的健康卡制度，认为这种制度为众多农民提供了比较充分的基本医疗卫生保健，其缺陷是资金不充分、受益人群少、抵御大病风险的能力不够等。[②] Patrick Krause、Dave以及Anil Gumber等研究了印度农民的医疗卫生保健体系，认为全民性医疗保障体系覆盖了农村居民，但农村的医疗资源十分稀缺，导致农民群众的各种医疗费用的开支特别是住院花费大大超过了支付能力，不过数量众多的非政府机构则为弱势群体提供了一定的保障。[③]

（2）关于农村社区医疗的研究。

世界卫生组织、世界银行等国际组织对农村合作医疗筹资方式进行了深入的研究，其主要对象是社区集资的情况、出现的问题以及发展前景、筹措资金的数量和医疗需要量的关系等。[④]

[①] Fiona Ferguson. *Provision of Accessible Health Care in Rural Areas*. Countryside Agency, 3rd December, 2002；〔美〕艾维瓦·罗恩等：《医疗保障政策创新》，王金龙译，中国劳动社会保障出版社，2004；刘岚：《医疗保障制度模式与改革方向》，中国社会出版社，2007；乌日图：《医疗保障制度国际比较》，化学工业出版社，2003；张奇林：《美国医疗保障制度研究》，人民出版社，2005；林义：《农村社会保障的国际比较及启示研究》，中国劳动社会保障出版社，2006。

[②] A. Gumbsr. *Facets of Thailand Healthcare Market-Some Issues*. Saket Industrial Digest，1998.

[③] Patrick Krause. *Non-profit Insurance Schemes for the Unorganised Sector in India*. Saket Industrial Digest，2001；Dave Priti. *Community and Self-Financing in Voluntary Health Programmes in India*. Health Policy and Planning，1991（6）；Anil Gumber. *Health Insurance for the Informal Sector：Problems and Prospects*. Bulletin of the World Health Organization，2002（79）.

[④] Alexander S. Preker, Guy Carrin, Daivi Dror, Melitta Jakab, William C. Hsiao, and Dyna Arhin-Tenkorang. *Rich-Poor Differences in Health Care Financing*. （in）Alexander S. Preker and Guy Carrin（eds.）. *Health Financing for Poor People*. Washington, D. C.：The World Bank，2001；William C. Hsiao. *Unmet Health Needs of Two Billion：Is Community Financing a Solution Health. Nutrition and Population Discussion Paper*，The World Bank，September，2001.

Melitta Jakab 研究了社区医疗集资的成效，认为社区群众的广泛参与可以使低收入的农民享受到卫生医疗保健服务，不过如果没有外界的帮助，穷人经常不加入，同时农民自身的管理能力普遍低下等问题。[①] Alexander S. Preker 等人的研究认为，大多数农民医疗保健集资是由于生活贫困严重、政治环境混乱以及治理不规范，贫穷导致对卫生保健的集资不够充足。对此，外部力量特别是政府的参与在关于医疗卫生服务的集资与管理中起着重要作用，这样能减少阻力，扩大对穷人的覆盖率，保持基金筹集的顺利进行。[②]

Johannes、Pia Schneider、Ranson 等学者则分别对塞内加尔、乌干达和印度等亚非一些贫穷国家的农村社区的医疗卫生保健进行了调查，他们的着眼点在于医疗资金的保障以及扩大医疗卫生保健的覆盖率等。[③]

（3）关于我国农村合作医疗制度的研究。

国际学术界对我国农村合作医疗的关注，基本上可以划分为两个时期：在 20 世纪 80 年代之前，重点介绍了我国人民公社时期农村合作医疗的成功典型和经验。比较著名的学者，有 David M. Lampton 和 Victor W. Sidel 等人和一些国际组织。David M. Lampton 研究了我国人民公社时期农村合作医疗制度成功运行的特点和环境因素，并分析了

---

① Melitta Jakab. *Modle on Organizational Reform and Management of Public Providers: Focus on Hospital*. Geneva: The World Bank, 2000.

② Alexander S. Preker, C. John Langenbrunner, and Emi Suzuki. *Deficit Financing of Health Care for the Poor*. (in) Alexander S. Preker and Guy Carrin (eds.). *Health Financing for Poor People*. Washington, D. C.: The World Bank, 2004.

③ Johannes Paul Jutting. *Financial Protection and Access to Health Care in Rural Areas of Senegal*. (in) Alexander S. Preker and Guy Carrin (eds.). *Health Financing for Poor People*. Washington, D. C.: The World Bank, 2004.; Pia Schneider and Francois Diop. *Community-based Health Insurance in Rwanda*. (in) Alexander S. Preder and Guy Carrin (eds.). *Health Financing for Poor People*. Washington, D. C.: The World Bank, 2004.; M. K. Ranson, and K. R. John. *Quality of Hysterectomy Care in Rural Gujarat: The Role of Community-based Health Insurance*. Health Policy and Planning, 2001, 16 (4): 395-403.

其他国家学习中国模式的必要性以及不利因素。① Victor W. Sidel 则重点研究了 20 世纪 60～70 年代我国基层三级医疗卫生体制和农村合作医疗制度。② 20 世纪 80 年代初，世界卫生组织以及世界银行等国际组织和机构来华考察我国农村的医疗保健和卫生健康问题，十分赞赏我国农村推广的合作医疗制度，特别是在解决医疗卫生费用方面，称之为发展中国家的"中国模式"，认为"中国在发展和实施有效地对付传染病和地方性流行病的规划方面，在世界上具有最广泛的经验。在过去成功的经验中的一个重要因素，是把一级预防工作和初级卫生保健制度结合起来，几乎惠及全民"③。

进入 20 世纪 90 年代以来，很多学者集中研究中国的经济体制改革对农村合作医疗和卫生保健体制产生的负面作用，有的学者，如 Gerald Bloom 还分析了合作医疗解体的因素及其对农村医疗卫生保健可能带来不良后果，他还评论了 90 年代后我国政府对农村合作医疗的恢复所做的工作。④ Mwabu 等人指出农村合作医疗解体后的结果为：由于农村居民缺乏医疗保险，中国的就医价格上升会降低医疗卫生服务的普及率，特别会波及农村的贫困人群，他们的身体健康状况会受到较大影响。⑤ Christopher J. Smith 等人探讨了当时我国的卫生保健制度，考察了我国的经济体制改革对农村医疗卫生制度的影响，指出了我国地区之间尤

① David M. Lampton. *Development and Health Care: Is China' Medical Programme Exportable?* World Development, 1978 (6): 621-630.
② Victor W. Sidel and Ruth Sedel. *The Development of Health Care Services in the People' Republic of China.* World Development, 1975 (3): 539-549.
③ 世界银行：《中国：卫生模式转变中的长远问题与对策》，中国财政经济出版社，1994，第62页。
④ Feng Xueshan, Tang Shenglan. Gerald Bloom and others. *Cooperative Medical Schemes in Contemporary Rural China.* Social Science & Medical, 1995, 41 (8): 1111-1118.
⑤ Mwabu. *Health Care Decisions at the Household level: Result of Health Survey in Kenya.* Social Science and Medicine, 1986 (22): 313-319; Anil B. Deolalikar. *The Demand for Health Service in a Developing Country; The Role of Price, Service Quality, and Reporting of illness.* Handbook of Applied Economic, 2004.

其是城市和农村之间的医疗卫生保健的不均衡局面和城乡居民之间越来越明显的不平等缺口。[①] 哈佛大学刘远立等人将中国农村的医疗保健模式分为三种，并探讨了不同模式的筹资方式、受益程度及对贫困人口的影响。他们提出，在市场经济条件下，农村医疗的融资应有多种渠道，政府在保障医疗政策的推行时也应转变行政职能。[②] 联合国儿童基金会在中国的 10 个贫困县进行合作医疗试点，研究关于影响中国贫困地区农村合作医疗的建立及可持续发展的各种因素。[③] 冯学山、G. Bloom 等多位学者的研究则强调，在重建农村合作医疗制度时，各级政府应将农村合作医疗作为改革的有机组成部分，在扩大融资、制定管理制度、加强法制建设、提供公共信息、加强费用管理等方面承担其应有的责任。[④] 汪宏、Winnie Yip 等人的研究则提出政府应向收入较低的农村居民提供一定的医疗补贴，以提高他们的受益度。[⑤]

传统农村合作医疗的衰落引起国际组织对该制度的运行规律进行探讨。1985 年，在世界银行的资助下，美国兰德公司与中国卫生部合作在四川省的简阳、眉山两县进行了"中国农村健康保险实验项目"，

---

① Christopher J. Smith. *Modernization and Health Care in Contemporary China*. Health & Place, 1998, 4 (2): 125–139; Bjorn Gustafsson, Li Shi. *Expenditures on Education and Health Care and Poverty in Rural China*. China Economic Review, 2004 (15): 292–301; Offra Anson, Shifang Sun. *Health Inequalities in Rural China: Evidence from Hebei Province*. Health & Place, 2004 (10): 75–84; Xiaobo Zhang, Ravi Kanbur. *Spatial Inequality in Education and Health Care in China*. China Economic Review, 2005 (16): 189–204.

② Yuanli Liu, Keqin Rao and Shanlian Hu. *Towards Establishing Rural Health Protection Systems in China*. Paper for Seminar on China's Rural Social Security, 2001 (6); 刘远立等:《中国农村的"三个世界"与 3 种健康保障模式》,《中国卫生经济》2002 年第 4 期; 刘远立等:《中国农村健康保障制度的现状分析》,《中国卫生经济》2002 年第 4 期。

③ 刘远立等:《中国农村贫困地区合作医疗运行的主要影响因素分析——10 个县干预试验结果》,《中国卫生经济》2002 年第 2 期。

④ 冯学山、汤胜蓝、顾杏元、G. Bloom、M. Segall:《中国农村医疗保健制度的实践与展望》,《卫生经济研究》1994 年第 5 期。

⑤ 汪宏、Winnie Yip、张里程等:《中国农村合作医疗的受益公平性》,《中国卫生经济》2005 年第 2 期。

其成果为《中国农村健康保险实验项目技术报告》。^① 美国萨瑟克斯
（Sassex）大学研究所、美国国际卫生政策项目办、加拿大国际发展研究中心与中国相关机构合作，在中国贫困农村进行了医疗保障问题的研究，其主要研究成果为：《中国贫困农村合作医疗保健研究》等。^②
20世纪末，联合国儿童基金会在中国的农村贫困县和中西部一些合作医疗试点县进行调查研究，主要成果是《中国农村贫困地区卫生筹资与组织》^③。在世界银行的资助下，中国卫生部还进行了如何加强中国农村贫困地区基本卫生服务的调查研究。^④ 这些国际组织和中国联合，通过大量的实地考察，对于农村合作医疗的人员、融资、机构、管理等方面进行深入的调查研究。

David M. Lampton 分析了人民公社时期我国农村合作医疗制度成功运行的外部因素和其他国家学习中国农村卫生模式的可能性和制约因素。^⑤ Victor W. Sidel 与 Ruth Sedel 重点研究了人民公社时期我国农村三级医疗网的建设和农村合作医疗的变化状况。^⑥ Tang Shenglan、Feng Xueshan 以及 Gerald Bloom 等人研究了中国农村合作医疗瓦解的因素和对农村医疗卫生保健的影响，论述了 20 世纪的后 10 年合作医疗的恢复情况。^⑦ Yuanli Liu，William C. Hsiao 与 Karen Eggleston 则研究了 20 世纪 80 年代初中国的经济体制改革对医疗卫生体制带来的影响，并指出

---

① 世界银行贷款资助的中国农村卫生与预防医学项目，简称世行卫Ⅱ项目。

② 姚均、顾杏元：《我国贫困农村合作医疗保健研究》，《卫生软科学》1999 年第 2 期，第 17 ~ 21 页。

③ 中国农村贫困地区卫生筹资与组织课题组：《中国农村贫困地区卫生筹资与组织》，人民卫生出版社，1998。

④ 世界银行卫Ⅷ项目。

⑤ David M. Lampton. 1978. *Development and Health Care*：*Is China's Medical Programme Exportable?* World Development，Vol. 6，pp. 621-630.

⑥ Victor W. Sidel and Ruth Sedel. 1975. *The Development of Health Care Services in the People'Republic of China.* World Development，Vol. 3，No. 7&8，July-August，pp. 539-549.

⑦ Tang Shenglan，Feng Xueshan，Gerald Bloom and Others. *Cooperative Medical Schemes in Contemporary Rural China.* Social Science & Medical，Vol. 41，No. 8，pp. 1111-1118，1995.

这导致医疗卫生的城乡差距加大和不公平现象。① Christopher J. Smith 也探讨了中国的经济体制转型对中国医疗卫生制度带来的变化，并造成城乡之间医疗的不平等越来越严重。② Gerald Bloom 与 Tang Shenglan 指出，若要重建农村的合作医疗体系，中国各级政府应将其纳入改革的一部分才具有可能性和现实性。③

2. 国内学术界的研究状况

我国对传统农村合作医疗制度和赤脚医生群体的研究，大体上可以分为以下几个阶段：

（1）20 世纪 80 年代以前，对传统农村合作医疗制度和赤脚医生群体的研究，以宣传、介绍和颂扬为主。

传统农村合作医疗制度，是伴随着我国的农业合作化潮流而出现的，20 世纪 50 年代，在河南省、山西省和河北省等一部分农村，有一些农业合作社举办了初步的医疗卫生保健站。人民公社化以后，这些卫生保健站进一步扩大，1958 年 9 月 4 日，《人民日报》刊登了河南遂平县嵖岈山人民公社的章程（草案），介绍了该公社初步的合作医疗制度。④ 随后，《健康报》于 9 月发表《让合作医疗遍地开花》，《健康报》编辑部还编辑了《介绍民办合作医疗的经验》一书，介绍河南省正阳县和桐柏县农村合作医疗的情况，主张应当大力推广这种制度。9 月 24 日，《人民日报》刊发《人民公社化带来的幸福，河南推行合作医疗制度》一文，赞扬"合作医疗是集中群众的分散资金，依靠群众的力量，通过共产主义协作，解除群众疾病痛苦，保证身体健康的最好

---

① Ynanli Uu, William C. Hsiao, Karen Eggleston. *Equity in health and health care: the Chinese experience*. Social Science & Medicine, 49 (1999): 1349–1356.

② Christopher J. Smith. *Modernization and health care in contemporary China*. Health & Place. Vol. 4. No. 2, pp. 125–139, 1998.

③ Gerald Bloom, Tang Shenglan. *Rural health prepayment scheme in China: towards a more active role for government*. Social Science & Medicine, 48 (1999): 951–960.

④ 《卫星人民公社试行简章》（草案），《人民日报》1958 年 9 月 4 日，第 3 版。

方法。"

1960 年 7 月，《人民日报》以《要闻快报》的形式报道了"湖南省已有 66 个县市的 200 多个公社实行了合作医疗制度，有的县已经在全县范围内全面推行了合作医疗制度"，认为"合作医疗是群众自己举办的福利事业"。赞扬湖南省的这些地方在实行合作医疗后，"大搞除害灭病、预防服药和健康检查，贯彻了预防为主的方针，大大减少了疾病的发生与流行"①。1960 年，卫生部编著了《农村人民公社社员集体保健医疗制度经验选编》一书②，介绍农村公社集体办合作医疗的经验，向全国推广合作医疗制度。各地也纷纷宣传介绍本地的合作医疗制度，山西省卫生厅编著的《山西农村卫生工作》③，则比较典型。1965年 6 月 26 日，毛泽东发出著名的"六·二六"指示，提出"把医疗卫生的重点放到农村去"，1968 年 9 月，《红旗》杂志发表了上海市的调查报告：《从"赤脚医生"的成长看医学教育革命的方向》，这个报告经过毛泽东的亲自批示发表，《人民日报》和其他报纸随之转载。赤脚医生群体很快遍及全国，从此，半农半医式的"赤脚医生"成为我国人民公社时期对乡村医生的一种专门称呼。

随后，报纸、杂志、文艺作品、广播等对合作医疗和赤脚医生进行大量宣传和颂扬，电影《春苗》《红雨》及其主题歌《赤脚医生向阳花》传遍长城内外、大江南北。合作医疗和赤脚医生如雨后春笋，在全国各地普遍发展起来。1968 年 12 月，《人民日报》刊载了《深受贫下中农欢迎的合作医疗制度》一文，结合湖北省长阳县乐园公社举办的农村合作医疗制度，以及根据北京市郊区的黄村、良乡人民公社干部、群众和医务工作者座谈反映和提出的问题，广泛征求意见，充分地

---

① 《要闻快报》，《人民日报》1960 年 7 月 12 日，第 4 版。
② 卫生部编著《农村人民公社社员集体保健医疗制度经验选编》，人民卫生出版社，1960。
③ 山西省卫生厅编著《山西农村卫生工作》，山西人民出版社，1960。

展开讨论合作医疗制度的优越性。① 《人民日报》还介绍了河南省浚县新镇公社大力培训农村卫生员的主张和解放军某部军医倡导的自己动手培植药材的优点。② 从此以后，"1968 年 12 月至 1976 年 8 月，《人民日报》在将近 8 年的时间里，刊载了 107 期《关于农村医疗卫生制度的讨论》，刊发文章 526 篇"③。《人民日报》还刊登了各种合作医疗制度以及赤脚医生群体的文章，其内容主要涉及合作医疗的优越性、经验介绍、赤脚医生的培训、医药的运用等方面。

20 世纪 70 年代，对于合作医疗和赤脚医生的宣传和介绍进一步走向深入，不但各地报章杂志连篇累牍地报道，而且还出现了很多小册子。例如：《我们是怎样依靠贫下中农办好合作医疗的》（湖北省武汉市第三次贫下中农代表大会的经验介绍，汉桥区永丰公社三大队贫协 1973 年版）、中国人民解放军总医院编辑的《合作医疗经验汇编》（中国人民解放军总医院四部 1971 年编辑出版）、江西省卫生局编辑的《合作医疗经验汇编》（江西人民出版社 1973 年版）等。在此期间，人民卫生出版社发行的宣传资料更是凸显，其主要有《深受贫下中农欢迎的合作医疗制度》（1970 年出版）、《把群众性的医疗卫生工作办好》（1971 年出版）、《怎样办好合作医疗》（1974 年出版）、《合作医疗遍地开花》（1975 年出版）等。此外，还有专门介绍赤脚医生先进事迹的《赤脚医生先进事迹汇编》（共三辑，人民卫生出版社 1974 年版、1975 年版）。

"文化大革命"（以下简称"文革"）时期，在宣传、介绍和颂扬赤脚医生的同时，发行了若干期《赤脚医生》杂志。1970 年，人民卫

---

① 《深受贫下中农欢迎的合作医疗制度》，《人民日报》1968 年 12 月 5 日，第 1 版。
② 张春杉：《大力培训农村卫生员》、杨福成：《自己动手培植药材》，《人民日报》1968 年 12 月 19 日，第 2 版。
③ 王胜、张彦台：《我国集体化时期农村医疗卫生制度研究述评》，《高校社科动态》2010 年第 3 期，第 13 页。

生出版社出版了《赤脚医生培训教材》，各个省、自治区、直辖市还发行了本地的《赤脚医生》杂志和培训手册。

除了大量先进事迹的政治宣传、颂扬，如何对赤脚医生的选拔、教育和培训的介绍宣传也为数众多，还有一些介绍赤脚医生如何与病人做到关系融洽的。

到20世纪80年代，尽管仍有这方面的宣传，例如：张自宽的《农村合作医疗应该肯定应该提倡应该发展》[①]、姜庆易的《尊重农民意愿，办好合作医疗》[②]和《农村医疗保健制度应以合作医疗为主》[③]，但是，随着农村生产经营方式的转变，集体经济的解体，对合作医疗和赤脚医生的宣传和颂扬则走向尾声。

（2）从20世纪80年代到20世纪末期，对于合作医疗和赤脚医生的研究，进入思考和检讨阶段。

20世纪80年代以后，随着我国经济体制改革的进行，广大农村的生产方式发生巨大转变，家庭联产承包责任制成为主要的经营方式。集体经济在全国范围内趋向瓦解，传统的合作医疗和赤脚医生制度也日趋没落和解体。

20世纪80年代后，传统农村合作医疗和赤脚医生制度所起的积极作用引起国际社会的重视。1980年，世界银行考察中国，并对我国农村的医疗保健进行专门研究，其1984年的研究成果《中国：卫生模式转变中的长远问题与对策》引起我国研究传统合作医疗和赤脚医生的理性思考和重视。随后，我国卫生部于1988～1990年专门成立调查组，研究我国农村的医疗卫生保健状况，其研究结果充分肯定了人民公社

---

① 张自宽：《农村合作医疗应该肯定应该提倡应该发展》，《农村卫生事业管理研究》1982年第2期。
② 姜庆易：《尊重农民意愿，办好合作医疗》，《中国农村医学》1986年第5期。
③ 姜庆易：《农村医疗保健制度应以合作医疗为主》，《中国农村卫生事业管理》1987年第4期。

时期的合作医疗和赤脚医生制度在我国广大农村医疗卫生保健中所做出的巨大成就。国际社会也高度评价这一制度，认为"以最小投入获得了最大健康收益"，是可供借鉴的"中国模式"。[①] 针对 80 年代后我国农村医疗卫生出现的一系列问题，1991 年 1 月，国务院提出了实现"人人享有卫生保健"的目标，要稳步推行合作医疗保健制度，地方各级政府要把它当成一件大事来抓。此后，中共中央、国务院不断要求要抓好农村医疗卫生工作，办好农村的合作医疗制度。

这一时期，学术界对于合作医疗和赤脚医生的研究，开始从不同角度走向深入。张自宽的《对合作医疗早期历史情况的回顾》[②]，比较详细地探讨了我国传统的合作医疗的产生、发展、兴盛和衰退的过程。一些学者从各方面探讨了合作医疗制度和赤脚医生群体盛衰的原因。钱信忠提出传统的农村合作医疗制度是我国 20 世纪 50 年代农村推广农业合作化运动的产物。[③] 温铁军认为中央政府的大力推动对于合作医疗的兴盛具有决定作用；[④] 郑功成则强调了毛泽东在推动合作医疗和赤脚医生迅速发展过程中的重要作用；[⑤] 林闽钢从新中国成立初期为了实现国家工业化的角度出发，我国实行了二元制的医疗保障体系，即在城市实行公费医疗制度，在农村实行群众集体性质的合作医疗制度。

对于合作医疗在实际运作中的效能，一些学者也详加论述。张自宽认为合作医疗和赤脚医生在农村卫生保健方面的积极作用甚大。[⑥] 钱信忠认为合作医疗和赤脚医生制度的推行使我国广大农民群众的医疗卫生有了一定的保障，有助于农村防疫、妇幼保健卫生工作的推行，也有

---

① 世界银行：《1993 年世界发展报告：投资于健康》，中国财政经济出版社，1993，第 98 页。
② 张自宽：《论合作医疗》，山西人民出版社，1993，第 25 页。
③ 钱信忠：《中国卫生事业发展与决策》，中国医药科技出版社，1992，第 94 页。
④ 温铁军：《中国农村基本经济制度研究》，中国经济出版社，2000，第 109 页。
⑤ 郑功成：《论中国特色的社会保障道路》，武汉大学出版社，1997，第 312 页。
⑥ 张自宽：《论合作医疗》（内部资料），中国乡村医药杂志社，第 58 页。

利于我国广大农村的基层卫生组织积极发展等。[①]

进入 20 世纪 80 年代后，合作医疗制度和赤脚医生群体迅速走向衰落，其原因十分复杂，对此，学者们从各个角度进行研究。钱信忠提出，合作医疗制度和赤脚医生群体的衰退，主要是由于在制度上不够完善，各级政府用行政手段强制推行，在民众中产生不良影响，同时还有管理、社会、作风方面的因素。农村生产方式转变以后，政府又过分强调个体行医和医生承包责任制的作用，认为农村的合作医疗已赶不上时代发展的新潮流。[②] 张自宽则从合作医疗的管理层角度加以探讨，他认为，由于联产承包责任制引起农村生产方式的巨大变革，卫生部门的一些领导人把合作医疗制度和赤脚医生群体都当成是"文革"的产物而予以否定，这导致合作医疗制度的解体，赤脚医生群体的分散。[③] 吕美行、顾邦朝得出解体的原因分五个部分：一是它的目标以及定位相对比较低级。二是合作医疗资金的来源途径比较单一，也不能够顺达。三是基层干部对合作医疗和赤脚医生的管理能力比较有限。四是价值取向不够正确。五是缺乏一定的利益分配机制。[④] 朱玲的研究则认为，两个原因导致传统农村合作医疗制度迅速走向衰退，一个是运行机制缺乏可持续性，特别是表现在财务上的不可持续性；另一个是乡村干部和一般群众在合作医疗制度面前不平等。乡村干部在用药方面存在多吃多占，同时在缴纳医疗基金时带头拖欠。长此以往，一般群众认为吃了亏，认为群众掏钱，干部吃药。在集体经济时期自上而下地收缴或扣除全体社员的合作医疗基金还比较容易，当实行家庭承包责任制以后，

[①] 钱信忠：《中国卫生事业发展与决策》，中国医药科技出版社，1992，第 99 页。
[②] 钱信忠：《中国卫生事业发展与决策》，中国医药科技出版社，1992，第 96 ~ 97 页。
[③] 张自宽：《中国农村卫生发展道路的回顾与展望》，《中国农村卫生事业管理》1999 年第 9 期。
[④] 吕美行、顾邦朝：《改革传统合作医疗制度适应社会主义市场经济新要求——关于农村合作医疗制度的思考》，《中国初级卫生保健》1995 年第 8 期。

群众掌握了收入分配的支配权时，导致资金的筹集越来越困难，最终使合作医疗制度和赤脚医生群体因失去经济支撑而走向衰落。①

合作医疗制度衰退、赤脚医生群体解散后，张自宽认为这对农村医疗保健造成不良后果，即："合作医疗的解体，造成农村缺医少药，使广大农民失去了享有基本的医疗预防保健的社会保障，这根本不适合人民的利益，因而它决不是一件好事。"②

（3）进入21世纪以来，随着党中央对新型农村合作医疗工作的推行，对于传统农村合作医疗和赤脚医生的研究，则全面走向深入和发展，进入理论和实践相结合的新阶段。

杨念群详细分析了赤脚医生群体产生存在的社会因素，以及在农村卫生保健中的特殊作用等。③ 李德成的研究认为合作医疗制度和赤脚医生群体的产生与发展有其深刻的社会背景，具体而言，是"中国特色的农村医疗卫生体系模式的产物，缘于当时的中国国情，城市的医疗支援为赤脚医生群体的成长提供了智力支持，毛泽东的独特构想造就了百万'赤脚'大军，村落文化背景是赤脚医生群体产生的文化因素"。④ 张自宽对合作医疗与赤脚医生的研究也十分深入，由于他曾经长期在卫生部门工作，他对合作医疗和赤脚医生的见解十分深邃，他的研究成果大都汇集在《论合作医疗》一书中。对赤脚医生和合作医疗制度研究比较深入的还有方小平，他以浙江省富阳县为个案⑤，对该地的合作医疗制度和赤脚医生群体的产生、发展、兴盛和衰退过程详加探

---

① 朱玲：《政府与农村基本医疗保健保障制度选择》，《中国社会科学》2000年第4期。
② 张自宽：《论合作医疗》（内部资料），中国乡村医药杂志社，第103页。
③ 杨念群：《再造"病人"——中西医冲突下的政治空间（1832～1985）》，中国人民大学出版社，2006，第382～398页。
④ 李德成：《创造与重构——集体化时期农村合作医疗制度和赤脚医生现象研究》，中国书籍出版社，2013，第148～154页。
⑤ 方小平：《赤脚医生与合作医疗制度——浙江省富阳县个案研究》，《二十一世纪》（香港）2003年第10期。

讨和研究。综合这些学者的研究，主要有以下几个方面。

对于传统合作医疗制度和赤脚医生群体产生和存在的原因，以张开宁为首的一些学者通过大量采访和实地调查，比较系统地分析了其内在因素，其中温益群认为赤脚医生的产生，源于三个方面的原因：其一，社会背景方面的原因，包括强烈的社会需求、理性的选择、外来的援助、传统中草药的作用、舆论导向和社会嘉奖等；其二，广大农民群众的需要，医患之间相对融洽的关系，亲人和基层干部群众的帮助等；其三，赤脚医生的自身因素，包括当时社会所倡导的价值观被内化成了赤脚医生的自觉行为，赤脚医生在特殊的环境中以特殊的方式继续学习和提高，根植于中国农民的人生价值认同是赤脚医生内心的肯定，赤脚医生的身份也给他们自己和家庭带来了一些经济方面的实惠，中国农村医生职业的家族传承现象是一种最自然、最方便的职业教育方式和一种较为经济的专业知识培训方式，赤脚医生在农村社区生活中有一定的地位和作用。[①]

对于传统合作医疗的衰落和瓦解，很多学者纷纷发表自己的见解。汪时东、叶宜德则强调了集体经济是合作医疗制度和赤脚医生群体的主要经济基础，农村推行家庭联产承包责任制使集体经济削弱甚至瓦解。同时合作医疗推进与普及时，其弊病如形式主义和一刀切等，让一部分人将之作为"左"的东西而加以否定。同时还有管理不善、监督不到位等缺陷，最终使合作医疗制度和赤脚医生群体走向崩溃的边缘。[②] 谢圣远认为计划经济体制是传统合作医疗制度必要的制度基础，经济体制改革后，市场经济体制取代计划经济体制后，传统合作医疗制

[①] 温益群：《中国"赤脚医生"产生和存在的社会文化原因分析》，《从赤脚医生到乡村医生》，云南人民出版社，2002，第313～333页。

[②] 汪时东、叶宜德：《农村合作医疗制度的回顾与发展研究》，《中国初级卫生保健》2004年第4期。

度和赤脚医生群体失去其制度基础的支撑,其崩溃不可避免。①

对于传统农村合作医疗制度和赤脚医生群体的积极作用,李德成认为,20世纪60~70年代,我国农村普遍推行的合作医疗制度,"不仅解决了广大农村居民看病难的问题,而且极大地提升了整个中华民族人口的身体素质,延长了人均寿命,保护了人力资源,促进了国民经济的发展,最大限度地实现了卫生公平"。② 赤脚医生群体作为合作医疗制度的具体实行者,他们所起的积极作用十分重要。赤脚医生在行医期间,大量使用中草药。中草药价格便宜,获取容易,同时在乡村使用广泛。这样,农民的医药费用支出大减,有利于减轻负担,使他们看得起病,也有利于合作医疗的正常运行。对此,张开宁明确指出:"由于有了农村广大赤脚医生在那个特定环境中、以特殊方式的工作和努力,才使得农村的医疗卫生条件有了改善,使亿万农民的健康得到了基本保障。""不管当年赤脚医生的医学知识和技术是何等的欠缺,农民的健康毕竟有了一种初等的然而却是宝贵的保障。因此,赤脚医生值得在中国医疗卫生服务史上大书特书。"③

对于合作医疗制度和赤脚医生解体后对农村社会带来的不良后果,李德成认为,传统农村合作医疗的解体,给中国带来了很多不良后果,"扩大了农村地区的两极分化,没有能有效地降低因病致贫和因病返贫的现象的发生,从而威胁到农村的社会安定和稳定;降低了农村居民的健康指数,使农村出生预期寿命的增长停滞,影响了中国社会的全面发展"④。杨念群指出,在农村,一般的卫生和防疫保健如种痘、打防疫

---

① 谢圣远:《农村合作医疗制度的历史回顾与发展反思》,《中国卫生经济》2005年第4期。
② 李德成:《创造与重构——集体化时期农村合作医疗制度和赤脚医生现象研究》,中国书籍出版社,2013,第80页。
③ 张开宁:《从赤脚医生到乡村医生》,云南人民出版社,2002,第5、8页。
④ 李德成:《创造与重构——集体化时期农村合作医疗制度和赤脚医生现象研究》,中国书籍出版社,2013,第84页。

针和发放避疫药品工作，大都靠赤脚医生实施，而且速度很快。集体经济解体后，"赤脚医生"的称谓被更改为"乡村医生"，被纳入市场经济的轨道，其结果，"被置于市场利益驱动的复杂格局之中"。这种变化很快影响到乡村民众身患疾病之后的诊疗状况，原来归属于赤脚医生的这些任务和职责被严重忽略，当农民面临疫病时，农村的很多地方很难调动有效的卫生防疫人员。"赤脚医生体制的瓦解使基层社会医疗系统面临相当尴尬的转型困境。"[①]

集体化时期，赤脚医生与患者之间具有良好的医患关系，究其原因，很多学者也加以探讨。张开宁认为，在赤脚医生群体中，他们想做一个道德意义上的好人，获得群众的尊重和社会给予的荣誉，在乡村中有一个好的名声。集体化时期的各种政治宣传和颂扬，满足了赤脚医生应得的政治声望和经济地位，同时也明确了赤脚医生的行为标准，使赤脚医生能够顺应潮流加强对自己的思想和行为检束，以求与社会的期望相吻合。此外，"还有着其它一些在共同生活的社区中所形成的人际关系，病人和医生之间在心理上很容易取得较为平等地认同。这使得现代医学最提倡的行医治病中的'人文关怀'的质朴形式已经在中国农村赤脚医生的身上存在过"。[②] 李德成认为，合作医疗时代良好的医患关系，是由三个方面造成的："1. 注重医德教育，造就了一支无私奉献的医疗卫生队伍；2. 特殊的制度环境和有力的监督，促使了医患关系向良性发展；3. 赤脚医生所处的社会环境容易生成一种平等的医患关系。"[③] 杨念群则认为，从选拔和培训的程序看，赤脚医生全部来自最底层的乡村，他们经过学习和培训后重新返回本地，乡土亲情关系十分

① 杨念群：《防疫行为与空间政治》，《读书》2003年第7期，第33页。
② 张开宁：《从赤脚医生到乡村医生》，云南人民出版社，2002，第9~10页。
③ 李德成：《创造与重构——集体化时期农村合作医疗制度和赤脚医生现象研究》，中国书籍出版社，2013，第197~203页。

浓厚，这样，乡情关系网络与公共医疗体制之间密不可分。同时，浓厚的政治氛围又给予他们一定的地位和身份认同，"他们拥有乡村社会秩序中权威角色的尊重，使他们在村中无形中处于相当受人尊崇的位置"。这样，"在制度安排与人情网络的双重规训下，赤医对自己的道德约束自然会随之加强"。①

对于重建新型农村合作医疗制度如何吸取传统合作医疗的经验教训，一些学者也发表了自己的看法。

林闽钢的研究认为农村经济体制的改革和转型并没有使农村医疗卫生资源缺失，农民群众治疗费用昂贵的主要原因在于民办资金的困乏，政府资助欠缺，制度设计不到位。他提出，解决这些问题有三个措施：调整乡镇卫生组织结构，使乡镇卫生院走向市场；制定农村合作医疗保健的法规，使农村合作医疗有法可依；地方各级党、政领导应重视农村的合作医疗制度建设，建立多渠道的筹资机制。② G. 布罗姆与汤胜蓝则多角度地探讨了政府在合作医疗制度运作过程中的功能，他们强调，中国各级政府在农村合作医疗的重新发展、卫生筹资、加强管理、保持制度的可持续发展等方面应发挥其应有的积极作用。③ 张自宽总结了新型农村合作医疗制度和传统农村合作医疗制度的关系，认为新型合作医疗制度是吸取了多年来传统合作医疗制度的经验教训，并发展壮大的，稳步发展合作医疗是全面建设小康社会的必要保障，全面建设小康社会需要积极发展合作医疗，应主要有四方面的内容："一是重点解决农民因患病特别是因患大病而出现的因病致贫、因病返贫问题；二是实行农民个人缴费、集体扶持和政府资助相结合的筹资机制；三是要

---

① 杨念群：《再造"病人"——中西医冲突下的政治空间（1832～1985）》，中国人民大学出版社，2006，第388页。
② 林闽钢：《中国农村合作医疗制度的公共政策分析》，《江海学刊》2002年第3期。
③ 〔美〕G. 布罗姆、汤胜蓝：《中国政府在农村合作医疗保健制度中的角色与作用》，《中国卫生经济》2002年第3期。

基本覆盖广大农村居民；四是建立有效的管理体制和社会监管机制。"只要各地严格按照这四条实行，完全可以保证合作医疗能够健康有序地向前发展，行之有效，不会再像过去那样大起大落。①

总而言之，目前研究的趋势是，学术界已不再局限于对某一方面的研究，而是深化合作医疗系统内部各因素、系统与外部关系的研究，不同地区之间统一性与差异性的研究，将政府政策和个体行为回应的有机结合起来研究等。同时，将学术视野下移，进行微观个体研究、多角度地研究宏观问题。因此，学术界对传统农村合作医疗和赤脚医生群体的研究，有进一步深化的必要性。本课题着重考察人民公社时期河南省赤脚医生在乡土社会中的行为，从微观处着手，多角度地探讨这个群体对传统合作医疗政策的回应，因此，其意义重大。

三　本课题的研究内容

本课题通过对人民公社时期河南省赤脚医生在乡土社会中的行为研究，系统地分析他们对传统农村合作医疗政策的回应，探讨政策执行与回应之间的互动，由此深化对传统农村合作医疗政策和赤脚医生群体的研究。本课题的研究主要有三个方面：①详细梳理人民公社时期农村合作医疗政策在河南省的运行，弥补河南地方史在这方面研究不足的缺陷；②从理论角度论述河南省传统农村合作医疗政策的成功经验和不足之处，并研究其原因、影响等；③探讨赤脚医生实际执行农村合作医疗政策的情况，通过这个群体的行为研究他们对政策的回应，乡土社会对赤脚医生行为的回应，从中探索传统农村合作医疗政策在乡村的效应。这些内容的展开和充分论证能够为政府设计新型农村医疗改革政策提供理论来源和历史借鉴。

---

① 张自宽：《论合作医疗》（内部资料），中国乡村医药杂志社，第151页。

依上述主线，本课题研究的基本内容包括以下几个主要方面。

绪论：主要涉及传统的农村合作医疗制度和赤脚医生的文献述评、学术前沿及研究方法的相关理论。

第一章：赤脚医生在河南省产生和发展的社会背景。新中国成立前我国农村的医疗卫生状况十分落后。新中国成立后，党和政府十分重视我国农村的医疗卫生事业，毛泽东培养农村卫生队伍的构想，造就了百万"赤脚医生"大军；赤脚医生的产生和发展与当时我国落后的经济基础与卫生事业相适应；当时中国社会的村落文化背景是赤脚医生群体产生的文化因素，由此得到广大农民群众的拥护。另外，城市卫生人员和医疗技术的下乡，为合作医疗制度和赤脚医生群体的发展注入了活力。

第二章：传统农村合作医疗制度和赤脚医生群体在河南省的出现和演进。本章论述了传统农村合作医疗制度和赤脚医生群体在河南省的产生、发展、壮大、萎缩的情况。作为传统合作医疗制度的执行者，赤脚医生群体的产生和发展有其历史必然性，既是国家大政方针的产物，又是河南省落后的农村卫生状况使然。响应"六·二六"指示，农村合作医疗制度兴起，河南省的赤脚医生队伍随之出现，随着形势的发展，其队伍相应壮大，农村生产经营体制改革后这个群体出现分散，随着传统合作医疗制度的萎缩，其最终退出历史舞台。

第三章：河南省各级政府对传统农村合作医疗制度的管理。河南省各级政府对传统农村合作医疗制度的管理，包括对合作医疗运作模式的管理，大力开展群众性的采、种、制、用中草药运动。同时，对合作医疗制度在运行中出现的不规范性加以整顿。在合作医疗资金方面，不同地区也有相应的管理方式。

第四章：河南省各级政府对赤脚医生的管理。这方面包括对赤脚医生的思想教育，要求他们不脱离生产，参加农业集体劳动；对赤脚医进行多渠道的技术培训，其内容主要是中西医结合，以多发病和地方病为主，以小伤小病为主。在经济报酬和政治待遇方面，河南省各级政府也都有相应的规定。

第五章：赤脚医生群体对传统农村合作医疗政策的回应。在一个制度的内部系统中，具体执行者是最具有能动性和积极性的个体。赤脚医生群体中的不同个体在各个环节对传统农村合作医疗政策的回应方式丰富多彩，在情感和乡村社会的关系网中，他们各自发挥积极的能动性，从中最能看出国家政策在具体运行中取得的实际效果。赤脚医生在河南省农村卫生事业中具有两面性特征。大多数赤脚医生能够积极响应政策的号召，主动学习医疗技术、积极提高思想觉悟、自觉参加农业集体生产劳动、尽心尽力为病人服务、积极参与农村卫生防疫和爱国卫生运动等；但是，个别赤脚医生有一些落后的理念和行为，私心太重，唯利是图，特别是农村生产方式转变以后，赤脚医生的负面作用更加明显。

第六章：对合作医疗政策和"赤脚医生"群体的历史性反思。通过研究人民公社时期河南省农村合作医疗政策和赤脚医生在乡土社会中的行为，我们可以看到这种制度的特点是主要保障农民群众的小伤小病、医疗费用低廉、赤脚医生的服务态度好，方便群众就医。其积极作用主要表现为初步解决了农民群众的看病就医和吃药问题，有利于农业生产；有利于推动农村疾病的预防工作；有利于挖掘祖国的传统中医学；加快了乡村医生的技术培训；获得了国内外的一致肯定。但是，由于历史局限性，这种制度也有一定的缺陷，主要表现为：由于集体经济基础差，合作医疗基金的筹集比较困难；受"左"倾思想的影响比较大；在管理方式上存在一定的不规范性。

结论：从赤脚医生在乡村社会中的行为来看，一方面，我们应当充分肯定赤脚医生对农村医疗卫生事业的贡献，他们为广大农村提供的低成本、广覆盖的服务，适应了广大农民群众对医疗卫生的最基本需求，符合当时我国的经济发展水平；另一方面，还应看到由于"文革"极"左"思想的政治影响，赤脚医生群体受到时代的制约，其行为也带有那个时代的烙印；合作医疗的举办应因地制宜，不能一刀切。在此基础上，对传统农村合作医疗和赤脚医生制度也提出了一些合理化的建议。

四　本课题拟突破的重点和难点

（1）本课题拟突破的重点：①探讨人民公社时期河南省农村合作医疗政策的运行，寻找其特殊性，总结利和弊。②研究人民公社时期河南省范围内赤脚医生在乡土社会中的行为，探讨这个群体对传统农村合作医疗政策的回应。③在尊重历史事实的基础上对之进行分析和评价，并从中总结出有益于现阶段新型农村合作医疗政策的经验和教训。

（2）本课题拟突破的难点：①资料的收集工作。不仅从数量众多的地方志、各种著作、报纸和杂志等文献资料中梳理出与本课题研究有关的资料需要耗费大量的时间和精力，还要进行田野调查，深入乡村基层接触赤脚医生群体和熟知他们情况的人。②本课题涉及历史学、社会学、心理学等相关学科，涉及面广，研究中要综合运用各学科的研究方法，驾驭起来不太容易。③由于从微观处着手透视宏观，对传统农村合作医疗政策及其执行者赤脚医生群体的分析和评价，对于如何避免以偏赅全，尽量接近历史实际并客观地分析和评价，不容易把握。

五　本课题研究的基本思路和研究方法

（1）在现有文献资料的基础上，本课题组立足于河南省档案馆、一些市县级档案馆和乡村田野调查获得的资料，以研究人民公社时期赤脚医生对传统农村合作医疗政策的回应为重点。主要有五个层面：

①立足于史的考察，即考察人民公社时期河南省农村合作医疗的基本状况及形成原因，在此基础上探讨对农民生活、农村社会等方面的影响；②立足于赤脚医生对传统农村合作医疗政策回应的考察；③立足于考察赤脚医生的行为对农村社会的影响；④考察河南省各级政府的措施；⑤从微观角度分析传统农村合作医疗政策的利弊得失，从中吸取有益于新型农村合作医疗政策的经验教训。

（2）本课题以马列主义的史学理论为指导，结合心理学、社会学等学科的研究方法，深入挖掘档案资料和口述资料，坚持分析与归纳总结相结合、微观与宏观相统一，以翔实的资料为支撑，在科学理论的指导下，做到史与论的有机统一，以便为现实服务。

六　本课题的基本观点和创新之处

（1）基本观点：①我国农民的医疗卫生健康保障是一个战略性问题。人民公社时期，赤脚医生为农民提供了最基本的医疗卫生保障。但由于受当时主观和客观条件的限制，制约了赤脚医生群体的能动性的发挥。②本课题将政府的政策和个体的回应有机结合起来研究，通过考察人民公社时期赤脚医生对传统农村合作医疗政策的回应，探讨该政策在实际运行过程中的成效和阻力，从中发现其利和弊。③我们不能仅从经济效益上考虑农村的医疗卫生事业，还应当从战略高度上重视广大农民群众的身心健康，从体制上保证乡村医生的救死扶伤、以人为本的理念，在制度和政策上建立良好的农村医疗保障体系。

（2）创新之处：①从微观和细微处探讨在一定历史背景和地理环境下赤脚医生群体的行为，打破了传统历史学科的就事论事式的研究。②通过研究人民公社时期河南省范围内赤脚医生在农村社会中的行为，探讨这个群体对传统农村合作医疗政策的回应。③较全面地研究国家医疗政策——回应和成效的整体互动效果。

第一章　合作医疗和赤脚医生制度在河南省产生的社会背景

第一节　新中国成立前我国医疗卫生状况

我国是一个有着数千年历史的文明古国。早在远古时期，我国人民就开始了治病防病的经验和知识的积累。经过历代发展，从最早的医学典籍《黄帝内经》起，到汉代张仲景的《伤寒杂病论》，以及后来的许多医学名著，不但积累了丰富的医疗经验，而且形成了一个理论体系。明代李时珍的52卷巨著《本草纲目》传播中外，成为世界医学史上的一颗明珠。

进入近代以来，随着封建制度的日益腐朽，我国传统医学的发展受到很大限制和制约。

一　新中国成立前全国医疗卫生状况

新中国成立前的旧中国，经济凋敝，社会医疗卫生保健严重不足和恶劣，人民健康状况十分低下。

自1840年鸦片战争开始，帝国主义列强入侵中国，中国历届政府腐败无能，战争不断，中国人民处于水深火热之中。同时，由于卫生条件极差，各种传染病广泛流行，人民群众还要受到各种疾病的折磨，贫病交加，死亡率很高，人民的健康水平和劳动条件、生活条件日益下降。由此，中国人被西方国家称为"东亚病夫"。

卫生事业落后，医学教育发展缓慢，医学科学研究成就屈指可数，巫医到处危害人民，假劣药品充斥市场，"黄金有价药无价"，天灾人祸不断，民不聊生，由于受到西医药的排挤，中医中药濒于消灭。

在国民党统治时期，全国农村卫生机构数量少、质量差且设备简陋，农村卫生虽有开端，但仅是星星点点不成体系。1934 年（民国 23年），卫生署颁布的《县卫生行政方案》，虽有县设卫生院、区设卫生所、较大的农村设卫生分所、每村设卫生员的一套体制规定，但实际上在当时环境下未能也难能实现。据 1947 年统计，"全国只有县医院1437 所，每所医院平均只有 10 余张病床"。[①] 设施十分简陋，医疗卫生的设备甚少。相比较而言，广大农村更显得落后，其药品的品种和数量供应严重不足。

新中国成立前夕，我国广大农村严重缺医少药。1949 年，"在 2100多个县里，只有 1300 个平均 10 张床的县医院，而且大部分集中在县城，县以下的广大农村基本处于空白"。[②] 而且医疗技术水平也很差，只能进行一般常见病的治疗，能做下腹部手术的寥寥无几。尽管如此，这些十分有限的医疗资源大部分集中在城市和沿海地区，广大乡村处于缺医少药的局面，基本上没有医疗卫生设施，只有个别地方零星设有药店和个体医生在就诊。当时，"全国农村平均每千人口中只有 0.05 张病床，也就是说平均每二万人口才有一张病床。农民每年占用的卫生经费只有几分钱"。[③]

---

① 王书城主编《中国卫生事业发展》，中医古籍出版社，2006，第 135 页。
② 《我国农村建成三级医疗卫生网》，《健康报》1981 年 7 月 9 日，第 1 版。
③ 钱信忠：《农村卫生建设的回顾和展望》，《健康报》1984 年 9 月 25 日，第 1 版。

由于卫生条件极差，各种传染病、寄生虫病和地方病等在我国城乡非常猖獗和流行，严重危害人民的健康与生命。

鼠疫的流行历史十分久远。我国鼠疫从 20 世纪初到新中国成立前，几乎每年在全国各地常有流行。据不完整的历史记载，1949 年之前的半个世纪，多次的鼠疫暴发流行至少造成百万人死亡，仅 1910～1920 年东北和华北三次大范围的鼠疫暴发流行就有十五六万人死亡。

天花是中国严重流行的疾病。在旧中国，由于未能普遍进行牛痘接种，天花流行非常猖獗，几乎年年发生，每隔几年就大流行一次。从下表中可见天花历年流行情况[1]：

年　份	1939	1940	1941	1942	1943	1944	1945	1946	1947
患病人数	2789	2546	12646	9777	6450	5573	5338	20562	15832
死亡人数	437	288	1996	1142	944	724	671	2571	2989

霍乱是我国常见的流行病之一。自 1820 年至新中国成立前霍乱暴发流行不下百次之多，先是东南沿海，后沿长江、珠江流域上溯至各个城市。20 世纪 30 年代，更沿水陆交通线传至华中、西南、西北及北方一些地区。据不完全统计，1938～1945 年，霍乱流行数字如下表[2]：

年　份	1938	1939	1940	1941	1942	1943	1944	1945
发病人数	40645	34519	15781	351	65827	17382	579	21552

新中国成立前，结核病的防治工作没有普遍展开，只有在上海、天津等地少数人进行肺部 X 线检查和卡介苗接种，人群的患病率以及死

---

[1] 《新中国预防医学历史经验》（第一卷），人民卫生出版社，1991，第 14 页。
[2] 彭继甫：《霍乱在我国国内的流行情况及流行病学的检讨》，《中南医学杂志》1951 年第 5 期，第 434 页。

亡率比较高。一些地方的资料显示，新中国成立前"我国城市结核病患病率为3%～9%，死亡率为250/10万，居当时死因的首位"①。

寄生虫病在我国分布广泛，其中危害最大的有血吸虫病、疟疾、丝虫病、钩虫病和黑热病，被称为五大寄生虫病。以血吸虫病为例，流行于江苏、浙江、江西、安徽、福建、广东、广西、湖南、湖北、四川、云南、上海12个省市的346个县（市），钉螺面积约150多亿平方米。据新中国成立初调查资料显示，"我国12个省、市、自治区的34个县（市）约1亿人口的地区流行血吸虫病，病人有1000多万人"②。这种疾病对病人的身体健康损害很大，有的人因此丧失劳动能力。流行严重的地区，甚至田园荒芜，人死户绝。新中国成立前，疟疾患者"全国每年至少有3000万人"。③钩虫病流行于江、淮流域的15个省、市，"感染率有的地区高达80%以上，估计全国钩虫感染者有1亿1千万人"④。黑热病是流行于我国长江以北广大农村地区病死率极高的寄生虫病。据1950年统计，"全国的患病率高达3500/百万。到1965年，全国的患病率已经降到2/百万"⑤。马来丝虫、班氏丝虫流行于南方、北方各省，危害也很大。

地方病比较著名的有甲状腺肿、克山病、大骨节病等。甲状腺肿遍及除沿海地区的内陆各地；克山病、大骨节病仅东北地区都分别有150万～200万人。

根据调查，梅毒等一些性病在新中国成立前肆虐，"梅毒患病率在一些大城市为4.50%～10.10%，农村为0.85%～3.80%，某些少数民

---

① 陈海锋：《中国卫生保健史》，上海科学技术出版社，1993，第16页。
② 陈海锋：《中国卫生保健史》，上海科学技术出版社，1993，第16页。
③ 王书城主编《中国卫生事业发展》，中医古籍出版社，2006，第500页。
④ 《新中国预防医学历史经验》（第一卷），人民卫生出版社，1991，第14页。
⑤ 黄树则、林士笑主编《当代中国的卫生事业》（上），中国社会科学出版社，1986，第11页。

族地区竟高达 21.10% ~ 48.00%"。① 其他传染病、寄生虫病、地方病则根本无法统计。

新中国成立前，各种疾病的盛行曾经迫使统治者不得不采取防治措施。尽管一些有识之士不断艰苦努力，也取得一些成绩和进步，但在国民党政权统治时期，卫生经费短缺，一切卫生防疫事业缺乏全国性的规划和有效的措施，公共卫生人才与机构缺乏，根本无法开展广泛的公共卫生与传染病防治工作，疾病防治处于无控制的状态。贫穷落后、愚昧无知、缺医少药、疾病流行，使广大人民群众不断遭受大量的患病而死亡，其命运是极其悲惨的。新中国成立前，"我国人口死亡率约25‰~30‰。其中有 41.1% 死于可以预防和控制的疾病"②。妇女和儿童处于社会的最底层，谈不上妇幼卫生与保健。据有关文献记载，新中国成立前，在旧法接生等因素的作用下，"全国每年有 20 余万妇女和100 多万新生儿被夺去生命，婴儿死亡率在 200‰左右"③。各种传染病的流行此起彼落，终年不断，各地的地方性疾病更谈不到预防与治疗，广大农民群众贫病交加，生活在水深火热之中，健康状况很差。直到新中国成立初期，广大农村几乎村村都有掩埋死亡儿童的"乱葬岗"。

我国很多地方地区的人口死亡率很高，新中国成立前"我国人口出生率约35‰，死亡率约25‰"。由于人口的死亡率很高，居民的平均期望寿命很短。"当时我国农民的平均期望寿命是男性 34.85 岁，女性34.65 岁，比同期美国人的平均期望寿命落后 150 年。"④ 是当时世界上寿命最短的国家之一。

---

① 王书城主编《中国卫生事业发展》，中医古籍出版社，2006，第 497 页。
② 《新中国预防医学历史经验》（第一卷），人民卫生出版社，1991，第 15 页。
③ 王书城主编《中国卫生事业发展》，中医古籍出版社，2006，第 135 页。
④ 陈海锋：《中国卫生保健史》，上海科学技术出版社，1993，第 15 页。

二　新中国成立前河南省的医疗卫生状况

河南省医学发展的历史十分悠久。在商代，已用汤液治疗疾病。对疾病的认识，从安阳殷墟出土的甲骨文中可以看出，已开始按人体的不同部位、主要特征和生理功能失常进行分类。有关"疾年"的记载，说明当时已认识到疾病的流行性。周代，医学开始分科，在都城洛阳宫廷中已有食医、疾医、疡医和兽医之设。秦汉时期，河南中医各科专业的发展，已由实践向理论方面深化。对药物开始按性能、功效不同进行分类。东汉初年，在洛阳问世的中国最早的一部药物学专著《神农本草经》，将所收录的365种药物分为上、中、下三品，为中国药物学最原始的分类方法。在疾病诊断上，南阳人张仲景在其所著的《伤寒杂病论》中，已概述了中医的望、闻、问、切四诊法，总结出了辨证论治理论，为后世医学的发展奠定了基础，被后世尊为"医圣"。同期，在药物剂型上使用了汤剂、丸剂、散剂、阴道栓剂等。两晋和南北朝时期，对疾病的认识已发现了疾病传染。隋唐时期，医学交流广泛，天竺和西域的医方书10余种同时传入河南地区，丰富了专业内容。北宋是河南省医学发展的鼎盛时期，医学分科渐细，京都开封的翰林医官院中的医官已分为大方脉科、风科、口齿兼咽喉科、金疮兼书禁科、针灸科、疮肿兼折疡科、产科、眼科等9科，民间也出现了诊治各种专科疾病的药铺。这一时期的《圣济总录》论述了运气与所生疾病的关系，宋廷曾多年发布"运历"预测该年所主运气，易生病症及治法，对预防医学有了初步的认识。《太平圣惠方》中详细记述了"传尸"传染病（痨瘵）的临床表现、传染途径和治疗等。洛阳郭雍提出了对天花、水痘、麻疹、斑疹伤寒和风疹的鉴别理论。药物学也取得了卓越成绩，宋廷多次组织人员重修本草，增加了品种数量，改变了分类方法，曾先后出版了《开宝新详定本草》《嘉祐补注神农本草经》等。药物炮制已经达到了相当高的水平，如水飞、纸煨、面煨、烧存性、煅、煎、蒸、火焙、酒炒、醋炒等，并发现了酒制可以助活血，醋制可以增加收敛等作用。中药制剂也有较大的发展，宋熙宁九年（1076），太医局设置熟药所，创制糊丸、水泛丸以及化学药丸等，特别是阳炼法制作"秋石（尿甾体性激素）"，成功地应用了皂甙沉淀甾体这一特异反应，创造了世界制药史上的光辉业绩。金元时期，医学分科进一步发展，临床科目已发展到 13 科，当时在全国影响较大的金元四大家之一张从正，精通"内""难"之理，娴熟医术之道，擅长"汗、吐、下"三法，治病以驱邪为主，用药偏于寒凉，疗效显著。襄城人滑寿对《难经》的注释辨证较准，考证翔实，多有己见，并对脉诊有颇多独到见解。明清时期，河南医学专业继续发展。明朝朱橚等在开封编著的《普济方》，载方 6.1 万余个，是中国现存最大的一部方书，涉及方脉总论、运气、诸疾、妇人、婴人、针灸、本草百余门。明朝杞县人李中立著《本草原始》，对植物名称和实物进行了考证。清末固始人吴其濬著述的《植物名实图考》，是中国第一部较大的区域性植物志，为药物学分类提供了宝贵资料，还纠正了以往对某些植物药的错误论述。夏邑人杨濬在《伤寒瘟疫条辨》中采集诸家学说，辨析了伤寒、温病、瘟疫之异，并创造了升降散等名方。

唐贞观九年（635）波斯景教传入洛阳，除传教外，还有医治疾病活动，西方医药开始传入河南。鸦片战争后，西方现代医学大量传入。1914 年，袁世凯曾主张废止中医；1929 年国民政府曾颁布"废除中医案"。由于民国政府推行压制中医的政策，河南省的中医优势难以发挥。但是中医中药人员仍运用自己的专业技术为人们防病治病。

进入近代以来，河南省天灾人祸不断，内忧外患频仍，河南省的医疗卫生事业走向衰落。新中国成立前，河南省城乡环境卫生状况极差，卫生设施极端缺乏。河南省的医学教育基础极为薄弱，"只有一所医学院，到建国前，只毕业学生300多人；没有一所完整的中级卫生学校"。卫生人员极其缺乏，据1949年统计，"全省只有卫生人员900多人，而且多集中于城市；另有开业中医和半农半医约两万人"①。当时全省有4000多万人口，经济落后，健康状况恶劣，缺医少药，过着贫病交加的悲惨生活。

民国时期的20~30年代初，河南省的综合医院仅有开封福音医院、新乡惠民医院、商丘圣保罗医院、郑州华美医院等几家教会医院，这些医院初步设有内科、外科等科别，诊疗项目单一，医疗技术水平低下，建制不全，科别不分，医疗器械简陋，医疗技术甚低。同期，全省各地的综合医院多数亦为教会医院，中医发展也十分落后。"1946年6月，全省有中医个体行医者2679人，经河南省卫生处核准登记开业的仅154人。"② 省内虽有部分医院开设专科病床，设立专科诊所如牙科、眼科等，但全省却未建立一家正式的公立专科医院。至20世纪40年代，在国民党统治区，河南全省官办和教会办的医院仅有20余所，且大多数集中在城镇。

民国时期，传染病在河南省流行猖獗，人口丧亡严重。1934~1936年，汤阴县天花大流行，全县499个大小村庄均有不同程度的发生。1937~1938年，天花在新乡市区流行。1939~1946年，全省共发生天花6181例，各地均有波及，其中1940年发病208例，1942年发病3229例，死亡196人，1943年发病1003例。1946年夏季全省65个县共发

---

① 河南省卫生厅：《两条腿走路，积极培养公社卫生人员》，《健康报》1959年12月19日，第3版。

② 河南省地方史志编纂委员会编纂《河南省志》（第五十八卷）卫生志、医药志，河南人民出版社，1993，第10页。

生疟疾、霍乱、黑热病等 7000 余例。"其中商丘县仅 7 月就发生霍乱 270 例,有 65 例死亡。"1948 年,登封县有流行性乙型脑炎(简称乙脑)病历的报告,当年发生 34 例,死亡 33 例。民国时期,河南省已有白喉发病情况的记载,1935 年,"白喉发病率曾达 32.92/10 万人"。1935 年,河南因伤寒死亡 5578 人;1946 年,河南省伤寒病有 199 万例,占当年全国伤寒病例总数的 43.17%;病死 99 例,占全国伤寒病死数的 7.80%。①

对于各种传染病,国民政府曾在河南省的一些地方采取防治措施,但疫病终未控制。至中华人民共和国成立时,各种传染病仍严重威胁人们的健康与生命,其死亡率在所有疾病死亡中居首。

河南省的地方病达 10 种以上,主要有地方性甲状腺肿、地方性氟中毒、大骨节病、克山病、克汀病等,全省各地均有不同程度的流行。"历史上各种地方病患者曾高达 600 万人,病区受害人口 3500 多万。"在国内属重病区省份之一。

河南省寄生虫病主要有黑热病、疟疾、丝虫病等。1918 年,信阳地区大雨成灾,疟疾病暴发并广泛流行;1948 年,沁阳、博爱等县发生疟疾 66 万多例,有的村庄 90% 以上居民发病。

新中国成立前,河南人民的卫生健康状况十分低下。1946 年,河南省曾进行儿童健康的检查,在 483 名被检查的儿童中,"营养不良者 146 名,患皮肤病者 156 名,患耳病者 162 名,患鼻病者 122 名,患口病者 110 名,心脏欠佳者 94 名,生殖器不正常者 78 名,脾肿者 90 名,身体发育不正常者 102 名"。② 新中国成立前,在河南省人民群众的劳

---

① 河南省地方史志编纂委员会编纂《河南省志》(第五十八卷)卫生志、医药志,河南人民出版社,1993,第 208~214 页。

② 河南省地方史志编纂委员会编纂《河南省志》(第五十八卷)卫生志、医药志,河南人民出版社,1993,第 258 页。

动保护、常见病的查治方面无人问津，广大劳动人民缺医少药，疾病得不到及时的防治。"全省人口死亡率达 24.4‰，婴儿死亡率达 300‰。人口平均寿命仅 35 岁。"①

第二节　新中国成立初期人民政府改善医疗卫生的政策和措施

一　新中国成立初期中央人民政府改善医疗卫生的政策和措施

1. 确立医疗卫生工作方面的大政方针

新中国成立之初，我国医疗卫生工作的局面很差，一方面，各种疾病肆虐；另一方面，全国各地缺医少药的现象十分严重。

新中国成立之初，医疗卫生工作的队伍和机构都很少，分布严重不平衡。据 1949 年统计，"全国中西医药卫生技术人员共有 505040 人，其中高级技术人员（即高等医学院校毕业的医药人员）仅有 38875 人，而且绝大部分是在大城市里工作。全国有医院 2600 所，病床 80000 张，占全国人口 85% 以上的农村仅有病床 20133 张"②。

新中国成立伊始，我国卫生工作的组织和制度是根据三方面的经验建立起来的：一是继承民主革命时期根据地的经验，二是汲取旧中国原有的经验，三是学习苏联的经验。

针对我国医疗卫生方面的严峻现实，1949 年 9 月，中国人民政治协商会议第一届全体会议通过《中国人民政治协商会议共同纲

---

① 河南省地方史志编纂委员会编纂《河南省志》（第五十八卷）卫生志、医药志，河南人民出版社，1993，第 2 页。
② 黄树则、林士笑主编《当代中国的卫生事业》（上），中国社会科学出版社，1986，第 3 页。

领》，明确规定："推广卫生医药事业，并注意保护母亲、婴儿和儿童的健康。"[1] 为了加强对卫生工作的领导，1949 年 11 月，中央人民政府正式成立卫生部，李德全任部长，贺诚、苏井观任副部长。

1950 年 8 月，第一届全国卫生工作会议在北京举行。毛泽东主席为大会题词："团结新老中西各部分医药卫生人员，组成巩固的统一战线，为开展伟大的人民卫生工作而奋斗！"[2] 在这次会议上，"面向工农兵""预防为主""团结中西医"被确定为我国卫生工作的三项原则，其内容是：①面向工农兵，为广大人民群众服务；②预防为主，对待疾病要首先从预防着手，主动地和疾病做斗争，无病防病，有病治病，防治结合，立足于防；③团结中西医，中西医在政治上、医疗工作上互相团结，积极合作，共同为人民服务。1952 年 12 月，第二届全国卫生工作会议在北京召开，在这次会议上，"卫生工作与群众运动相结合"又被确定下来，成为我国医疗卫生工作方面的第四个方针。这样，我国医疗卫生工作的四大方针正式确立，成为新中国卫生事业发展的指针。

从 1949 年到 1954 年，全国先后召开防疫、妇幼卫生、工业卫生、医学教育等专业会议；发布了《种痘暂行办法》《关于调整医药卫生事业中公私关系的决定》《关于健全和发展全国卫生基层组织的决定》《关于医药界团结互助的决定》《关于发展卫生教育和培养各级卫生工作人员的决定》等文件。[3]

人民政府十分重视加强对医学的教育工作。根据实际需要，在新中国成立之初，医学教育分为三级：高级的是四年制，培养医师和药剂师；中级的是二年制，培养护士、助产士、医士和其他专业技术人员；

---

[1] 中共中央文献研究室编《建国以来重要文献选编》（第一册），中央文献出版社，1992，第 11 页。

[2] 《建国以来毛泽东文稿》（第一册），中央文献出版社，1987，第 493 页。

[3] 黄树则、林士笑主编《当代中国的卫生事业》（上），中国社会科学出版社，1986，第 7 页。

初级的则是以培养乡村需要的卫生员、妇幼保健员和助理护士为主，时间一般以 3 个月为期。

积极调整卫生事业中的公私关系，人民政府规定：一是促进公立的、私立的和公私合营的医疗机构的互相合作，不得有所歧视；二是各医疗机构都要接受卫生防疫和战勤任务；三是公私药厂在统一计划下进行合理的分工。

这个时期，根据中央的有关政策，各级政府都十分重视团结和利用知识分子，在这方面，中华医学会起了积极的作用。1950～1954 年间，中华医学会不但加强原来的《中华医学会杂志》，重新恢复了《医史杂志》，同时又创办了 7 种期刊和杂志。为了促进中西医之间的团结和学术交流，学会于 1953 年成立了中西医学术交流委员会。

2. 新中国成立初期中央政府改善医疗卫生的措施

新中国成立初期，全国卫生防疫的重点是预防烈性传染病、肺结核、寄生虫病和性病。到 1950 年年底，全国已经有 88 个专业防疫队，共有防疫人员 1100 人，另有鼠疫防疫队 12 个，防疫人员有 1400 人，还有卡介苗接种推广人员 1600 人。此外，各地还有中西医参加的地方防疫队。从 1953 年起，各地城乡开始建立各级卫生防疫站，进一步加强防疫工作；大力训练旧接生婆和培养正式的助产人员，普遍推广新法接生（即在无菌操作下接生）。

新中国成立后，人民政府在短短的三年时间内，大力发展农村、工矿和城市的医疗卫生组织。到 1953 年年底，"全国县医院和县卫生院已经由解放前的 1437 所发展到 2102 所，并且开始发展了县以下的区、乡基层卫生组织；全国医院病床数较解放前增加了 4 倍多。全国已经新培养出 6 万多名高、中级卫生人员，60 多万名初级卫生人员"。[①]

---

① 黄树则、林士笑主编《当代中国的卫生事业》（上），中国社会科学出版社，1986，第 8 页。

新中国成立后，人民政府十分重视医疗卫生方面的宣传。《健康报》已经成为指导全国卫生工作和普及卫生科学知识的报纸；在北京成立了人民卫生出版社，成为卫生书刊出版的全国性机构；同时，为了开展爱国卫生运动、防疫工作和医疗工作的需要，卫生部还建立了专门的卫生宣传机构。

新中国成立后，我国有计划地发展了化学制药工业，还发展了传统的中药材生产和加工。各级卫生部门都建立了药品生产、供应和监督管理机构。

建立医疗保健制度，培育城乡卫生医疗网。我国实行公费医疗制度和医疗上的劳动保护制度，国家公职人员、大学生和工矿企业职工都得以享受到有病就医的经济保证。

组织城市对农村的支援，是加强农村医疗卫生工作的一项重要措施。在农村卫生组织尚未普及时，采取派巡回医疗队的形式帮助农村，可以弥补农村基层医疗力量的薄弱和分布不平衡的缺点。医疗队在巡回过程中，除开展疾病防治和对基层卫生技术人员进行业务辅导外，还通过调查研究，协助卫生行政部门调整基层医疗卫生机构的布局。巡回医疗队在推动和发展农村卫生事业，解决当时缺医少药的困难，支援农村的生产都发挥了重要作用。

在广大乡村，积极整顿乡村诊所，使它们走向联合。1956 年，由私人开业医组织起来的农村联合诊所，"由 1950 年的 803 所发展到51000 所以上"。[1] 到 1958 年，大部分转为公社卫生院。此外还有其他类型的农村基层卫生医疗机构，如农业社保健站等。为了解决农民看得起病的问题，有的地方开始实行了合作医疗制度。

---

[1] 黄树则、林士笑主编《当代中国的卫生事业》（上），中国社会科学出版社，1986，第 13 页。

到 1965 年，我国卫生工作获得全面发展。

二　新中国成立初期河南省人民政府改善医疗卫生的政策和措施

1. 新中国成立初期河南省医疗卫生工作的政策

新中国建立时，河南省面临疾病丛生、缺医少药的局面。1950 年河南省成立了卫生厅。从此，在中共河南省委和省人民政府的领导下，人民卫生事业才真正被放在重要的位置。按照"面向工农兵、预防为主、团结中西医、卫生工作与群众运动相结合"的四大方针，全面地开展了人民卫生工作。省政府制定和颁发《全省医院、诊所暂行管理条例》，整顿医疗卫生机构，加强管理，提高工作质量，为建立和发展各类医疗卫生机构做准备工作。并从换发医疗人员临时开业执照入手，将分散的中西医人员组织起来，为河南省人民防病治病服务。"到 1952 年底，全省各级各类卫生机构共有 2066 个（含门诊部、所 1873 个），病床 5317 张，卫生人员 1.88 万余人（含农村联合诊所人员）。"①

1953～1965 年是河南全省卫生事业初步发展的时期。其间，中共中央发布了《全国农业发展纲要草案》（以下简称《草案》），对卫生工作提出了原则性的要求。为配合《草案》的实施，制定了全省消灭和控制疾病的规划，并抽调大批卫生技术人员，组成伏牛、大别、太行山区防治队，深入山区、农村，大力开展传染病、地方病和寄生虫病的防治工作。

2. 新中国成立初河南省在医疗卫生工作方面采取的措施

1949～1952 年是河南省为发展卫生事业奠定基础的时期。在此期

---

① 河南省地方史志编纂委员会编纂《河南省志》（第五十八卷）卫生志、医药志，河南人民出版社，1993，第 3 页。

间，根据中央的有关指示，河南省各级政府接管了教会和国民党政府遗留下来的医疗机构，首先接收、处理、改造了郑州华美医院、商丘圣保罗医院、许昌信义施医院、南阳天主堂医院、杞县福音医院、郾城卫生疗养院、洛阳福音医院等。同时，全省10个专署中有9个专署相继建立了人民医院，部分市、县先后建立综合医院。至1952年年底，全省卫生行政系统有综合医院16所、病床225张、县级卫生所8个、病床72张。此后，省级综合医院逐步分出内、外、妇、儿、眼、耳鼻喉等科；地、市级综合医院分出内、外、妇、儿、花柳等科。但是，县级综合医院分科较少，医疗条件差，设备简陋，主要靠体温计、血压计、压舌板、注射器和简单手术器械诊疗疾病。

截至1965年，在河南省全省范围内，"综合医院已达232所、病床24134张，其中正规床位22553张、简易床位1581张，卫生技术人员21029人"。[①]各临床专业科室基本健全。省级综合医院增设了小儿外科、烧伤科、整形外科和同位素室、超声波室、放射治疗室等医技科室；县级综合医院医技科室也逐渐健全起来。

至50年代末，在全省消灭了严重危害人民健康的天花、黑热病和性病，治愈了73万名地方性甲状腺肿患者，有效地保护了广大人民群众的健康。同时兴办了一大批医疗卫生机构（含中医医疗机构），开展了保护妇女儿童、普及和推广新法接生工作，全省新法接生率，农村为40%～50%，城市达到80%～90%，郑州、新乡、开封等市高达95%以上。

新中国成立初期，全省卫生工作的重点是开展群众性的爱国卫生运动，以除"四害"、讲卫生为主要内容，以改善城乡环境卫生为目的。由于威胁河南省人民健康的主要是各种流行性传染病和严重危害

---

① 河南省地方史志编纂委员会编纂《河南省志》（第五十八卷）卫生志、医药志，河南人民出版社，1993，第18页。

母婴生命安全的产褥热及新生儿破伤风，因此，各级政府组织卫生技术人员深入城乡基层，防病灭病，控制各种传染病，积极开展妇女劳动保护，大力宣传和推广新法接生，预防危害母婴生命安全的疾病。

新中国成立后，在医学教育和科研方面，医学教育事业取得了很大成绩，医疗卫生队伍得到了空前的壮大。到 1957 年，全省已有中级卫生学校 6 所，并充实扩大了原有的一所医学院。卫生人员发展到 6.9 万多人。① 并开展了心血管、肝病及沙眼、青光眼等疾病的研究。但是到"大跃进"时期，由于受"左"的错误影响，卫生系统机构、人员、设备盲目发展，求大、求多、求全；业务管理方面出现了浮夸和形式主义。1958 年，在短短的一年时间内，高等医药院校发展到 9 所，比人民公社化前增长 8 倍。中级卫生学校发展到 37 所，比公社化前增长 5 倍多。初级卫校或训练班每县都有一处。同时还培训不脱产的"三员"（卫生员、保育员、接生员），比人民公社化前增长 3 倍多。在预防保健中提出"要四害绝迹""大干 100 天消灭 24 种疾病"等不切实际的口号，使医疗卫生工作受到较大损失。直到国民经济调整时期(1961～1963 年)，河南省政府加强贯彻执行"调整、巩固、充实、提高"的方针，医疗卫生事业才得以稳步发展。"到 1965 年，全省各级各类卫生机构共增至 1.76 万余个，病床 4.6 万余张，各类卫生技术人员达 11.2 万余人。"②

第三节　赤脚医生群体产生的背景

农村合作医疗是农民群众在医疗卫生方面的一种合作制，赤脚医

---

① 河南省卫生厅：《两条腿走路，积极培养公社卫生人员》，《健康报》1959 年 12 月 19 日，第 3 版。

② 河南省地方史志编纂委员会编纂《河南省志》（第五十八卷）卫生志、医药志，河南人民出版社，1993，第 4 页。

生是该制度的直接实践者，二者在中国广大农村的出现，是多种因素综合的产物。赤脚医生的产生和发展与当时我国落后的经济基础和卫生事业相适应；当时中国社会的传统文化背景是赤脚医生群体产生的文化因素，由此得到广大农民群众的拥护。另外，城市对农村的医疗和技术支援，为其发展提供了智力和物力支持。

一　中国传统的"民本"思想和村落文化是赤脚医生存在和发展的深厚土壤

中国传统文化中的"民本"思想源远流长。在《礼记·礼运》中，孔子曾经明确希望人们："人不独亲其亲，不独子其子；使老有所终，壮有所用，幼有所长，鳏寡孤独废疾者皆有所养。"亚圣孟子提出了"出入相友，守望相助，疾病相扶持，则百姓亲睦"的社会。另外，我国的佛教与道教自古就有医疗卫生方面的互助思想和举措。在东汉时期，张鲁创办的五斗米道曾有互助共济的实践。在唐朝时期，庙宇里面开办有半官方的"悲田养病坊"，宋朝时有"居养院"，这些慈善机构里都有医疗卫生方面的帮助。我国传统的人道主义倡导人与人之间要互相爱护、互相帮助，"老吾老以及人之老，幼吾幼以及人之幼"。"仁者，爱人。""仁者"就应当关心、爱护和帮助别人。这种理念自提出以来，一直成为中华民族高尚的道德情操，受到推崇。

人类是具有社会性的，人与人之间的合作是人类社会的基本特征，合作早在人类社会之初就已经存在。在原始社会，人类生存的自然环境异常残酷，单靠一个人根本无法生活，只有几个人或一群人共同合作才能生存。然而，在原始社会，人与人之间的合作还不是经济形态的合作，只不过是人类共同生存的必要性使然。在漫长的封建社会里，在血缘和地缘结合的基础上，农民生活在乡村社会，落后的农业生产方式需要他们在各方面进行互助、协作。尽管社会之间的分工更细，各部门之间的合作加强，但是，由于商品经济还不发达，广大农民长期的自给自足的生产方式还没有形成合作制经济存在的基础。进入近代以来，商品经济得到发展，各种合作经济形式随之出现。任何人不能离开其他人或者社会而单独生产，于是，合作便具有其必然性。以村落为生存空间的乡村居民，为了保证他们的利益不受侵犯，迫切要求各种组织形式维护他们的生活和生产条件。因此，合作经济的产生和存在便具有十分深厚的社会基础，各种合作理论和实践也开始出现。中国民间、政府层面纷纷在广大村落走合作的实践之路。生产合作社、消费合作社、运输合作社、信用合作社、供销合作社等纷纷出现，一些地方也出现了卫生（医药）合作社。但是，这还是在小规模的范围内出现。

新中国成立之后，中国共产党在广大乡村领导农民群众进行土地改革，通过互助组、初级合作社和高级合作社一步步走向合作化，到1958年进一步发展到人民公社化。长期以来，在乡村社会进行自给自足生产的分散的农民群体被有效地组织起来，相对封闭的家族社会结构被集体社会所取代，生产资料的个人所有制也被集体所有代替，走集体化之路，搞生产合作、消费合作、供销合作，在医疗方面也为进一步合作奠定了物质基础和现实可能性。由于人民公社实行政社合一、统一管理、统一核算，公社掌握较多的资源，便于集中统一地办理合作医疗事业，农村合作医疗迅速在全国广大乡村发展起来，赤脚医生群体也随之大量涌现出来。总之，我国的农村合作医疗是随着农业合作化运动而大量出现的，赤脚医生群体大量存在的前提，"是农业生产资料的集体所有制"。在中国乡村范围内，"合作医疗制度与农村的社队集体核算制度相对应，其经费主要来源于集体公益金的补助，社员看病只需要交纳少量的费用，从而实现健康人群和患病人群之间医药费用再分配"。①

二 新中国现实国情的选择

1949 年 10 月 1 日，中华人民共和国成立，结束了帝国主义、殖民主义奴役中国各族人民的历史，产生了中国人民自己的空前强有力的政府，为我国的现代化建设奠定了坚实的基础。但是，把一个原来半殖民地半封建社会的旧中国改变成为一个富强的新中国，实际上有许多工作要做，新中国背负着沉重的历史包袱，面临着严峻复杂的形势。由于长期受列强的侵略和反动政府的统治，旧中国的经济极端落后。农业长期处于停滞落后状态，工业规模小，重工业尤其薄弱。

新中国的社会主义工业化，是国家独立富强的当然要求和必然条件。鉴于新中国成立初期严峻的国际环境，鉴于我国工业基础十分薄弱的实际情况，我国工业化确定了优先发展重工业的方针。优先发展重工业，需要大量的资金。资金从何处来？我国工业化的起步，虽然得到苏联等国家的大力帮助，但是主要靠内部积累来获取资金。内部资金的积累，农业是重要来源，国家只能采取扩大工农业产品之间的剪刀差，从农村源源不断地提取农产品以满足工业的发展，保证工业化的速度。为此，形成了中国农村和城市的二元式经济和社会结构。新中国成立初期建立的一系列制度如户籍制度、统购统销制度、商品粮制度、人民公社制度等又固化了这种二元结构，这在一定程度上牺牲了农民的利益，导致我国城乡分割严重，二者之间的差距加大，农村长期处于贫穷落后的状况。20 世纪 60 年代初期，城乡分割的二元结构已经形成，大部分农村居民只能固守在乡村，不能分享城市居民的各种社会保障。

---

① 李德成：《创造与重构——集体化时期农村合作医疗制度和赤脚医生现象研究》，中国书籍出版社，2013，第 97 页。

在医疗卫生福利方面，城镇居民享有比较优厚的保障。1951 年 2
月政务院颁布的《劳动保险条例》（1953 年又加以修订）明确规定了
公费医疗、退休养老金、公费休养和疗养、女工人与女职员怀孕检查费
用和产假薪金、救济金甚至丧葬费、抚恤金等，城镇居民、国营和集体
企业的职工所享有的所有这些保障和福利待遇，国家每年投入大量资
金给予保证。同时，他们还可以享受集体劳动保险设施提供的待遇，
如：疗养所、休养所、养老院、孤儿保育院、残废院，以及其他等。劳
动模范或战斗英雄，享受的福利待遇更加优厚。对于广大农村居民而
言，所有这些优惠待遇则无从问津。当他们面临疾病威胁时，只能依靠
自己解决。当个体农民不能解决防病治病的公共问题时，自发地互助互
济解决问题，便成为一种必然，在医疗卫生保健上走集体合作之路。由
于合作医疗适合广大农村居民的现实需要，一旦出现便受到支持和
欢迎。

三　毛泽东的重视和政府有力的推动促进了合作医疗制度和
赤脚医生群体的发展

我国是封建历史延续最久的文明古国，广大人民群众在思想认识
上还普遍存在着英雄史观和狂热的权威崇拜的社会心态，小生产者的
依附心态和观念有广泛的市场。新中国成立后，一个强有力的中央政府
正式成立，农民群众的权威崇拜心理有了正式的依托。长期以来，广大
人民群众对中国共产党的领导具有无限的信任，长期的革命实践使领
袖毛泽东拥有崇高的威望，他高尚的人格魅力得到广大人民群众的高
度信赖，毛泽东的个人威信这么高，大家都敬仰他。他怎么说，大家都
跟着怎么做。这是农村合作医疗发动并顺利推行的政治前提。合作医疗
制度和赤脚医生群体的出现和发展，就是在汪洋大海般的小生产的基
础上政府有组织地推动的，又迎合了广大农民群众急于改变缺医少药

的现状。为了从根本上改变农村缺医少药的局面，1965 年 11 月，周恩来总理在接见第一届全国妇产科学术会议代表时的讲话中，专门讲到农村卫生人员的培养问题，他提出要培养生产队不脱产卫生员、大队半脱产卫生员、公社或区里的专职卫生人员，并要求，"一定要组织大中城市、工矿企业、机关、学校以及军队的医务人员，分期分批组成医疗队，到农村去，主要做两件事，一是治病，一是培养医务人员"。[①] 只要真正为农民治病，为他们培养医务人员，农民是欢迎的。在政府的推动下，农村合作医疗和赤脚医生群体开始发展。各级政府掌握的大众媒体如报纸、杂志、书籍、电影、广播积极宣传合作医疗的优越性和赤脚医生的先进事迹，大量文艺作品如小说、诗歌、漫画、戏剧、歌曲等也有效地引导了广大农民群众走向合作医疗。

20 世纪 50 年代中期，在我国农业合作化时，河南、山西、河北、湖北等省份的一些农村地区开始推行合作医疗，尽管地方报纸对此曾经给予宣传和报道，介绍合作医疗的经验，表扬典型，卫生部对此也有所注意并予以肯定。但此时对合作医疗制度的宣扬局限于卫生战线，地方性报纸的宣传数量也不多，因此政治影响有限，这种新的医疗制度在全国的影响面不大，也没有大面积地推行。此时，中央对农村的医疗方针政策主要是城市帮助农村，其措施是组织城市医疗卫生人员到乡村去，通过巡回医疗、帮助农村培养医生等方式解决农村的医疗卫生问题。这种方式不能从根本上解决农村长期以来缺医少药的严重局面。因为对于广袤的农村来说，城市医生极其有限的巡回医疗无异于杯水车薪。

农村合作医疗制度的迅速推广和赤脚医生群体的大量出现，主要

---

① 周恩来：《农村卫生工作和计划生育问题》，1965 年 11 月 1 日；《周恩来选集》下卷，人民出版社，1984，第 444 ~ 445 页。

取决于中国共产党和政府集权化的政治权威及毛泽东主席强有力的支持。我国农民在各方面的合作，在理论和实践方面一直和毛泽东的合作思想相一致。1948 年 4 月，为了促进农业生产的发展，毛泽东强调指出："必须劝告农民在自愿原则下逐步地组织为现时经济条件所许可的以私有制为基础的各种生产的和消费的合作团体。"① 1953 年，毛泽东认为，对于个体农民经济而言，"互助合作，办合作社，这不仅是个方向，而且是当前的任务"。② 同样，新中国成立后农民创造性地在医疗卫生方面的合作，也得到了毛泽东的大力支持。如果没有毛泽东对农村卫生工作的大力扶持和密切关注，在全国范围内，"普及合作医疗几乎是不可能的，至少不可能在这么短的时期内完成这项浩大的工程"。③

作为一个深谙中国国情的伟大的政治家和战略家，毛泽东深刻了解农民的疾苦和现实需要。对于如何解决占中国人口 80% 的农民的医疗卫生问题，毛泽东一直在思索和努力。新中国成立之初，他就提出医疗卫生要"面向工农兵"的原则，成为我国卫生工作的四大方针之一。虽然新中国成立后农村医疗卫生工作取得很大成绩，但还不能从根本上改变农村的医疗卫生面貌。新中国成立后的十来年，在农村医疗卫生工作方面的进展不大，县级地方政府的主要作为是兴建了部分县级医院，从县级医院中抽出部分医务人员到农村巡回医疗，此外，"在农村卫生保健方面的工作是很少的"。④ 在乡村，主要是适应合作化的形势需要，将乡村的私人中医人员和医疗资源集中联合起来，办一些联合诊

① 毛泽东：《在晋绥干部会议上的讲话》（1948 年），《毛泽东选集》第四卷，人民出版社，1991，第 1316 页。

② 毛泽东：《关于农业互助合作的两次谈话》（1953 年），《毛泽东选集》第五卷，人民出版社，1977，第 122 页。

③ 李德成：《创造与重构——集体化时期农村合作医疗制度和赤脚医生现象研究》，中国书籍出版社，2013，第 108 页。

④ 陈志潜：《中国农村的医学：我的回忆》，四川人民出版社，1998，第 213 页。

所，仍然不利于分散居住的农村居民就医。中国的医疗资源主要集中于城市，农民饱受疾病的折磨，他们看病就医仍然十分困难。对此现状，毛泽东十分不满意，并提出严厉批评，指示卫生部改革医学教育，要缩短医学教育学制，医生要在实践中学习提高。1965 年 6 月 26 日，他有针对性地提出："今后城市的医院应该只留下毕业一两年的医生，本事不大的医生，其余的都到农村去，把好的都放在农村。把医疗卫生的重点放到农村去！"① 这就是著名的决定我国医疗卫生大政方针和路线的"六·二六"指示。在毛泽东的指示下，1965 年 8 月，卫生部党组向中央报告，提出把卫生工作重点转向农村去，提出今后要大力加强农村医疗卫生工作，其主要措施是经常保持 1/3 的城市医药卫生技术人员和行政人员到农村。1965 年 9 月 1 日，《人民日报》在头版头条发表了题为《切实把医疗卫生工作的重点放到农村去》的社论。在当时的政治背景下，由于毛泽东的个人威望，在他的重视和指示下，我国各级政府开始将医疗卫生的重点放到农村。

1968 年，毛泽东批示了两个文件，直接推动了合作医疗和赤脚医生的发展。第一个：9 月 3 日，上海市革委会将调查报告《从江镇公社"赤脚医生"的成长看医学教育革命的方向》送交毛泽东审阅，毛泽东看过之后觉得很好，认为"卫生系统的革命也是一个大问题"，并将调查报告的标题改为《从"赤脚医生"的成长看医学教育革命的方向——上海市的调查报告》，建议在中共中央委员会主办的《红旗》杂志上刊登。在毛泽东的指示下，"这篇调查报告发表在一九六八年九月十日出版的《红旗》杂志第三期，《人民日报》九月十四日予以转载"。② 第二个：12 月 5 日，《人民日报》加"编者按"发表了湖北省

---

① 逄先知、冯蕙主编《毛泽东年谱》（1949～1976）（第五卷），中央文献出版社，2013，第506 页。

② 毛泽东：《建国以来毛泽东文稿》（第十二册），中央文献出版社，1996，第558 页。

宜昌地区革委会、长阳县革委会、长阳县人民武装部调查组的《深受贫下中农欢迎的合作医疗制度》一文和《黄村、良乡公社对乐园公社实行合作医疗制度的意见——贫下中农、农村基层干部、公社医务人员座谈会纪要》。[①] 毛泽东认为合作医疗制度和赤脚医生群体能够改变我国农村缺医少药的状况，可以有效地解决农民防治疾病、缺医少药的问题，决定在全国农村地区大力推广。

由于得到毛泽东的大力支持，从 1968 年底到 1977 年的 10 年间，各种媒体开始大量报道和积极宣传合作医疗和赤脚医生。"合作医疗能够在短期内迅速推广，大众传媒的舆论导向起了巨大的推动作用。"[②] 各级党委和政府非常重视，作为一件重大事情来做。在浓厚的政治气氛下上纲上线，将办理合作医疗看作执行毛主席的革命医疗卫生路线，不办理则是走修正主义的医疗卫生路线。1969 年，合作医疗制度和赤脚医生群体在中国大地很快发展和盛行起来。在舆论的大力推动和政府的积极支持下，农村合作医疗站遍地开花，赤脚医生的足迹遍及大江南北，长城内外，山村水乡。因此，对农村合作医疗制度和赤脚医生群体的发展最具有决定性的因素，"取决于中国共产党和政府集权化的政治权威，倘若不能得到党中央及毛泽东主席强有力的支持，就不可能在这样短的时期内迅速推广和普及合作医疗"。[③]

四　城市卫生人员和医疗技术的下乡，为合作医疗制度和赤脚医生群体的发展注入了活力

新中国成立初期，我国农村的卫生资源和医务人员的技术力量十

---

① 毛泽东：《建国以来毛泽东文稿》（第十二册），中央文献出版社，1996，第 604 页。
② 李德成：《创造与重构——集体化时期农村合作医疗制度和赤脚医生现象研究》，中国书籍出版社，2013，第 105 页。
③ 李德成：《创造与重构——集体化时期农村合作医疗制度和赤脚医生现象研究》，中国书籍出版社，2013，第 108 页。

分有限，尽管农村合作化时期对乡村医生进行整合，组建了联合诊所，本质上并没有提高农村医生的数量和卫生资源的质量。为了改变这一状况，党中央一直从城市抽调卫生技术人员和医疗资源，组成卫生工作队，到农村进行巡回医疗。

1958 年 11 月，党中央曾经号召城市医务人员以及医学院校的师生到农村去，支援农民的医疗卫生工作，向群众宣传卫生知识，帮助开展爱国卫生运动，在农村举办训练班，培训农村基层医疗卫生人员，积极从事防治地方病等。在党中央的号召下，大批城市医务人员深入农村基层，从事医疗卫生工作。

毛泽东对于组织城市医疗卫生人员到农村去十分重视。1965 年年初，随着"四清"运动的推行，他做出指示，要求城市的医务工作人员到农村去防病治病，并帮助做一些培养乡村医生的工作。卫生部随即在城市医务人员中抽调人员组织医疗队，分期分批到农村巡回医疗，进行防病治病，在农村就地培养不脱产的医疗卫生人员，并将此作为一种制度推行。对于中央的指示，各地纷纷作为具体工作严格执行。各省都有一大批医学专家、教授、名医和骨干力量到农村去巡回医疗，他们因陋就简，和农村群众一起，积极为当地防病治病，组建基层医疗机构，开办卫生积极分子学习班，为当地培训卫生人员，做出了很大贡献。人民解放军也积极响应党中央的号召，组织军队医务人员深入到农村和边疆地区，参加巡回医疗，有力地支援了农村的医疗卫生工作，有效地缓解了农村缺医少药的状况。

多年来我国广大农民群众看病吃药问题一直是一个大问题，医疗卫生资源主要集中在城市。针对此种现实，1965 年 9 月 1 日，《人民日报》发表社论《切实把医疗卫生工作的重点放到农村去》，发出号召，"城市医院向农民开门，彻底实现城市医疗卫生工作的革命化；要求医疗卫生工作，特别是专区以上城市的医疗卫生工作，有计划地有领导地组织医务人员长期地或者短期地下乡上山，把医药送到农村去"。①

这样，摆在各级卫生部门和全体医药卫生人员面前的一个头等重要的任务，"就是面向农村，面向五亿农民，坚决地迅速地切实把医药卫生工作的重点放到农村去"②。

20世纪60~70年代，全国医务人员热烈响应党中央、毛主席提出的面向工农兵，大力支援农业的号召，组织城市医疗队和军队医疗队，到农村、林区和牧区进行巡回医疗。绝大部分省、市医疗队，都有专家、教授、名中医参加。医疗队在农村，受到广大贫下中农的欢迎，农民把他们称作"毛主席派来的好医生"。③他们不断穿梭于广大农村地区，"为农村培养了数以万计的卫生保健人员，为赤脚医生队伍的发展壮大提供了强大的智力支持"。④同时，许多城市医疗卫生部门还"伸腿"到农村，与农村卫生组织建立固定协作关系，全面支援农村卫生建设。

各行各业也都大力支持巡回医疗队。中华人民共和国商业部曾经向各省、直辖市、自治区商业厅、局发出通知，要求各地做好下乡巡回医疗队需要的药品和医疗器械的供应工作，各地的商业部门应指定专人负责，做到哪里有医哪里就有药。"各级医药商业部门在安排整个农村医药供应的同时，一定要积极主动配合下乡巡回医疗队，切实做好对他们需要的药品和器械的供应。"⑤

为了配合把医疗卫生工作的重点放到农村去，有利于培养农村医

---

① 社论《切实把医疗卫生工作的重点放到农村去》，《人民日报》1965年9月1日，第1版。

② 社论《一定要把医药卫生工作的重点放到农村去》，《健康报》1965年9月1日，第1版。

③ 《巡回医疗队在农村》，《健康报》1965年5月1日，第4版。

④ 李德成：《创造与重构——集体化时期农村合作医疗制度和赤脚医生现象研究》，中国书籍出版社，2013，第152页。

⑤ 《商业部通知各地商业部门认真做好巡回医疗队的药械供应工作》，《健康报》1965年3月20日，第1版。

药卫生人员，人民卫生出版社出版了一批农村卫生读物，例如：健康报社编的《面向农村为五亿农民健康服务》（共三辑）、由巡回医疗队编写的《农村卫生员课本》（试行本），这两个课本主要介绍小伤小病的处理、针灸、急救技术、饮水管理和粪肥管理，以及除四害的经验等。分别可供南方和北方农村短期训练卫生员试用；北京中医学院编的《农村卫生员针灸课本》（试行本）、《农村卫生员用药课本》（试行本）、《农村接生员课本》（试行本）、《基础医学和防治医学》、《农村医学》（共三册）、《半农半医教材》（上、下册）、《针灸》、《中医诊疗概要》、《针灸疗法》、《简易中医疗法》、《人体解剖生理挂图》、《针灸常用穴位挂图》、《针灸基本手法》、《针灸临床取穴图解》、《日照县积肥卫生经验介绍》、《遵化县迁安县积肥卫生经验介绍》、《河北省农村饮水改良工作介绍》、《下乡成药介绍》、《怎样防治稻田皮炎》、《卫生救护手册》（修订本）、《中西医结合治疗骨折》等。上列各书，由新华书店北京发行所发行，各地新华书店经售。

河南省的医药部门也积极组织成药下乡，把常备成药经营技术扎根到生产队去，同时在当地培训不脱产卫生员。1965年以来，河南省各地医药部门，进一步面向农村，面向生产，积极把疗效好、价格便宜、服用方便的中西成药送下乡去。为了及时把药品送到农村，方便群众用药，各地医药商业部门，从企业行政管理单位、城市批发和零售部门抽调了大批人员，由领导干部带领，深入农村，深入社队、深入田间，开展供应。各地医药公司采取了人员、技术、药品三进社的方法，帮进、帮销、帮传授经营技术。

有些医药单位为了把一些常备的中小成药经营技术扎根到生产队、扎根到群众中去，他们还配合卫生部门，帮助生产队培训卫生员，建立保健箱。"商城县医药公司和卫生部门深入伏山公社帮助490个生产队培训卫生员。现在，这个公社队队有了卫生员，个个卫生员有保健箱，基本达到了小伤小病不出村。据该公社千金山大队今年二季度来不完全统计，不脱产卫生员给群众治疗小伤小病共达 262 人次，平均每人次只花 4 分钱。"①

河南省广大城市医务人员热烈响应党中央面向农村、为广大农民服务的伟大号召，踊跃参加农村医疗工作队。到 1965 年 11 月为止，"全省已经从各级各类医疗卫生机构中，抽出了九千多名医务人员，分别组成了一百多个农村医疗工作队，有二千九百多人，已经到达指定县、社，其余的六千多人，也将在本月内陆续分赴农村"。② 他们的具体任务就是：开展巡回医疗，为广大农民治疗疾病；开展爱国卫生运动；为生产队、生产大队培训不脱产的卫生员和半农半医的医生等。

新中国成立后，我国政府曾经组派过医疗队到一些农村和少数民族地区巡回医疗，尽管取得一定的成绩，但是由于人数比较少，去的地区也有限。而这次组织的巡回医疗队，在人数、范围、技术质量、深度和广度等方面都大大超过以往。更有甚者，这次巡回医疗是在党中央的明确要求下，医药卫生工作必须面向农村。因而，广大医疗技术人员都比较认真，并取得了很大成就。

大批巡回医疗队到农村服务，得到了广大农民群众的热烈欢迎和高度评价。医疗队所到之处，群众奔走相告。同时，巡回医疗队也得到了国际社会的肯定和赞扬。访问过中国的阿富汗医学代表团团长吴拉姆·海德尔·马赫尔博士，就十分赞扬中国在医疗卫生方面的建设事业中采取群众运动的办法，他表示，"其中最好的一项措施是，许多医务工作者自愿组织起来的巡回医疗队到农村直接为农民治病"。③

---

① 《做好农村药品生产供应工作，为保护农民健康服务》，《健康报》1965 年 8 月 28 日，第 1 版。
② 《我省近万名医务人员陆续下乡》，《河南日报》1965 年 11 月 13 日，第 1 版。
③ 《医疗队到农村为农民治病是最好的措施》，《健康报》1965 年 11 月 27 日，第 4 版。

实践证明，全国城市医疗卫生的重点转移到农村，有利于加强农村卫生工作，有利于培养农村不脱产的医疗卫生人员，为农村合作医疗组织的建立和赤脚医生的培养，做出了十分有益的贡献。

第二章　传统合作医疗制度和赤脚医生
群体在河南省的变迁

河南省的传统农村合作医疗从 1955 年开始出现至 1983 年年底结束，随着农村形势的发展而变化，经历了萌芽和发展、繁荣、萎缩几个阶段。赤脚医生群体也随着农村合作医疗的变化而兴衰。

第一节　传统合作医疗制度和赤脚医生群体在
河南省的萌芽和发展

在新中国成立以前，我国就有合作医疗的历史。1944 年，解放区陕甘宁边区曾经在医药方面实行合作，称为医药合作社（或者卫生合作社）。当时由于一些传染病的流行，边区政府在延安设立了医药合作社，在政府的帮助下，合作社吸纳社会和个人的资金，医疗方式是中西医兼用，医治对象为人和家畜。这种医药合作社发展较快，到 1946 年，其数量已经达 43 个，包括两个兽医社。① 这种民办公助性质的卫生合作社，其基本运作方式和新中国成立后的合作医疗制度相同，成为合作

---

① 张自宽：《对合作医疗早期历史的回顾》，《中国卫生经济》1992 年第 6 期。

医疗制度的最初萌芽。

解放战争期间，在民主政府的帮助下，山东解放区也曾经建立一些群众性的医药卫生合作组织——医药合作社。当时，这种医药合作社遍布城乡，其职责是在解放区范围内调剂药材、预防和治疗疾病，也指导医药界的一些业务工作。医药合作社的资金来源，一般来自一些合作社或者由私人参股，是民办公助合作社的一种。规模较大的医药合作社有沾化县卫生医社、山东大药房、莱阳胶东大药房、临沂卫生合作社等。①

1949年，河南省辉县人民政府以群众、医生投资入股的方式，"在薄壁、赵固、高庄组成三个医药合作社，人员24名。1950年，南村、峪河先后建立医药合作社。1951年，在常村、张村、杨和寺建立医药合作社"。②

新中国成立后，在党中央的高度重视下，为了适应建设新中国的需要，河南省十分重视农村的医疗卫生保健。在合作化时期，河南省的一些地方开始出现集体办医疗的现象。

正阳县首先推行集体保健医疗制度。1955年9月，正阳县首先在吕河乡团结农庄创办起来。当时收费是规定不论老少大小，每人每年交一元八角的医疗费，分春秋两季在发余粮款时由农庄统一扣除。经费开支确定70%作为购买药品及器械，30%作为医务人员的工资及公杂费开支。药品不加利润，施行手术及打针不收手续费，有些病在卫生所不能治疗转院时，医药费及住院费全部报销，伙食费按一天三角钱补助。1956年1月，正阳县委认为集体保健医疗制度"是一种具有共产主义因素的医疗保健制度"，开始向

---

① 《山东省卫生志》编纂委员会编《山东省卫生志》，山东人民出版社，1992，第505页。
② 辉县卫生局：《辉县卫生志》，1984年编著，新乡市图书馆藏（未刊稿），第74页。

全县进行推广。不久，"就在90%以上的农业生产合作社实行了集体医疗保健制"。① 集体医疗保健的医生是把原来高级农业合作社时期的开业医生全部组织起来，另外，还大量培训卫生人员。全体医务人员大量采用单方、验方，普遍推广针灸疗法。另外，为了进一步降低药费开支，在医务人员中还掀起了采药高潮。在"大跃进"时期，正阳县在全县普遍实行了集体保健医疗制度，有的地方也称这种制度为合作医疗、民办公费医疗。

河南省办理合作医疗比较早的还有汝南县。1958年4月，汝南县实行集体保健医疗制度——合作医疗，县成立了"公费医疗实施管理委员会"，负责全县农村合作医疗的管理，各公社均成立了合作医疗实施管理委员会。党委书记任主任，负责本公社合作医疗款的筹集（资金由公社自筹）、使用以及各种制度的落实；大队建立有合作医疗管理小组，具体负责管理本大队的合作医疗。到1960年，全县参加合作医疗的达497439人，占总人口的97.3%。凡参加合作医疗者免费治疗，基本上是全民医疗。

河南省桐柏县于1958年7月实行民办医院公费医疗。全县享受民办公费医疗的人口占总人口的95%，基本上实现了乡乡社社有医院，人人享受民办公费医疗。其医生主要是乡、社原有医疗机构人员、联合诊所和散居在乡村中的中西医，由乡里进行统一安排，县卫生科统一调配。医务人员以巡回出诊为主，结合搞好门诊，特别注意做好以预防为主的医疗卫生工作。

社员每人每年集资一元，农业社再从公益金中给每个社员每年补助一元，共计每年每人平均筹资二元。在这一年中，每个社员均凭民办

① 河南省正阳县卫生科：《我县集体保健医疗制度是怎样推行的》，《健康报》1960年5月18日，第3版。

公费医疗证到医院门诊或住院，不再收取医药费、诊断费、手术费、挂号费、住院房租和用具费等。住院伙食自理。治疗费限制在 50 元以内，如一个病人一次治疗费超过 50 元以上者，医院只收成本费。"集资开支的范围为医院修缮与医疗器材购置占 1/4，医务人员工资与公杂费占 1/4，医疗费 2/4。"①

这一时期，河南省息县也在全县范围内实行合作医疗。1958 年 7 月 16 日，息县路口公社首先办起了场（农场）社合一的全民性质的合作医疗，下设营（大队）医疗室。每户办理合作医疗领证手续，看病只交 5 分钱的挂号费，其他一切免费。营医疗室看不了的病，介绍到公社卫生院，治疗费全免。药品来源由公社统一进货、统一付款、统一分发给各营医疗室。并从各营中挑选一部分有文化的青年到营医疗室和公社卫生院作护理工作，实行固定工资制，按技术和工作表现分为四个等级：一等每月 7 元 2 角、二等每月 6 元 4 角、三等每月 4 元 8 角、四等每月 3 元 2 角。②

到 1958 年 8 月底，河南省在全省范围内实现了人民公社化，随着人民公社的普遍建立，河南省的卫生事业也出现了新局面，群众性的合作医疗在河南省全面展开。到 1958 年 9 月，"全省约有近 40 个县已经实行或正在试行。信阳、南阳、新乡 3 个专区已普遍实行。新乡专区实行合作医疗的已有 148 个人民公社，占总社数的 52.7%。安阳、滑县、博爱、武陟、修武县、汲县 6 个县已全部实现合作医疗化"。③ 到 1959 年年底，集体医疗保健制度在河南省进一步发展，占全省 40% 左右的地区包括 477 个公社以及 51 个大队实行了这个制度。④

---

① 桐柏县人民委员会：《民办公费医疗的初步体会》，《健康报》1958 年 8 月 16 日，第 3 版。
② 河南省息县卫生局编《息县卫生志》，1985 年印（未刊稿），第 135 页。
③ 《河南卫生事业跃进再跃进》，《健康报》1958 年 9 月 11 日，第 5 版。
④ 《河南省推行集体医疗保健制度》，《健康报》1960 年 4 月 27 日，第 1 版。

　　河南省推行的合作医疗制度，得到中央的关注和肯定。《人民日报》对此加以报道和宣扬，认为这种制度"促使农村公社医疗卫生事业多快好省地发展，大大便利群众，更好地为生产服务"。还特别介绍了遂平县人民公社实行合作医疗的情况，这个公社实行合作医疗后，"社员按照家庭人口多少，每年交纳一定数量的合作医疗费，就诊不另交费。公社的中心医院对无法治疗的特殊重病号，应该介绍到适当的医院治疗，并负责开支旅费和医药费，但对衰老病和慢性病的人，暂时不作介绍"。①在遂平县卫星人民公社里，"每个大队建立了医疗所，各小队建立了医疗室，医务人员每天到各村、田间、工地为病人看病，送药上门，形成了一个完整的为生产服务的医疗保健网。合作医疗制度的推行受到了广大群众热烈拥护"。②

　　这一时期，河南省辉县的合作医疗在制度、管理等方面更加具体化。1959年12月15日，辉县在梁村、上八里两个公社试点推行全民性医疗制度，建立合作医疗管理委员会，由公社、大队书记任主任委员、文教部长，卫生院长任副主任委员。具体措施：

　　（1）每人每月交医药费0.2元（大队公益金负担0.1元，社员本人负担0.1元），收缴卫生院统一掌握使用。（2）社办工业机构内的干部职工，每月每人交纳0.3元（凡享受公费医疗的不参加）。（3）未经医生诊断，随便指名要药或自购药品，其药费不予报销，如因事外出发生急病，其药费凭单据报销。（4）医生处方一般不得超过二日量，中药处方不得超过三副，以避免药品浪费。（5）每户发给合作医疗证，社员凭证医疗，另外交挂号费0.05元，出诊费0.2元，住院每人每日

---

① 《卫星人民公社试行简章（草案）》，《人民日报》1958年9月4日，第3版。
② 《人民公社化带来的幸福　河南推行合作医疗制度》，《人民日报》1958年9月24日，第7版。

0.2元。①

1960年，全县11个公社实行社员集体医疗保健制度（合作医疗）。1961年5月以后，集体医疗保健制度才解体。

河南省在"大跃进"运动中，对医务人员的培养也加大了力度。"高等医药院校发展到9所，中级卫生学校发展到37所，初级卫校或训练班每县都有一处，在校学生达10000多人。同时还大力培训了不脱产的'三员'（卫生员、保育员、接生员）约80万人，加上原有25万人，已达100余万人。"②省、专、县、社都办有红专卫生学校，生产队设红专组，都培养卫生人员。许多县形成以县卫校（与县医院结合）为中心的红专业余教育网。通过公社卫生院的红专卫生学校和大队的红专教育组，担负培养和提高公社卫生人员（包括不脱产）的任务，毕业生分配到生产大队卫生所和公社卫生院。

这些学校在当地几乎是没花钱办起来的，尽管看来有些学校还比较简陋，但毕竟能发挥一定的作用，它给人民公社培养了当时急需的卫生人员，服务了工农业生产。

在培养卫生人员的过程中，河南省贯彻了党的"教育为无产阶级服务，教育与生产劳动相结合"的教育方针。运用和贯彻"两条腿走路"的方针，改变过去单纯依靠专家办学的倾向，实行了五个"并举"和两个"结合"。五个"并举"是：高中初级并举，即省专举办的医药院校和重点中级卫校，县（市）举办中初级卫校，公社大力训练不脱产的"三员"；大中小型学校并举，有规模较大设备较完善的高中级医药院校，也有专县举办的小型专科学校和中级卫生学校；全日制与业余教育并举，有全日制学校，也有遍布城乡的红专教育网，使90%以上

---

① 辉县卫生局：《辉县卫生志》，1984年编著，新乡市图书馆藏（未刊稿），第90页。
② 河南省卫生厅：《两条腿走路，积极培养公社卫生人员》，《健康报》1959年12月19日，第3版。

的医药卫生人员得以在职提高；系统学习与专题训练并举，有长期的系统学习，也有一种疾病、一项专业技术的短期训练；招收新生与轮训在职人员并举，前者增加卫生队伍的数量，后者提高其质量。两个"结合"是：在五个"并举"中既有普及，也有提高，普及与提高相结合；学校参加除四害讲卫生防治疾病工作，和医药卫生机构紧密协作，既能提高教学质量和开展卫生工作，又能为当地培养卫生人员，使教学与医疗相结合，互相促进，共同提高。其具体做法是：

（1）县县举办医学教育，就地培养，就地使用，从公社中来，到公社中去。除省、专举办的高中级医药院校外，以县（市）医院为基地，办中初级卫生学校。这一时期，各县都有一个培养卫生人员的机构，根据各县的情况，有中级班，也有初级班；有的招收新生，有的轮训在职卫生干部。

（2）大力举办红专教育网。以县医院为基地的公社医院设传授站，大队卫生所设学习点，成立初级卫生学校、医药班、保健夜校等，这种点面结合、纵横相连、星罗棋布的教育网，是适合当时农村人民公社特点的。在学习方法上，采取集中与分散相结合，闲时多学，忙时少学，雨天多学，晴天少学的办法，提高公社卫生人员和不脱产的"三员"的水平。在学习内容上，既学政治，也学业务和文化，把当时需要与长远发展结合起来，既学习当时的除四害、讲卫生、防治疾病的工作，又学习系统的医药知识，以适应客观的需要。

（3）采取城乡协作，上下挂钩，分级负责，以大（医院）带小（医院），以高带低的办法，积极为公社培养卫生人员。采取的方式有6种：①划片设点，巡回指导。如信阳专区把所有的县划分为淮南片（以潢川为点）、淮北片（以汝南为点），由专区医院和技术较好的当地医院定期在"点"上作疑难手术、会诊或举办学术讲座，附近的县医院派人参加学习。②送上来进修提高。一般的城市医院负责县医院，县医院负责公社医院，根据工作需要有计划地开办短期小型训练班（3 到 4 个月），学员酌情参加科室工作，以带徒弟的方式学习。也可以学习一个手术，一种疾病，时间短，收效快。③为发扬祖国医学遗产，继承老年中医的宝贵经验，除举办高、中级中医院校外，大部分学校还设有中医进修班，以提高公社中医的水平。他们约占公社中级以上卫生人员的 60%~70%。学校以分散带徒弟结合集中讲课的方式，积极培养中医人员。专（市）选送初中毕业生分配给专、市、县医院带徒弟。④由高中级医药院校通过实习基地或参加除害灭病工作，为县社培养卫生人员。如河南医学院经常轮流在登封、新郑、密县、荥阳等县，一面领导学生实习，一面为县医院和人民公社培养卫生人员。⑤结合下放卫生干部培养卫生人员。由省统一规划，或由专（市）自行安排，每批 3 到 6 个月，组织卫生人员上山下乡，在参加基层卫生工作和体力劳动的同时，用带徒弟、开训练班、做学术报告等方式，提高培养基层卫生人员。他们帮助县办卫生学校制订教学计划，建立制度，讲课，培养教师。鲁山、栾川、卢氏、嵩县、西峡等县的卫生学校，就是在下放卫生干部的帮助下筹建的。⑥大力培训不脱产的卫生人员。由县卫生院集训教师，确定训练内容，由公社卫生院就地开办训练班。可以临时脱产学习（一到四周），也可以每天学习 2 到 3 个小时。学习内容是除四害讲卫生消灭疾病的常识和简易治疗，以及根据各个时期的需要临时确定的课题。学习结束后，抓紧平时的教育并适当使用。由生产大队卫生所发给保健箱，领导他们开展工作。一般情况下每周在卫生所集中一到两次，领取药品，解决工作中的问题或学习新的知识。

在"大跃进"的形势下，民办医院合作医疗化随之走向高潮。其主要特点为：

（1）在实行集体医疗保健的过程中，一般是以公社为单位，协作使用经费，统筹统支。其经费来源有三种形式：第一种，由群众办。每人每月投资二角左右的医疗费，分别在夏秋两季分配时扣除。盈亏由享受合作医疗的群众负责。第二种，以群众集资为主，人民公社担负一部分。每人每月交纳一角左右的医疗费，所亏部分从人民公社公益金中解决。第三种，由社办。医疗费全部由人民公社的公益金或由人民公社的财务总预算中支出，即由社供给、包干，如同国家工作人员的公费医疗一样。就全省范围内，以实行第二种形式的为最多。按照规定，五保户的医疗费都从公益金内解决，劳力少负担重的户，如无力交纳医疗费，由生产队社员评议，从公益金内补助解决。实行集体医疗保健的地区，社员凭证就诊治疗，看病取药，不再交纳诊疗、医药等各项费用。如患有疑难病或重病，可由大队卫生所、公社医院、县医院，凭介绍信逐级转院治疗，医药费由集体保健费内开支。群众交过很少的医疗基金之后，不再收取各种医费用。医药支出只按购货成本计算。保健医院的建立因陋就简，设置方便，简单易行，花钱少，初步解决了群众因疾病造成的经济困难。

（2）实行合作医疗后，医务人员的来源，由原来的卫生所、联合诊所、卫生室、散在的医务人员等，经过审查改组，成为人民公社的卫生人员，其工资或从合作医疗费或从公社总预算内支出。他们实行巡回医疗，开展宣传，配合生产。在治疗时间上，他们不管昼夜，随到随治，有时根据农业生产情况，深入工地、田间，或登门上户看病。使小伤小病能够就地处理。过去有了病需要跑几十里还不一定吃上药，有了民办合作医疗医院，有病很快就能得到治疗，大大便利了群众。

（3）贯彻预防为主的方针，加强了疾病预防和治疗工作。由于过去医疗性质和经济基础的决定，医务人员中，重治疗轻预防，因此，很少主动积极搞好预防工作。有些联合诊所，医生根本不愿搞预防工作。实行民办合作医疗后，预防与治疗一体化，医务人员积极主动地贯彻执行早防早治，自防自治的方针，能够做到"无病早防、有病早治"，积极开展除害灭病的卫生运动，提高了治病率和治愈率，能够较快地普及公共卫生，控制传染病的发生和流行。据调查，"桐柏县以前有病不治或治疗不及时而影响生产，全县每年约有五十万个劳动日，但实行合作医疗后，这种情况就得避免。正阳县团结社实行合作医疗后，发病率较1955年下降20%"。①

（4）群众自己筹资互助互济，所筹集的民办群众性公费医疗资金的使用，以南阳专区各县为例，一般的办法是："50%用于群众医疗医药费用；25%用于扩建乡村医院、充实医疗器材设备；25%用作医务人员工资。"② 这既节约了国家对卫生事业的投资，又初步解决了群众因病而造成的困难。

（5）在政府的号召下，医务人员和群众掀起献秘方、献传家宝运动，提高医疗技术和水平。

（6）政府加强对卫生工作的全面领导，各地在实行集体医疗保健制度中，大都由县委书记、公社党委书记、大队支书挂帅，加强领导。各医院均由乡党支部书记或乡长兼任院长，对联合诊所和分散在农村中的中、西医生，由乡组织，统一安排，每个大队建立医疗所，各小队建立医疗室，形成了一个完整的为生产服务的医疗保健网。对医务人员经常进行社会主义教育，逐步肃清其资产阶级思想和作风，提高其社会主义觉悟，树立为人民服务的观点，更好地贯彻面向群众，面向生产的方针。

河南省推行的集体保健医疗式的合作医疗制度引起党中央的注意，《健康报》曾经两次发表社论，赞扬这种新式的医疗制度。第一次是1958年9月，《健康报》发表社论，河南省推行的全民性的合作医疗被

---

① 《河南卫生事业跃进再跃进》，《健康报》1958年9月11日，第5版。
② 《适应了人民公社发展要求，南阳专区实行民办公费医疗》，《健康报》1958年9月13日，第3版。

誉为"共产主义的互助运动"。高度评价河南人民这一创造性的经验，"对我国目前建设社会主义的人民卫生事业是极为宝贵、极为重要的"。是"具有共产主义性质的公共卫生福利事业"。号召河南省这一群众性的新的医疗制度——合作医疗，"在有条件的地区都应当大力推广"。①第二次是1960年5月，《健康报》发表社论，认为"谁看病谁出钱"的医疗制度已经越来越显得不能适应新的形势发展，必须"积极推行人民公社社员集体保健医疗制度"，提出这种制度"是群众的创举"，高度评价它"体现了群众的事情群众办的群众路线的精神，体现了集体福利集体管的集体主义精神，也体现了党对群众医药问题的无微不至的关怀"②。

1959年11月，全国农村卫生工作会议在山西省稷山县召开，会议对河南、湖北省的农村合作医疗制度给以肯定。这进一步推动了河南省合作医疗的发展。随后，合作医疗制度逐渐在全国范围内实施。到1965年，"全国已有山西、湖北、江西、江苏、福建、广东、新疆等10余个省、自治区及直辖市的一部分县实行了这种制度"。③

"大跃进"时期，河南省推行的合作医疗制度，有一定的局限性，即带有一哄而起、大呼隆的现象，一些做法也超越了实际经济条件；在医学教育中，贯彻"贯彻阶级路线"，强调学员的出身，"工农成分占绝对优势"。④ 随着三年困难时期的到来，人民群众的生活出现严重困难，合作医疗制度一度出现很大萎缩，合作医疗室的医生先后转到联合诊所从医，实行谁看病谁付钱的管理办法。不过，这一时期的合作医疗，为以后的复兴和繁荣提供了成功的经验，在组织形式和思想上也提

---

① 评论《让合作医疗遍地开花》，《健康报》1958年9月13日，第4版。
② 社论《积极推行集体保健医疗制度》，《健康报》1960年5月18日，第3版。
③ 《当代中国的卫生事业》（下），中国社会科学出版社，1986，第65页。
④ 河南省卫生厅：《两条腿走路，积极培养公社卫生人员》，《健康报》1959年12月19日，第3版。

供了准备。随着社会主义集体经济的发展，为在医药卫生问题上实行互助合作创造了物质条件。同时，农业合作化也培养了农民的集体主义精神，为实现合作医疗奠定了思想基础。

第二节　传统农村合作医疗制度和赤脚医生群体在河南省的繁荣

传统农村合作医疗的大面积普及或繁荣是在 1966 年以后，和党中央与毛泽东的大力推行直接相关。1965 年 6 月，毛泽东发出"六·二六"指示，之后，中央将我国的医疗卫生人力和资源大量转向农村，医疗卫生政策开始向农村重点倾斜。

1965 年 9 月，《人民日报》发表题目为《切实把医疗卫生工作的重点放到农村去》的社论，号召城市医院向农民开门，"彻底实现城市医疗卫生工作的革命化；要求医疗卫生工作特别是专区以上城市的医疗卫生工作，有计划地有领导地组织医务人员长期地或者短期地下乡上山，把医药送到农村去"。[1] 同日，卫生部也指出，"今天，摆在各级卫生部门和全体医药卫生人员面前的一个头等重要的任务，就是面向农村，面向五亿农民，坚决地迅速地切实把医药卫生工作的重点放到农村去"。[2]

这样，全国各地城市医院、医学院校、卫生和医药科学研究机关，开始把卫生工作的重点转向农村，为五亿农民服务。在城市卫生工作人员中间，正在形成一个"到农村去，为五亿农民服务"的热潮。"各地医药卫生工作者，把培养政治和技术质量好的农村卫生人员，当成头等

---

① 社论《切实把医疗卫生工作的重点放到农村去》，《人民日报》1965 年 9 月 1 日，第 1 版。
② 社论《一定要把医药卫生工作的重点放到农村去》，《健康报》1965 年 9 月 1 日，第 1 版。

重要的任务。有的到农村举办农村医学系或医学专科学校，有的在劳动大学或农业中学附设卫生班，有的在公社或生产队举办短期训练班，实行'社来社去'的办法和半农半读的教育制度，替农村培养亦农亦医的医生和不脱产的卫生员。"① 同时，让农民看得上病，用得上药，还要让农民看得起病，用得起药。为了解决这个问题，除了合理地降低药价和收费标准、推广经济有效的土方土法、实行合理用药、防止浪费之外，各地正在因地制宜地研究摸索便利农民看病的医疗制度。

为了响应党中央的号召，1965 年 10 月，河南省卫生厅在郑州市召开了全省农村卫生工作会议，参加这次会议的有各专、市及部分县卫生处、局长，医院院长（或书记），以及省直属医院和医药院校的负责人共百余人。

会议认为，目前农村缺医少药的情况仍十分严重，农村医药卫生工作还远远不能满足广大农民群众的需要，因此，今后我省的医药卫生工作必须切实遵循党中央和毛泽东主席的指示，进一步贯彻面向农村、为广大农民服务的方针，大力加强农村卫生工作建设，迅速建设起一个好的农村基层卫生组织。

会议认为，多快好省地培养一支适合农村实际需要的医疗卫生队伍，迅速充实与健全农村基层卫生组织，是改变农村卫生工作面貌、使卫生工作在农村扎根的一项根本措施。要求各级卫生部门、医院、医药院校、农业中学、防疫和妇幼机构，把培养农村卫生人员作为自己的重要职责，拿出最大的决心和力量，采取各种形式，在短时间内，培养出大量的农村卫生人员，争取在三五年内，为每个公社卫生院配备四五名质量较好的医生；为每个生产大队培养一两名质量较好的半农半医的

---

① 《城市卫生部门把工作重点转向农村　思想下乡　医生下乡　药品下乡》，《人民日报》1965 年 9 月 27 日，第 1 版。

医生，和一两名能做妇幼卫生工作的女卫生员；为每个生产队培养出一两名会针灸、会治小伤小病、会做一些预防和急救工作的卫生员。

为实现上述要求，会议认为，首先，必须采取革命措施，积极发展并彻底改革医学教育，打破一切陈规陋习，实行半工半读、半农半读、半日制、全日制、业余教育等多种办学形式和各种办学方法，多快好省地培养出适合农村需要的卫生人员。其次，组织城市医药卫生人员到农村去，为农民服务。要求从全省县以上的医疗卫生单位中，经常抽调出三分之一即一万名医务人员，组成医疗工作队到农村去，开展防病治病和培训基层卫生人员的工作。

为了坚持卫生工作面向农村的方向，会议强调要克服来自各方面的阻力，切实保证将人力、物力、财力尽可能地直接或间接地用于农村，用于培养农村卫生人员和充实健全基层卫生组织上去。

根据党中央和毛泽东主席对卫生工作的指示精神和河南省农村卫生工作的具体情况，这次召开的河南省农村卫生工作会议，决定迅速大力加强农村基层卫生工作建设，力争在不长的时期内，基本上改变河南省农村卫生工作的面貌，进一步把医药卫生工作的重点放到农村，迅速地把农村基层卫生工作建设起来。

改变河南省农村卫生工作现状，最根本的一条，就是要迅速建设起一个好的、能胜任农村防病治病任务的农村基层卫生组织，这样才能有效地开展农村防病治病工作，保护农民群众的健康；在农民有了病以后，能够就近就医，及时就医，少花钱，少误工，治好病，使农村的卫生面貌得到改变。大力培养农村医药卫生人员，是实现上述要求的一项根本措施。为此，医学教育必须面向农村。要求已有的高、中等医药院校，必须采取措施，缩短学制，改革教学工作，尽快地为农村培养出热爱农村、乐意为农民防病治病的农村医生；有计划、有领导地发展中级和初级医学教育，采取半工半读、半农半读、"社来社去、队来队去"

的办法，培养训练公社医生和大队、生产队的半脱产和不脱产卫生人员。在上级的要求下，河南省各级卫生机构和有关部门都把培养农村卫生人员，作为自己的一项重要工作，并把人力、物力、财力集中地直接和间接地用于农村。

这次农村卫生工作会议的召开，对于河南省农村合作医疗的发展和赤脚医生群体的培养，起了积极的动员和组织作用。

1967 年 11 月 20 ~ 27 日，河南省卫生厅在新乡召开全省卫生行政会议，学习毛泽东主席"六·二六"对卫生工作的指示，认真贯彻把医疗卫生工作的重点放到农村去。会议要求抽调城市医务工作人员到农村开展巡回医疗。

"赤脚医生"是对农村医疗卫生人员的一种特殊称谓。在我国农业合作化时被称为保健员，1964 年提倡两种教育制度时，改称大队半农半医。1968 年夏天，《文汇报》记者到上海市川沙县江镇公社采访后，在撰写的《关于上海郊县赤脚医生发展状况的调查报告》里，明确地将江镇公社的农村不脱产卫生员称之为"赤脚医生"，"'赤脚医生'是上海郊区贫下中农对半农半医卫生员的亲热的称呼"。[1] 这样，"赤脚医生"一词第一次被使用。同年 9 月 10 日，经毛泽东亲自批示，《红旗》杂志发表了这个调查报告，并将题目改为《从"赤脚医生"的成长看医学教育革命的方向》[2]，支持和肯定了"赤脚医生"的道路。9 月 14 日，《人民日报》在第一版予以全文转载。同一天，《河南日报》的头版头条也将该文予以转载。这样，"赤脚医生"这个称呼成为人民公社时期对在农村合作医疗站工作的乡村医生的一种特殊称谓。

1968 年 12 月，毛泽东主席又批示了湖北省长阳县乐园公社合作医

---

[1] 《从"赤脚医生"的成长看医学教育革命的方向——上海市的调查报告》，《红旗》杂志 1968 年第 3 期，第 20 页。

[2] 《建国以来毛泽东文稿》（第十二册），中央文献出版社，1998，第 558 页。

疗的调查报告，极大地鼓舞了广大农村群众办医办药、组建合作医疗站、培养不脱产赤脚医生的积极性。1968 年 12 月后，随着全国合作医疗制度的普遍推广，河南省在全省农村区域大力发展合作医疗，在广大农村，各种机构和团体也大量培养赤脚医生。

据笔者查阅的资料显示，河南省各地在 20 世纪 50 年代建立起来的合作医疗或集体保健医疗，由于三年困难时期经济的凋敝，全部走向沉寂。进入 20 世纪 60 年代之后，随着中央对医疗卫生政策的大规模调整，河南省经济走向复苏，各地农村才重新建立合作医疗。河南省最早重新实行合作医疗的是登封县。"1966 年登封县开始实行合作医疗制度。1967 年全县 292 个大队先后执行这一制度。"① 其次是新乡县，该县的农村合作医疗站于"1967 年 12 月在七里营人民公社沟王大队开始兴办"②。随后，在政府的支持和农民群众的积极拥护下，各地纷纷建立合作医疗，选拔和培养赤脚医生。

1968 年，河南省各地农村普遍建立合作医疗，"毛主席的无产阶级医疗卫生路线，正在迅速贯彻落实，贫下中农已经或正在占领农村医疗卫生阵地，社会主义的农村卫生事业，正在蓬勃发展"。③《人民日报》和《河南日报》连续发表这方面的经验、看法和建议，推动了农村医疗战线上的改革，受到群众的普遍关注、讨论和欢迎。

例如，睢县农民群众学习了《人民日报》刊登的湖北省长阳县乐园公社实行合作医疗制度的报道和北京郊区黄村、良乡人民公社贫下中农、干部、医务工作者座谈纪要提出的问题，以及《人民日报》所加的重要"编者按"之后，"我们认为合作医疗制度很好，是农村医疗

---

① 登封县卫生局卫生志编辑室编《登封县卫生志》，郑州市劳动印刷厂，1986 年印（未刊稿），第 79 页。

② 新乡县卫生局：《新乡县卫生志》，1985 年 3 月编著，新乡市图书馆藏（未刊稿），第 66 页。

③ 《河南日报编者按》，《河南日报》1968 年 12 月 8 日，第 3 版。

卫生工作的方向"。群众除表示完全拥护和赞成以外，还对实行合作医疗制度中的几个问题提出一些意见："一、农村医疗卫生大权问题。实行合作医疗制度以后，各大队必须普遍建立由贫下中农管理的卫生室，使农村医疗卫生大权牢牢地掌握在贫下中农手中。二、医务人员的去向问题。实行合作医疗制度以后，公社卫生所的医务人员应大部分下放，其去向应和公办小学教师一样，家在农村的回本大队工作，家居城市的可带着家属到缺少医生的大队插队落户，队与队之间医生的余缺问题由公社调剂解决。三、合作医疗费的管理问题。合作医疗费集兑起来后，必须交大队掌握，卫生室购买药物，要到大队取钱、报账。在本队看病不要钱，出外看病经批准。对花钱多的和常年吃药的病人，经贫下中农讨论，从合作医疗基金中开支一部分，由病人自己负担一部分比较好。如合作医疗费超支了，可从大队公益金或其他开支中暂时垫支。四、地、富分子的子女能否参加合作医疗，应由贫下中农讨论决定，表现好的可以参加，表现不好的不让参加。"① 睢县群众的几点意见，具有一定的代表性。

此后，河南省的一些贫困地区也积极推行合作医疗，并取得一些积极的经验。

1969 年 5 月 23 日，《人民日报》以《穷队怎样办合作医疗》为题，报道了河南省内黄县石盘屯公社的经验。涌现了许多热心为群众服务的模范人物。② 这个公社在办合作医疗的过程中，还总结了一些管理经验。

《人民日报》报道了内黄县的穷队办合作医疗的经验和事迹后，引起很大反响，河南省的合作医疗事业在农村广泛开展起来。1970 年，

---

① 《几点意见》，《河南日报》1968 年 12 月 11 日，第 3 版。
② 内黄县地方史志编纂委员会编《内黄县志》，中州古籍出版社，1993，第 590 页。

河南省"已有70%的大队办起了合作医疗"①。我们以新乡地区为例，可以看出此时的合作医疗的发展情况。

根据 1971 年 10 月下旬统计，新乡地区的合作医疗情况如下表②：

单位：个

单 位	大队数	合作医疗类型				
		办得好的	报销 50% 以上的	报销 49% 以下的	收全费的	未建立的
县市合计	5008	1504	1262	995	843	404
博爱县	224	73	119	28	2	2
辉 县	492	115	259	107	1	10
沁阳县	316	5	114	186	4	7
新乡市	93	81	3		5	4
新乡县	228		185	17		26
焦作市	101	80		5	13	3
济源县	474	110	57	279	27	1
汲 县	338	200	86	22	19	11
孟 县	270	95	105	15	51	4
修武县	247	94	34	51	51	17
获嘉县	215	105	12	7	66	29
延津县	369	186	30	30	48	75
温 县	244		67	50	120	7
武陟县	344	82	79	45	124	14
封丘县	573	139	46	113	169	106
原阳县	480	143	66	40	43	88

在办理之初，水平参差不齐，并遇到很多阻力。在思想方面，有的人攻击合作医疗是"一平二调"，"社会主义阶段办共产主义的事情"，在管理方面，各种规章制度还不完善，存在开大方、吃好药的现象，在用药方面，主要是大量用西药，没有积极采用中草药，许多地方刚刚办

---

① 《关于农村卫生革命和建设若干问题的意见》（草稿），河南省档案馆：全宗号 J136，案卷号 2795，第 148 页。

② 《合作医疗情况调查表》，1971 年 10 月；新乡市档案馆：全宗号 88，目录号 3，案卷号 118，第 140 页。

起来的合作医疗被击垮了。同时，对赤脚医生的管理和使用也存在很多问题。虽然经过发展和巩固，1973年年底，河南省实行合作医疗的大队仅有35%左右。

1973年，河南省农村合作医疗的主要问题是，"农村生产大队坚持合作医疗的比例较低，有些停办了，有些根本就没有办起来"。[①] 1973年，河南省举办合作医疗的方式主要有"队办的和社、队联办的两种形式，但实行合作医疗的大队只占43.2%"[②]。合作医疗垮的比较多。"1971年垮了大半，经过一段整顿恢复之后，现在实行的大队仅占40%左右（部分县只占10%～20%），且有些是时办时停，很不巩固。垮的原因，主要是我们对办合作医疗的重大意义认识不足，措施不力，抓得不紧；对赤脚医生的生活待遇问题几年来未能妥善解决也是重要因素之一。"[③]

河南省生产大队实行合作医疗情况（1973年年底）[④]

单位：个

	生产大队合作医疗情况					巩固发展、比较巩固占大队数的百分比（%）
	大队数	巩固的	比较巩固的	不巩固的	未办的	
合　计	39007	8156	6108	9527	15209	36.6
郑州市	457	118	39	172	128	34.4
开封市	273	40	14	57	162	19.8
洛阳市	392	167	111	89	25	70.9
平顶山地区	108	25	26	49	8	47.2
新乡市	93	65	15	7	6	86.0

① 王甲军：《王甲军同志在全省卫生工作会议开幕时的讲话》，1973年5月28日；河南省档案馆：全宗号J136，案卷号2743，第3页。

② 王甲军：《王甲军同志在全省卫生工作会议上的总结发言》，1973年6月；河南省档案馆：全宗号J136，案卷号2743，第10页。

③ 《关于当前卫生工作问题的报告》，1973年1月2日；河南省档案馆：全宗号J136，案卷号2743，第163页。

④ 河南省档案馆：《河南省生产大队实行合作医疗情况（1973年年底）》，河南省革命委员会卫生局1974年4月编，全宗号J136，案卷号2816，第26～31页。

续表

	生产大队合作医疗情况				巩固发展、比较巩固占大队数的百分比（%）
	大队数	巩固的	比较巩固的	不巩固的	未办的	
焦作市	105	64	14	19	8	74.3
安阳市	116	46	36	7	27	70.7
鹤壁市	147	25	71	18	33	65.3
商丘地区	2927	565	526	1290	546	37.3
开封地区	2307	408	257	286	1356	28.8
洛阳地区	3826	653	672	1426	1081	34.6
信阳地区	2662	748	382	790	742	42.4
驻马店地区	2444	511	193	282	1458	28.8
许昌地区	4520	655	514	965	2386	25.9
新乡地区	4849	1722	1322	1001	797	62.9
安阳地区	6295	1426	902	314	3653	36.9
周口地区	3577	533	370	130	1373	25.2
南阳地区	3909	385	644	1460	1420	26.3

新乡地区博爱县有七个大队与他大队合办合作医疗

	大队数	巩固的	比较巩固的	不巩固的	未办的	巩固发展、比较巩固占大队数的百分比（%）
郑州市	457	118	39	172	128	34.4
中原区	2			2		—
上街区	7				7	—
郊　区	234	47	17	57	113	27.4
荥阳县	214	71	22	115	6	43.5
开封市	273	40	14	57	162	19.8
郊　区	83	29	10	1	43	47.0
开封县	190	11	4	56	119	7.9
洛阳市	392	167	111	89	25	70.9
郊　区	212	90	56	57	9	68.9
孟津县	180	77	55	32	16	73.3
商丘地区	2927	565	526	1290	546	37.3
商丘市	26	9	6	8	3	57.7
商丘县	409	120	91	196	2	51.6
永城县	502	12	57	363	70	13.7
夏邑县	438		150		288	34.2
虞城县	408	25	19	319	45	10.8
民权县	321	116	73	21	111	58.9

	生产大队合作医疗情况				巩固发展、比较巩固占大队数的百分比（％）
	大队数	巩固的	比较巩固的	不巩固的	未办的	
睢　县	292	49	72	153	18	41.4
宁陵县	232	128	58	46		80.2
柘城县	299	106		184	9	35.5
开封地区	2307	408	257	286	1356	28.8
兰考县	196	15	4	126	51	9.7
杞　县	321	12	9	26	274	6.5
通许县	183	5	2	1	175	3.8
尉氏县	415	119	9	3	284	30.8
中牟县	233	5	14	1	213	8.2
巩　县	217		14	3	200	6.5
登封县	239	110	88	31	10	82.8
密　县	212	19	28	68	97	22.2
新郑县	291	123	89	27	52	72.9
洛阳地区	3826	653	672	1420	1081	34.6
三门峡	51	26	5	15	5	60.8
义马矿区	20	1	2	16	1	15.0
偃师县	308	89	128	82	9	70.5
新安县	213	33	84	86	10	54.9
渑池县	189	41	16	22	110	30.2
陕　县	251	55	84	44	68	55.4
灵宝县	356	27	63	232	34	25.3
宜阳县	323	39	30	33	221	21.4
伊川县	350	43	36	204	67	22.6
汝阳县	195	44	13	117	21	29.2
临汝县	409	100	46	41	222	35.7
嵩　县	298	36	49	25	188	28.5
洛宁县	366	36	31	252	47	18.3
卢氏县	299	74	50	122	53	41.5
栾川县	198	9	35	129	25	22.2
信阳地区	2662	748	382	790	742	42.4
信阳市	31	30		1		96.8
信阳县	355	133	89	45	88	62.5
罗山县	255	82	45	34	94	49.8
光山县	281	98	49	48	86	52.3
新　县	172	76	23	23	50	57.6
潢川县	223	155	46	21	1	90.1

续表

	生产大队合作医疗情况				巩固发展、比较巩固占大队数的百分比（％）
	大队数	巩固的	比较巩固的	不巩固的	未办的	
商城县	297	54	60	178	5	38.4
固始县	525	59	26	242	198	16.2
息　县	276	47	37	122	70	30.4
淮滨县	247	14	7	76	150	8.5
驻马店地区	2444	511	193	282	1458	28.8
驻马店镇	37	10	2	18	7	32.4
泌阳县	268	201			67	75.0
上蔡县	430	89	65		276	35.8
正阳县	222	21	5	20	176	11.7
确山县	228	44	35	3	146	34.6
平舆县	227	12	16	158	41	12.3
遂平县	213	52	25	36	100	36.2
汝南县	252	15	16	28	193	12.3
西平县	264	43	18	16	187	23.1
新蔡县	303	24	11	3	265	11.6
许昌地区	4520	655	514	965	2386	25.9
许昌市	28	13			15	46.4
漯河市	32	6	17	8	1	71.9
许昌县	425	62			363	14.6
禹　县	637	153	64	20	400	34.1
鲁山县	508	84	31	127	266	22.6
舞阳县	468	56	52	223	137	23.1
郾城县	308	71	62	172	3	43.2
长葛县	246	24	29	5	188	21.5
鄢陵县	254	53	22	164	15	29.5
临颍县	283	15	16	2	250	11.0
襄城县	368	41	166	66	95	56.3
宝丰县	265	15	13	23	214	10.6
叶　县	427	12	15	8	392	6.3
郏　县	271	50	27	147	47	28.4
新乡地区	4849	1722	1322	1001	797	62.9
沁阳县	319	116	177	22	4	91.8
博爱县	227	105	81	34		85.0
济源县	474	161	122	60	131	59.7
孟　县	272	139	98	26	9	87.1
温　县	244	111	64	20	49	78.1

	生产大队合作医疗情况				巩固发展、比较巩固
	大队数	巩固的	比较巩固的	不巩固的	未办的	占大队数的百分比（%）
武陟县	351	108	42	56	145	42.7
修武县	247	41	47	127	32	35.6
获嘉县	215	49	41	58	67	41.9
新乡县	228	145	30	19	34	76.8
辉　县	504	254	210	37	3	92.1
汲　县	342	155	103	27	57	75.4
原阳县	484	53	112	252	67	34.1
延津县	369	111	93	95	70	55.3
封丘县	573	174	102	168	129	48.2
周口地区	3577	533	370	1301	1373	25.2
周口镇	55		4		51	7.3
扶沟县	336	69	60	53	154	38.4
西华县	355	51	22	98	184	20.1
太康县	432	99	68	44	221	38.7
鹿邑县	365	109	88	165	3	54.0
郸城县	408	38	12	25	333	12.3
项城县	374	26	7	242	99	8.8
淮阳县	441	49	42	93	257	20.6
沈丘县	408	8	15	319	66	5.6
商水县	403	84	52	262	5	33.7
安阳地区	6295	1426	902	314	3653	36.9
安阳县	711	183	130	34	364	44.0
林　县	487	155	185	32	115	69.8
汤阴县	275	104	40	21	110	52.4
淇　县	164	45	27	19	73	43.9
浚　县	482	64	32	18	368	19.9
濮阳县	793	357	120	36	280	60.2
滑　县	398	251	161	91	395	45.9
清丰县	492	62	42	16	372	21.1
南乐县	313	16	14	6	277	9.6
内黄县	500	150	122	40	188	54.4
长垣县	430	38	29	1	362	15.6
范　县	452	1			451	9.2
台前工委	298				298	—
南阳地区	3909	385	644	1460	1420	26.3
南阳市	46	5	4	9	28	19.6

续表

	生产大队合作医疗情况					巩固发展、比较巩固占大队数的百分比（%）
	大队数	巩固的	比较巩固的	不巩固的	未办的	
南阳县	351	7	18	208	118	7.1
桐柏县	215	24	24	102	65	22.3
内乡县	248	46	37	8	157	33.5
南召县	331	23	7	118	183	9.1
邓　县	505	22	19	262	202	8.1
社旗县	170	10	20	6	134	17.6
唐河县	328	10	12	265	41	6.7
新野县	224	73	52	36	63	55.8
西峡县	296	77	52	82	85	43.6
淅川县	483	36	377	28	42	85.5
镇平县	306	4	12		290	5.2
方城县	406	48	10	336	12	14.3

全国实行合作医疗情况（1973 年年底）[1]

	实行合作医疗的生产大队占大队数的百分比（%）		实行合作医疗的生产大队占大队数的百分比（%）
上海市	99.9	内蒙古自治区	42.0
北京市	87.0	新疆维吾尔自治区	78.0
天津市	72.0	青海省	41.0
福建省	64.1	陕西省	41.0
江西省	55.4	甘肃省	61.7
安徽省	42.4	宁夏回族自治区	21.0
江苏省	87.4	山东省	47.3
浙江省	29.1	山西省	61.9
湖南省	75.0	云南省	42.5
湖北省	78.0	贵州省	54.4
广东省	61.0	四川省	42.4
广西壮族自治区	82.1	辽宁省	54.7
河南省	36.6	吉林省	53.0
河北省	54.7	黑龙江省	36.6
		西藏自治区	100

说明：西藏自治区实行全民免费医疗。

---

[1]　河南省档案馆：《全国实行合作医疗情况（1973 年底）》，河南省革命委员会卫生局 1974 年 4 月编，全宗号 J136，案卷号 2816，第 25 页。

通过具体数字相比较，在这一时期，河南省办理合作医疗的情况还是非常落后的，远远落后于一些先进的省自治区直辖市如上海、江苏、北京等地区，仅比浙江省、宁夏回族自治区好一些。

1974 年，河南省各级政府开始大力整顿农村合作医疗，各级党委切实加强领导，把办好合作医疗，列入党委抓大事的议事日程。第一书记亲自抓，分管书记具体抓，采取举办学习班、召开会议等方式，大讲恢复发展和巩固合作医疗的重大意义，提高干部贯彻执行党中央农村卫生路线的自觉性；大搞群众运动，坚持"自力更生""三土四自"的方针；卫生部门把大办合作医疗放在卫生革命的首位，全力以赴，当成中心来抓，领导亲自蹲点，调查研究，总结办合作医疗的经验。在恢复建立合作医疗时，以新乡地区为例，其具体做法是：①深入"批林批孔"，广泛深入发动群众，使广大群众了解办合作医疗的重大意义；②建立由大队干部、贫下中农代表、赤脚医生参加的三结合合作医疗管理小组；③落实资金筹集，做到有医有药；④免费标准在 50% 以上；⑤制定了合作医疗的管理制度，实行民主管理；⑥抓法上采取了抓思想，促行动；抓搭架，促开诊；抓检查，促落实；抓群众，促干部；先易后难，重点突出；没有赤脚医生的大队，由公社卫生院派人帮助等。①

通过大力整顿，河南省的农村合作医疗取得很大进展，我们从比较先进的新乡地区农村合作医疗的发展可以明显地看出来。整顿之后，有些公社的大队都办了合作医疗，达到了 100%，绝大部分公社达到了 90% 以上，没有办合作医疗的大队仅占极少数。

---

① 新乡地委常委、生产指挥部副指挥长朱耀贤：《在地区农村卫生革命武陟现场会议上的总结》（记录稿），1974 年 2 月 9 日；新乡市档案馆：全宗号 88，目录号 3，案卷号 143，第 3 页。

新乡地区农村合作医疗发展进度表（1974年5月下旬电话汇报表）①

单位：个

县　名	公社数	大队数	原办合作医疗队数	占大队总数(%)	共办合作医疗队数	占大队总数(%)	未办合医大队	合作医疗公社
合　计	198	4852	2422	49.9	4676	96.4	176	125
沁　阳	14	325	233	71.9	321	98.7	4	13
博　爱	9	227	180	79.3	227	100		9
济　源	13	474	119	25.0	447	90.4	27	5
孟　县	12	272	187	68.7	265	97.4	7	6
温　县	13	244	166	68.03	239	98	5	9
武　陟	15	351	92	26.26	351	100		15
修　武	9	247	88	35.6	247	100		9
获　嘉	11	215	35	16.28	199	93.0	16	2
辉　县	26	504	471	93.4	487	96.6	7	17
新乡县	8	228	165	72.37	225	99	3	5
汲　县	16	342	258	75.44	338	99	4	12
原　阳	22	481	41	8.52	461	95.8	20	13
延　津	14	369	137	37.13	335	91.5	34	4
封　丘	16	573	250	43.63	524	91.5	49	6

就河南省全省而言，各个地区发展都比较快。河南省各地、市实行合作医疗情况（1974年年底）② 如下表所示：

单位：个

	生产大队数	已实行合作医疗的大队数						未实行合作医疗的大队数
		占大队的百分比（%）	合计	门诊转院部分免	门诊全免转院不免	门诊全免转院部分免	门诊转院全免	
总　计	39322	75.5	29706	6091	6246	16308	1061	9616
新乡市	93	100	93		3	88	2	
焦作市	101	100	101		21	80		

① 新乡地区革命委员会卫生局：《新乡地区农村合作医疗发展进度表》，1974年5月下旬电话汇报表；新乡市档案馆：全宗号88，目录号3，案卷号144，第33页。

② 河南省档案馆：全宗号J136，案卷号2867，第118页。

| 生产大队数 | 已实行合作医疗的大队数 | | | | | | 未实行合作医疗的大队数 |
	占大队的百分比（%）	合计	门诊转院部分免	门诊全免转院不免	门诊全免转院部分免	门诊转院全免	
鹤壁市	147	100	147		6	138	3	
安阳市	106	97.2	103		6	84	13	3
郑州市	455	96.3	438	112	74	241	11	17
市	241	93.8	226		69	153	4	
郊　区	234	94	220		69	147	4	
上街区	7	85.7	6			6		
荥阳县	214	99.1	212	112	5	88	7	
新乡地区	4866	94.7	4610	3144	545	872	49	256
洛阳市	392	92.9	364		84	268	12	28
郊　区	212	87.7	186			183	3	
孟津县	180	98.9	178		84	85	9	
洛阳地区	3832	85.9	3251	1770	169	1218	94	581
安阳地区	6344	79.6	5050	960	1119	2869	102	1294
周口地区	3591	77.2	2772		983	1671	118	819
开封地区	2389	76.7	1833		284	1510	39	556
驻马店地区	2440	71.9	1755		205	1431	119	685
许昌地区	4372	70	3026	105	529	2225	167	1346
信阳地区	2710	68.6	1860		132	1608	120	850
南阳地区	3931	64.1	2518		946	1415	157	1413
开封市	330	63.9	211		22	189		119
郊　区	87	63.2	55			55		
开封县	243	64.2	156		22	134		
平顶山市	109	59.6	65		22	14	29	44
舞阳工区	163	54.6	89		35	46	8	74
商丘地区	2951	48.1	1420		1061	341	18	1531

　　而这一时期，全国实行合作医疗情况（1974 年年底）如下表所示：①

---

　　① 河南省档案馆：全宗号 J136，案卷号 2867，第 117 页。

省、自治区、直辖市名称	占大队总数的百分比	省、自治区、直辖市名称	占大队总数的百分比
全　国	72.5		
1. 上　海	99.2	15. 湖　南	79.2
2. 北　京	98.2	16. 河　南	75.2
3. 广　西	97.2	17. 广　东	71.1
4. 天　津	96.4	18. 福　建	71.1
5. 吉　林	93.6	19. 江　西	68.1
6. 江　苏	93.3	20. 陕　西	67.6
7. 黑龙江	91.8	21. 山　东	67.5
8. 河　北	91.4	22. 安　徽	65.6
9. 湖　北	88.4	23. 宁　夏	56.2
10. 山　西	87.7	24. 贵　州	51.6
11. 辽　宁	87.3	25. 四　川	50.0
12. 云　南	86.1	26. 青　海	49.6
13. 甘　肃	85.2	27. 内蒙古	46.4
14. 新　疆	80.1	28. 浙　江	37.1

说明：西藏自治区实行全民免费医疗。

总之，在各级党委的领导下，通过整顿，1974 年河南省的农村合作医疗又得到了恢复和发展。河南省实行合作医疗的大队，由 1973 年的 36.6%，发展到 1974 年的 75.2%。但各地的发展很不平衡，从全国来看，河南省排在第 16 位。通过几年的培养，到 1974 年 6 月，"全国农村人民公社的大队赤脚医生已经发展到一百多万人，生产队卫生员已经发展到三百多万人，其中有相当数量的女赤脚医生、卫生员和接生员"。① 这样，在全国范围内，"百万赤脚医生茁壮成长。大批城市医务人员奔赴农村、边疆，走与工农相结合的道路。卫生工作中人力、物力、财力的重点逐步放到农村，一个适合我国农村情况的医疗卫生网正在形成"。② 河南省的赤脚医生队伍也相应增加。

---

① 《坚决执行毛主席的革命路线，社会主义新生事物显示强大生命力，我国农村百万赤脚医生茁壮成长》，《人民日报》1974 年 6 月 26 日，第 1 版。
② 《卫生战线的深刻革命——纪念毛主席"六·二六"指示十周年》，《人民日报》1975 年 6 月 26 日，第 1 版。

　　1975 年是毛泽东的"六·二六"指示发出十周年，为了进一步贯彻落实这一重要指示，积极办好合作医疗，推动农村医疗卫生深入发展，河南省委和省政府要求各级医疗卫生部门，在原有的基础上，于1974 年冬和 1975 年春，对合作医疗站普遍进行一次整顿。

　　到 1975 年底，"全国赤脚医生队伍已发展到 150 多万人，已成为农村卫生革命的一支强大的生力军。先后有 110 多万人次城市的和人民解放军的医务人员上山下乡巡回医疗，10 几万名医务人员到农村安家落户，60% 以上的高等、中等医药院校毕业生被分配到农村工作"①。合作医疗在我国的广大农村地区遍地开花，卫生部门的人力、物力、财力的重点逐步放到了农村。在这样的大背景下，从 1970 年到 1976 年，河南省的赤脚医生有逐年扩大之势，这种变化从下表中可以看出。

河南农村合作医疗、赤脚医生历年变化情况②

年　份	实行合作医疗的生产大队数（个）	实行合作医疗的生产大队百分之（%）	赤脚医生人数（人）
1970		70.6	84568
1971	21725	55.8	100923
1972	16969	43.7	102286
1973	14264	36.6	106864
1974	29706	75.5	120782
1975	36939	90.9	135010
1976	37864	91	148433

　　1976 年年底，在河南省辖区内，"全省卫生队伍共 69 万多人（包括专业卫生人员 136167 人，不脱产卫生人员 554300 多人）。专业卫生

---

① 卫生部机关和直属单位：《不许为"城市老爷卫生部"翻案》，《人民日报》1976 年 5 月 20日，第 2 版。

② 河南省档案馆：《河南农村合作医疗、赤脚医生历年变化情况》，全宗号 J136，案卷号：2955，第 36 页。

人员按城乡分：城市占 48.49%，农村占 51.51%。全省平均每千人有专业人员 1.98 人。其中城市每千人有 13.3 人；农村每千人有 1.11 人"[1]。河南省的医疗卫生人员在农村的分布趋向合理化。

在经历了 1973 年和 1974 年的整顿之后，到 1975 年和 1976 年，除个别地区之外，河南省各地、市农村生产大队实行合作医疗的比例呈上升趋势。

各地、市农村生产大队实行合作医疗百分比（单位:%）[2]

地 区	1975 年	1976 年	增减数
总　计	90.9	91	0.1
郑州市	98.3	99	0.7
开封市	70.6	80.7	10.1
洛阳市	85.7	93.4	7.7
平顶山市	82.6	86.2	3.6
新乡市	100	100	
安阳市	90	97.7	7.7
焦作市	99	99	
鹤壁市	98.7	90.1	-8.6
济源工区	100	98.5	-1.5
舞阳工区	53.3	67.4	14.1
安阳地区	87.4	80	-7.4
新乡地区	97.2	97.6	0.4
许昌地区	95.3	96.3	1
驻马店地区	89.1	84.2	-4.9
信阳地区	84	99	15
南阳地区	92.9	92	-0.9
周口地区	89.9	87.4	-2.5
洛阳地区	92.3	94.6	2.3
开封地区	86.4	79.8	-6.6
商丘地区	92.7	98.1	5.4

---

[1] 河南省革命委员会卫生局财务处：《卫生统计资料》，1977 年 4 月 20 日；河南省档案馆：全宗号 J136，案卷号 2955，第 34~35 页。

[2] 河南省档案馆：《各地、市农村生产大队实行合作医疗百分比》，全宗号 J136，案卷号 2955，第 37 页。

1976年，河南省的农村合作医疗，赤脚医生进一步巩固和发展，具体而言：

（1）全省已有91%的大队办起了合作医疗。

到1976年年底，全省实行合作医疗的生产大队达到37864个，占大队总数的91%，比上年上升0.1%。全省20个地、市，有13个地、市比上年有发展，上升最多的是信阳地区为15%，其次是舞阳工区、开封市、洛阳市、安阳市、商丘地区，均上升5%以上。也有些地、市下降了，鹤壁下降8.6%，安阳地区下降7.4%，开封地区下降6.6%，驻马店地区下降4.9%。沁阳县1975年实行合作医疗的大队有249个，1976年实行合作医疗的大队减少为152个。实行合作医疗的大队由1975年的89%下降到54%，比上年减少35%。

1976年年底，河南全省尚有3727个生产大队没有实行合作医疗，其中：安阳地区有1260个，开封地区有613个，周口地区有400多个，驻马店地区有300多个。

从131个县、市分组看：全部实行合作医疗的县、市有41个（辉县、汲县、鲁山、陕县、潢川、郸城、内乡、新乡市等），90%以上的有54个县、市；70%～80%的有27个县、市；50%～60%的有7个县；30%～40%的有两个县（台前县35.7%；长垣县40%）。

1976年年底，全省实行社队联办的有23个公社；两级管理三级防治的有45个公社。[1]

（2）全省赤脚医生已达148400多人。

1976年年底，全省农村赤脚医生总数达到148433人。比上年增加13423人。增长9.9%，平均每个生产队有赤脚医生3.6人。每千人口

---

[1] 河南省革命委员会卫生局财务处：《卫生统计资料》，1977年4月20日；河南省档案馆：全宗号J136，案卷号2955，第31～32页。

有赤脚医生 2.35 人，全省尚有 138 个大队无赤脚医生。

女赤脚医生队伍也有较大增加。1976 年年底，全省女赤脚医生达到 43819 人，比上年增加 6728 人，增长 18.3%，女赤脚医生总数的比重已达到 29.5%，但全省尚有 6623 个大队无女赤脚医生。

（3）全省农村不脱产卫生员和接生员发展到 40 万人。

1976 年年底，除了赤脚医生队伍之外，全省农村不脱产卫生员和接生员达到 405883 人，其中生产队卫生员 353763 人，接生员 47825 人。厂矿（车间）不脱产红工医人数 4295 人。[1]

1977 年，河南省的农村合作医疗建设进一步发展，走向繁荣。到 1977 年年底，"全省实行合作医疗的大队有 35476 个，占农村大队总数的 83.9%。赤脚医生队伍发展到 152000 多人，占农村人口的 2.17‰。全省县县办起了赤脚医生学校，已有一半以上的赤脚医生经过一年的培训"。[2] 赤脚医生的医疗技术水平也有了很大提高。办得比较好的地区如新乡地区，到 1977 年年底，全区 4910 个生产大队，实行合作医疗的 4677 个，占 95.3%，有 53 个公社实行了社队联办和两级管理。沁阳、博爱、温县、修武、新乡县、辉县、汲县七个县基本实现合作医疗一片红，赤脚医生发展到 14641 人，占农村人口的 2.79‰。县县办起了赤脚医生学校，经过一年制培训的赤脚医生 9715 人，通过多种途径培训，大多数赤脚医生的医疗技术水平有显著提高，有的已达到中级水平，农村的常见病、多发病能够在本地治疗。[3]

但是，在全省范围内，合作医疗的发展是不平衡的，有些地方大队

---

① 河南省革命委员会卫生局财务处：《卫生统计资料》，1977 年 4 月 20 日；河南省档案馆：全宗号 J136，案卷号 2955，第 32～33 页。

② 河南省革命委员会卫生局：《关于我省农村合作医疗的情况和整顿意见的报告》，1978 年 7 月 20 日；河南省档案馆：全宗号 J136，案卷号 3029，第 18 页。

③ 河南省新乡地区革命委员会卫生局：《关于当前合作医疗情况和意见的报告》，1978 年 4 月 10 日；新乡市档案馆：全宗号 88，目录号 3，案卷号 176，第 9 页。

仍然没有办合作医疗，在这些地方，群众有病得不到及时治疗，有的还遭受巫婆、神汉、野医的坑害。即使在办起合作医疗的大队中，有少数大队属于三类队，这些大队的合作医疗时办时停，或有名无实，有的方向不端正。

第三节 传统农村合作医疗制度和赤脚医生群体在河南省的衰落

20 世纪 70 年代末期以后，随着农村经济体制的改革，农村生产方式发生重大转变，家庭联产承包责任制广泛推行，人民公社体制衰落，农村医疗体系也随之走向低谷。1983 年农村"人民公社"体制全面解体后，农村的生产和社会组织生产队、生产大队走向瓦解，家庭生产和经营成为农业生产和经营的主要方式。由于其经济基础的解体，建立在集体化基础之上的传统农村合作医疗制度也迅速崩溃。农村原来的大队合作医疗站或卫生所、室失去依托，开始实行承包经营。

1977 年以后，河南省农村大部分地区的合作医疗出现了明显下降趋势。个别地方，合作医疗下降幅度很大，例如周口地区和驻马店地区下降十分明显。"周口地区共有 3732 个大队，实行合作医疗的大队 1976 年是 3170 个，占 87.4%，1977 年是 2515 个，占 67.3%，下降了 20.03%。驻马店地区实行合作医疗的大队，1977 年底统计占大队总数的 68.5%，1978 年 4 月份统计占大队总数的 52%，四个月下降 16.5%。"尽管新乡地区是合作医疗办得比较好的地区，但在大势所趋下，其衰落之势也在所难免。据 1978 年上半年进行的调查显示，全新乡地区范围内，"实行合作医疗的 4910 个大队中，有 802 个（占 18%）大队合作医疗时办时停，有名无实，资本主义倾向严重，如不认真加以整顿，也很容易变形或垮台。封丘县就有一个公社已经有一半以上的大队合作医疗变性垮台了"[1]。1978 年年底，"新乡地区全区实行合作医疗大队下降到 87.8%，1979 年 9 月底各县调查汇报，下降到 72.3%"[2]。据 1978 年 10 月统计，"河南省的合作医疗下降了 30% 左右"[3]。

在这种情况下，一些地方农村合作医疗的管理十分混乱，规章制度不健全，贪污盗窃，投机倒把，损公济私等现象十分严重。例如："潢川县有六个大队挪用合作医疗费共达一万四千多元。还有一个大队，五名赤脚医生有四名贪污。博爱县一个赤脚医生几年来贪污倒卖青、链霉素二千多支。新乡县一个赤脚医生贪污挪用二千多元。"[4] 一些地方的合作医疗站，不搞采、种、制、用中草药，合作医疗光靠兑钱买药，资金缺乏，药品不足，群众虽然加入了合作医疗，看病吃药的问题仍然得不到很好解决。合作医疗站瓦解以后，赤脚医生队伍也不稳定。有的地方随意把辛辛苦苦培养起来的赤脚医生撤掉。领导方面也不重视了，认为合作医疗是"摊派"，因而不抓了，或抓而不紧；有些地方的领导认为合作医疗办不办，办好办坏无足轻重；有些地方甚至还把合作医疗资金挪用去建筑水厂、砖瓦厂等。中牟县的一些大队把卫生所当副业搞。"刁家公社豆腐刘大队，全队 1200 人，卫生所 7 个医生。近二年来，大队党支部规定，卫生所每月上交 100 元，每个医生补助基本劳动日 16

---

① 河南省革命委员会卫生局：《关于我省农村合作医疗的情况和整顿意见的报告》，1978 年 7 月 20 日；河南省档案馆：全宗号 J136，案卷号 3029，第 19 页。

② 王景太：《提高思想认识，总结推广经验，在新形势下把农村合作医疗进一步办好——王景太同志在新乡地区合作医疗、赤脚医生代表会议上的报告》，1980 年 8 月 24 日；新乡市档案馆：全宗号 88，目录号 5，案卷号 213，第 16 页。

③ 河南省革命委员会卫生局：《关于整顿我省农村合作医疗的意见》，1978 年 10 月 24 日；河南省档案馆：全宗号 J136，案卷号 3029，第 1 页。

④ 河南省革命委员会卫生局：《关于我省农村合作医疗的情况和整顿意见的报告》，1978 年 7 月 20 日；河南省档案馆：全宗号 J136，案卷号 3029，19 页。

个（开始按 14 个），其余每看一个病人奖一分钱，开十张处方记三个工分。所以，都争着看病，而不愿搞卫生防疫保健工作。"①

到 1981 年，河南省的大队卫生组织继续衰退。大队一级医疗组织，是农村三级医疗卫生网的基础。根据对河南省 5463 个大队一级的医疗组织和医疗制度的统计：一是坚持办合作医疗的大队有 1028 个，占8.1%，这些大队，一般经济条件较好，管理和医疗技术水平较高，群众受益较多，要求继续办下去；二是由合作医疗站改办成大队卫生所的大队有 2772 个，占 50.72%，实行社员看病自费，赤脚医生的报酬由大队统筹解决；三是自负盈亏或诊所当副业搞的大队有 472 个，占8.64%；四是合作医疗站关门停诊，分医分药，私人开业的大队有 679个，占 12.43%；五是有医无药或无医无药的大队有 512 个，占9.37%。②

1981 年，这个网从基础上破了，而且还在继续扩大。根据 1981 年4 月初全省医政工作会议汇报，商丘地区共 4070 个大队，其中私人开业的有 3212 个大队，占 78.9%，无医无药的大队占 14%；洛阳地区四县统计，合作医疗由去年底的 18.5%，第一季度下降到 12%；邓县 542个大队，其中 134 个大队当作副业，47% 的大队防疫工作无人管。③

安阳县辛店公社的变化很典型。该公社 3 万多人口，37 个大队，有 83 名赤脚医生，过去有 33 个大队实行合作医疗，这时主要有以下几种情况和形式：①有 10 个大队继续实行合作医疗；②有 10 个大队办起吃药交钱的卫生室；③有 3 个大队办凭营业额记工的卫生室；④有 2 个

① 《关于中牟县农村卫生情况调查报告》，1980 年 7 月 10 日；河南省档案馆：全宗号 J136，案卷号 3171，第 5~6 页。

② 河南省卫生厅：《关于整顿、调整我省农村基层卫生组织意见的报告》，豫卫医字（81）第22 号文件，1981 年 7 月 16 日，第 5~6 页。

③ 河南省卫生厅：《关于整顿、调整我省农村基层卫生组织意见的报告》，豫卫医字（81）第22 号文件，1981 年 7 月 16 日，第 16 页。

大队办保本经营，以利润买工的卫生室；⑤有 3 个大队把卫生室分散给个人，赤脚医生向大队交钱买工；⑥有 3 个大队将卫生室分散给个人，赤脚医生既不记工也不买工；⑦有 1 个大队有医无药；⑧有 2 个大队既无医又无药。①

第一种组织形式当然好，是农村办医办药的方向，第二、三、四种组织形式也是可行的，但是后几种情况说明了农村合作医疗的没落，特别是最后一种，农民群众又陷入了无医无药的局面。

1982 年 8 月以后，随着农业生产责任制在河南省贯彻执行，农村医疗卫生组织形式普遍发生变化。农村大队出现不同形式的卫生组织：合作医疗、医疗室集体承包、个人承包、上缴利润、合医不合药、合医合药，还有个别卫生医疗组织空白队。

1984 年，随着人民公社体制在农村的解体，家庭联产承包责任制走向正轨，农村基层医疗卫生组织也发生了很大变化。据调查，1984 年河南省全省共有 "48524 个村卫生所，其中集体办的占 36%，大队集资乡村医生个人承包开业的占 40%，乡村医生自筹资金开业的占 17%，乡村医生联办的占 7%。全省无医无药的村民委员会占 5%"②。有些乡村医生开办个体诊所，他们只管治疗疾病而不问防疫，一切向钱看的趋势十分明显，开大方、吃贵药、小病大治的现象出现，群众的经济负担随之加重，不利于农村的卫生防疫和疾病的治疗工作。

在河南省范围内，很多地方的农村重新出现了缺医少药的状况，疫情无人报，不少地方爱国卫生运动、防疫灭病、预防接种、妇幼保健、新法接生、计划生育没人管，农民看病、打针、取药找不到人，甚至一些传染病开始回升，已经得到基本控制的麻疹、小儿麻痹又成倍上升，

---

① 马顺成：《应该坚持大队办卫生机构》，《河南赤脚医生》1981 年第 5 期，封四。
② 河南省卫生厅医政处樊德祥：《加强村卫生所的建设与管理》，中华医学会河南分会：《中原医刊》1984 年第 3 期，封底。

出血热、狂犬病、炭疽等发病均成倍上升。以新乡地区为例，"1980 年全区赤脚医生减少了 500 人，有 723 个大队合作医疗停办，卫生组织垮了，群众看病就医又出现困难，防病治病和计划生育受到影响，某些疾病回升"。① 骗财害命的巫医神汉、游医药贩倒卖假药、封建迷信乘虚而入，坑害群众。

合作医疗的衰落还表现在农村卫生工作很少有人过问。以前逢年过节前的突击性卫生活动也被当成"搞形式"取消了。农村的环境卫生每况愈下。主要表现在环境不卫生；蚊蝇密度增加；流行病频繁发生。前些年，许多连夏天也不用挂蚊帐的村子，现在冬天也要挂蚊帐。

有的村子，一下大雨，村子里的猪牛粪、垃圾，跟着雨水滚入村前宅后的河里。黄麻收获季节，数以百吨计的麻放进河里沤浸。河里的水黑如墨汁，并且奇臭难闻。

很多合作医疗站停办后，绝大多数赤脚医生在搞私捞。一些以前曾由大队给工分、解决费用到县卫校学习（二年或一年）的赤脚医生现在连一支预防针也不肯给社员注射。县防疫站发下的大批疫苗因无人预防注射或接种，绝大部分都原封不动地过期失效。上述情况，基层极少有人过问。②

1985 年 1 月 24 日，在全国卫生厅局长会议的闭幕式上，卫生部副部长陈敏章宣布："卫生部决定不再使用'文革'中沿袭下来的、含义不确切的'赤脚医生'名称。今后，凡经过考试考核已达到相当于医士水平的，称为乡村医生；达不到医士水平的，都改称为卫生员。"③这样，赤脚医生时代正式宣告结束，合作医疗进一步走向衰落。

---

① 《新乡地区一九八〇年卫生工作总结》，1981 年 3 月 1 日；新乡市档案馆：全宗号 88，目录号 5，案卷号 227，第 8 页。
② 吴扬：《呼吁关心农村卫生工作》，《健康报》1981 年 10 月 11 日，第 2 版。
③ 白笃：《卫生部负责人在全国卫生厅局长会议上宣布：不再使用"赤脚医生"名称　巩固发展乡村医生队伍》，《人民日报》1985 年 1 月 25 日，第 3 版。

据 1985 年全国 10 个省 45 个县的调查,"农村居民中仍参加合作医疗的仅占 9.6%,而自费医疗则占到 81%,1986 年支持合作医疗的村继续下降到 5% 左右,当时只有为数不多的地区继续坚持合作医疗。到1989 年,继续坚持合作医疗的行政村仅占全国的 4.8%"。[①] 就河南省而言,各县农村的合作医疗纷纷解体,大队医疗站全面走向崩溃,仅有零星地方的农村还在办合作医疗。

农民群众看病难、看病贵、看病吃药自费,他们迫切需要解决困难,一些地方政府对此十分重视,在 20 世纪 90 年代,在党中央的关注下,全国各省市也曾经对传统农村合作医疗制度加以改革和整顿,这一时期,河南省濮阳市就曾经尝试重新建立合作医疗组织。

1991 年 4 月,濮阳市组织全市农村卫生服务现状及居民卫生需求调查。经过对 4872 名农民的调查表明,有 74.51% 的农民赞成实行集资医疗。4 月下旬,河南省集资医疗研讨会在濮阳召开。安徽医科大学朱邀荣等 10 位专家应邀到会讲学。5 月,市初保办组织人员参观湖北、江西、浙江的合作医疗工作。之后,在南乐县千口乡开展乡村联办型集资医疗的试点。

1992 年年初,市卫生局向市委、市政府呈报了《关于实行合作医疗制度、完善农村三级医疗卫生保健体系的报告》,提出了推行集资医疗的具体目标和措施。随后,组织部分县卫生局长、乡(镇)长赴山东省招远县参观合作医疗,召开了乡卫生院长参加的合作医疗座谈会。1992 年后,市委、市政府将实行合作医疗列入小康村建设目标,使其与小康村建设同步进行。

至 1995 年,全市共有 23 个乡、60 万农民分别参加了乡村联办型、村办村管型及预防保健型集资医疗保健制度。其中乡村联办型的千口

---

① 刘菁:《我国农村医疗保障的历史及现实选择》,《农村经济》2005 年第 10 期。

乡，3.6 万人，人均交纳 5 元钱，乡政府补贴 1 元，共筹集合作医疗基金 21 万元，在全乡范围内实行合医、合药、合防、合保；实行村办村管的有清丰县的韩村、高堡乡、范县的濮城镇等 9 个乡 5.2 万人，集资标准人均 3.5～10 元不等，并根据筹资多少规定减免 10%～40% 的医疗费；实行预防保健的清丰县大流乡及濮阳县柳屯镇等 9 个乡 51 万人，人均每年交纳 0.6～2 元钱作为预防保健基金，使全乡儿童计免及妇幼保健管理当年得到保障，属于合防合保型集资医疗。①

但是，就全国而言，多数地方政府关于合作医疗的改革是断断续续的，地方政府重视后很快就办起来，但过一段时间后很快萎缩乃至名存实亡，其所取得的效果明显不好，农村的集体医疗保障制度瘫痪，大多数农民医疗保障靠自我、家庭和亲戚朋友。政治、经济形势发生巨变，传统农村合作医疗赖以存在的经济基础失去，难以恢复旧有的制度，即使勉力为之，其预期效果也难以达到。关于解决广大农民群众的医疗保障和看病难、看病贵的难题，需要我国政府采取新的措施加以解决。

---

① 濮阳市卫生志编纂委员会编《濮阳市卫生志》，方志出版社，1998，第 214～215 页。

第三章　河南省各级政府对
合作医疗的管理

农村医疗卫生事业，是关系到广大农民群众生老病死的一件大事，也是保护劳动力、发展农村经济、促进社会主义建设的一项极其重要的工作。

农村医院应从农村的实际情况出发，面向农村、面向农业生产、适应农民的需要、为农业生产服务、为农民健康服务；同时，要从当时农村的生产生活水平出发，应当因陋就简、经济适用、勤俭办院，不能脱离农村的实际情况，盲目地向大城市的医院看齐。如果照搬城市医院的一套办法。那就必然不受农民群众的欢迎，其结果也是行不通的。农村医院的医疗设备，也必须根据农村的需要和可能，适当配备，常用的基本医疗设备必须配套，但不能脱离实际，求新求洋。在业务和技术上，农村医院必须以防治农村常见疾病为重点，要正确地掌握常见疾病的诊疗技术；既要认真做好医疗工作，提高医疗效果，又要积极做好卫生预防工作，降低发病率，保护农民群众的身体健康。农村合作医疗的基金要统一管理，单独核算，不能随便挪用，不准搞特殊化。禁止任意提高药价。

第一节　对合作医疗运作的管理

农村合作医疗的发展，存在着由低级到高级的过程，是农村三级医疗卫生网的基础。合作医疗是集体福利事业，搞好农村合作医疗，是解决农村缺医少药的根本途径。由于农村医疗涉及各级党政领导的认识，所以，只有各级党政领导重视，特别是大队党支部，只有认真抓，才能办好。同时，合作医疗不单是卫生部门的工作，而且还是涉及广大群众、干部和医药卫生人员的一件群众性的工作，因此，要发动群众，走群众路线。这样，对合作医疗运作的管理，就显得十分重要了。

一　合作医疗运作模式的管理

1969 年，河南省普遍实行农村合作医疗后，按照上级的要求，各地纷纷采取措施。在省委、省政府的要求下，各级党委、革委会对合作医疗都十分重视，把它列入党委的议事日程，认真研究，统一思想，制订计划。第一把手亲自抓，县社有书记或副书记具体抓，安排部署农村医疗卫生工作。在上级的指导下，各县成立了专门的农村卫生革命办公室，多数公社、大队成立了合作医疗管理委员会，公社干部分片包干，深入大队，同广大农民群众一起，解决合作医疗中的实际问题，推动合作医疗的发展。卫生部门积极配合，把办好合作医疗作为农村卫生革命的一个重要内容，当作大事情来抓。如：河南省新乡地区的武陟、获嘉、修武、温县、原阳、济源等县卫生局的领导，经常深入基层，加强具体指导。县社都抽出一批医务人员，组成农村卫生革命工作队，由领导干部带领，深入基层，走村串队，同群众一道，大办合作医疗。办合作医疗是一项群众性工作，必须坚持群众路线，相信群众，依靠群众，放手发动群众。各地通过开大小会议、专题广播、黑板报等形式，广泛宣传办合作医疗的意义、好处，不少社队还进行了三忆三思的教育：
"忆旧社会的苦，思新社会的甜；忆修正主义路线的苦，思毛主席革命
路线的甜；忆无医无药的苦，思合作医疗的好处。"① 大大提高了广大
农民群众办合作医疗的自觉性。他们积极报名，主动交款，献药腾房。
深入发动群众，是各地迅速办好合作医疗的重要一环。

河南省兴办的农村合作医疗，有多种形式。起初只有队办和大队联
办两种形式，后来又发展到社队联办。在合作医疗的管理模式上，其主
要做法是：公社、大队建立合作医疗领导小组，对农村医疗卫生工作是
实行了全面领导；实行民主管理。各公社、大队革委会，定期召开社员
群众大会、贫下中农代表会、民主座谈会，听取群众的意见。博爱县阳
庙公社聂村大队采取了管、改、驻的领导办法。管，就是掌握医疗站的
人事权、管理权、经济权和重大问题的决定权；改，就是改革不合理的
规章制度，改进医务人员的医疗作风；驻，就是派贫下中农代表到合作
医疗站具体指导医疗站的工作。②

商丘地区的柘城县李原公社在大队办合作医疗的基础上，实行社
队联办、两级管理的合作医疗，不仅有效地防治一般疾病，而且使一些
急病、重病也能及时得到治疗。为了推广李原公社的先进经验，1976
年2月，全县13个公社全部实行了社队联办、两级管理的合作医疗制
度。公社医务人员分片包点，经常深入到大队、生产队，一边防病治
病，一边辅导赤脚医生；赤脚医生轮流到卫生院实习。③

起初，大多数地区的合作医疗主要是在一个大队范围内，经济力量

---

① 新乡地区革命委员会卫生局：《在批林批孔运动推动下，我区农村合作医疗蓬勃发展形势
大好》，《卫生工作简报》（第7期），1974年6月4日；新乡市档案馆：全宗号88，目录
号3，案卷号144，第31页。

② 《突出无产阶级政治，狠抓阶级斗争，不断发展和巩固农村合作医疗制度——博爱县普遍
实行合作医疗制度的基本经验》，《河南日报》1969年5月13日，第3版。

③ 《柘城各公社实行社队联办合作医疗》，《河南日报》1976年6月24日，第3版。

和技术条件都由本大队解决，这种方式对大病难病还不能很好地解决。若有人得大病难病，大队合作医疗站的资金将会占用很多，严重影响大队防治站全面工作的开展，而且大病难病患者，也有很大的经济困难。这样，有些地方的合作医疗由低级到高级，一步一步发展成为全公社范围的合作医疗。一人有困难，全大队来支援，一个大队有困难，全公社来支援，增强集体经济同疾病做斗争的力量，更好地应对大病给农民群众带来的经济威胁。

河南省新乡地区办起了一批社队联办、两级管理的合作医疗，社队联办合作医疗为公社、大队联办，但仍为集体性质的合作医疗。社队联办合作医疗的特点是：①医疗资金集中管理，分级使用，目的是解决社员群众患重病、大病的医疗问题。②进一步调动社队两级办医办药的积极性，加强领导，加强管理，落实基金，保证合作医疗的巩固发展。③公社为合作医疗办中药培植场、制药厂，大搞采、种、制、用中草药，扩大药源，节约资金。④有利于对赤脚医生的培养提高，促使这支队伍成为既能治又能防，会西会中，懂医认药，医护结合，亦农亦医的新型卫生人员。⑤可以更好地贯彻"预防为主"的方针，搞好"两管""五改"，除四害，讲卫生，开展计划生育，妇幼卫生。⑥公社卫生院和大队合作医疗站能够密切结合起来，医务人员走出医院，赤脚医生进驻医院。

1969年7月，河南省新野县新店公社也创建了"两级管理，三级防治"的合作医疗制度。所谓"两级管理"，是大队、公社共同管理，合作医疗资金大队管理70%，公社管理30%（委托给公社卫生院，专款专用），所谓"三级防治"，是小伤小病由生产队卫生员治疗，常见病、多发病由大队赤脚医生治疗，重伤重病由公社卫生院治疗。公社卫生院不能治疗的，转向上级医院。这三级医疗网紧密配合，开展预防工作。实行"两级管理，三级防治"合作医疗，有利于医疗卫生面貌的改善。从公社到生产队，形成了一个既能防又能治的新型医疗卫生网，基本上做到了无病早防，有病早治。

社队联办、两级管理、三级防治的合作医疗，是从各大队提取一少部分资金，由公社掌握，包治全公社的大病难病。公社指定一名副书记专抓，成立由干部、群众和医务人员代表参加的合作医疗管委会，除监督公社合理使用由各大队提取的合作医疗费外，还管理和教育各大队的赤脚医生，负责全公社的合作医疗事业。各大队设合作医疗管理小组，负责全大队的合作医疗事业。还制定了一些切实可行的管理条例。

实践证明，新野县新店公社推行的"两级管理，三级防治"的合作医疗制度，好处很多。

（1）增强了集体力量同疾病做斗争的能力，解除了大病难病对社员的威胁。实行大队合作医疗后，造成合作医疗经费紧张和个别社员家庭经济困难，成为影响合作医疗巩固的一个重要因素。实行"两级管理，三级防治"以后，大病难病的问题就得到解决了。

（2）公社卫生院是联结县医院和大队医疗站，形成农村医疗工作卫生网的重要环节，对巩固、发展合作医疗和培训赤脚医生负有最直接的责任。开始，公社卫生院并没有真正面向农村，医务人员常常是坐等病人，不能很好地为群众服务。"两级管理，三级防治"的制度建立后，公社卫生院成了农村合作医疗的重要组成部分，这就从思想上、组织上和制度上促进了公社卫生院的医务人员真正面向农村，为农民群众服务。根据合作医疗的需要，新店公社卫生院组织了卫生防治、妇幼保健、中医草药调剂、外科手术等四个组，经常在农村巡回医疗，为农民群众防病治病。卫生院的医务人员还特别重视培养和提高赤脚医生，他们采取传、帮、带的办法，在实践中培养，赤脚医生进步很快。

"两级管理，三级防治"的制度能够保证"预防为主"方针的进一步落实。公社卫生院、大队医疗站、生产队卫生员三级紧密结合在一起，同心协力，互相配合，广泛发动群众，就能把预防工作做得更好。这三级医疗网的卫生人员统一部署，统一行动，不仅能按时作好预防接种和预防服药工作，而且经常向社员群众宣传普及卫生常识，和群众一起开展爱国卫生运动，搞好卫生基本建设，搞好"五改"，大大改善了农村卫生条件。"几年来，全公社社员的发病率不断下降，有效地保障了社员身体健康。"①

新野县新店公社推行的"两级管理，三级防治"，在河南省的很多地方得到推广和运行。

1976 年 2 月，柘城县全县 13 个公社全部实行了社队联办、两级管理的合作医疗制度。② 公社医务人员分片包点，经常深入到大队、生产队，一边防病治病，一边辅导赤脚医生；赤脚医生轮流到卫生院实习。不仅有利于防病治病，而且也有利于赤脚医生的培养。

1979 年 12 月，中央颁布了《农村合作医疗章程》（试行草案），要求各地加强领导，不断总结经验，妥善解决存在的问题，使农村合作医疗制度进一步巩固、完善。

章程对合作医疗的性质和任务、举办形式和管理机构、基金和管理制度、赤脚医生队伍的管理问题、搞好采、种、制、用中草药等问题都加以详细规定和说明。③ 为了加强领导，章程还提出各级卫生行政部门，要把巩固发展合作医疗，提高赤脚医生水平当作重要任务来抓。

《农村合作医疗章程》（试行草案）的颁布，使农村合作医疗的运行有章可循，对于河南省农村合作医疗的管理规范化，具有重要的指导作用，有利于推动农村合作医疗的积极发展。

---

① 《合作医疗的道路越走越宽广——新店公社"两级管理，三级防治"合作医疗的调查报告》，《河南日报》1974 年 6 月 26 日，第 1 版。

② 《柘城各公社实行社队联办合作医疗》，《河南日报》1976 年 6 月 24 日，第 3 版。

③ 《加强领导，巩固农村合作医疗制度》，《健康报》1979 年 12 月 23 日，第 1 版。

二 大力开展群众性的采、种、制、用中草药运动

1968 年河南省农村合作医疗制度在全省范围内全面实施之后，许多地方一度出现基金交不齐，加上由于经验不足，盲目相信西药，"重洋轻土"，不大采用中草药。起初，很多地方靠磺胺、抗生素一类的西药治病。结果，不到半年时间就把社员筹集来的资金花光了，出现药品不够用，合作医疗费超支的情况。沁阳县城关公社西荒大队，1970 年全年的合作医疗资金不到 7 个月就花光了。① 遂平县任马庄大队在农村合作医疗创办初期，由于买药看病，坐堂开方，半年的经费不到 3 个月就用完了。② 这样，绝大多数合作医疗站开办不到一年，剩下的仅是一行空瓶、几具针管、两把镊子，医疗站变成了"关门店"。赤脚医生也洗手不再干，个别赤脚医生滋长了"坐堂当大夫，处方四大素；资金乱支用，煮针用电炉"③ 的贪大求洋思想，群众对此很有意见。这一期间，有的人说："办医办药是'钱老虎'，钱少享不了这个福"。一些社员群众也批评说："像现在这样的合作医疗，咱说啥也养不起。"有的人说："人家吃药，咱们拿钱。"有的人说："合作医疗不顶事，不害病的吃大亏。"还有的人埋怨："合作医疗是出鲜点子，瞎胡闹，兔子尾巴长不了。""合作医疗是多数人出钱，少数人看病吃药。"赤脚医生是"土农民看不了病"。有一些社员群众存在有"合作医疗兑钱办，不拿点药不划算"的怕吃亏的想法，他们有病无病都要到医疗站检查，病大病小都要药吃，而且要吃外进药，少数社员看病时甚至指名要药，个别的还提出要退出合作医疗。社队干部也乱埋怨，有些干部缺乏热情，

---

① 《沁阳县农村卫生工作调查》，1973 年 11 月 4 日；新乡市档案馆：全宗号 88，目录号 3，案卷号 130，第 42 页。
② 《合作医疗越办越好》，《河南日报》1976 年 8 月 4 日，第 2 版。
③ 当时对西药青霉素、链霉素、土霉素、四环素的简称。

指责合作医疗是"填不满的穷坑","年年兑钱,净麻烦";有的干部说:"干脆谁看病谁出钱,免得给大队找麻烦。"有的干部挑医挑药,个别赤脚医生用药大手大脚,干部要啥药给啥药。

要发展和巩固合作医疗,单靠西药治病,大大增加了生产队和社员群众的经济负担。是自力更生、勤俭办医,巩固合作医疗,还是伸手向上,依赖外援,听其自然发展?事实证明,不自力更生大搞中草药,走中西医相结合的道路,是不行的,滋生的问题也很多。

一无钱,二无药,怎么办?为改变农村缺少药品的状况,河南省各级党委和政府深入调查研究,总结经验,得出结论:自采、自种、自制、自用中草药,大搞中草药的群众运动是巩固农村合作医疗的重要措施;要本着自力更生、艰苦奋斗的方针,因地制宜引种、试种中药材,加强中草药的采集和收购工作,以满足农村防病治病的需要。同时,大搞"三土"(土医、土方、土设备)活动,普及中草药的知识,巩固和发展合作医疗。因为,流传在民间的土方、验方,是劳动人民长期同疾病做斗争积累的经验,不仅治病经济,而且简便易学,是防病治病的有效途径,因此,中草药是有一定群众基础的。民权县程庄公社南胡庄的社员群众就说:"咱住在黄河故道,到处是药,多少年来就有用草药的习惯,靠中草药办合作医疗不更好吗?"① 另外,"三土""四自",不仅方便实用,也是在经济困难情况下的一种最好选择,中草药药源广,经济实用,能够解决农村缺医少药的问题,是巩固和发展合作医疗的重要措施之一,它的效果不是以价格高低来衡量的。

在自力更生的基点上,各地党委和政府号召大家艰苦奋斗,勤俭办医,提出了"三土上马,四自创业"的口号,广泛发动群众开展普

---

① 《南胡庄大队合作医疗在胜利前进》,河南省革命委员会卫生局:《卫生革命简报》(第13期),1975年4月30日;河南省档案馆:全宗号 J136,案卷号 2848,第187页。

及针灸和认草药、采草药的活动。大搞"自采、自种、自制、自用"中草药和"土医、土方、土设备"活动，在全省范围内广泛开展起来。

在开展中草药的群众运动中，有些地方遇到一些实际困难，群众对此议论纷纷。有的人说"采种一些草棵子能治病，就不用大医院了"，有的人说"采药种药，还不是想叫干部吃好药，群众吃青稞"。个别地方还发现有人破坏合作医疗站种的药苗，把玻璃渣、蒺藜撒到制好的药里去的情况。在医药卫生人员中也有人认为"种药没经验，失败了落埋怨"等思想。

对此，为了提高广大干部群众和赤脚医生的认识，调动他们采、种、制、用中草药的积极性，省政府要求做好工作，提高认识，号召群众自觉起来，落实党中央的"六·二六"指示精神，积极开展采、种、制、用中草药的群众运动。省委提出，自力更生，勤俭办医，因地制宜采、种、制、用中草药，不仅可以有效地解决合作医疗的资金，巩固合作医疗，而且也是坚持中西医结合的方向道路问题。因此，应搞一些药材田，建立大队的药场；医疗站设中药房、制剂室，认真做好中草药的炮制，并根据需要自制膏、丹、丸、散。使用中草药的比例，争取在70%以上。群众个人采种的中草药交给合作医疗站的，要以质论价，付给报酬。公社卫生院的制剂室，是为本院和大队医疗站服务的，要本着就地取材、就地加工、就地使用的原则，从实际需要出发，以中草药制剂为主，做到质量好，疗效高，品种多。对合作医疗站只算成本，不加利润，或以药换药。送药加工，按价折算，不能营利。

对于省政府的号召，各地大都能够积极响应，采集中草药的工作一开始，有的地方就举办干部、医生、群众等各种不同类型的学习班，反复学习，大破"土药无用论"，使大家认识到搞不搞采制中草药是关系到合作医疗能否巩固的问题。认识提高后，放手发动群众采制草药。例如，在贯彻省委的要求时，郸城县委积极开展采、种、制、用中草药的群众运动，他们采取的做法是：

（1）大造舆论，提高干部和群众对采药种药的认识。

他们利用一切宣传工具和各种宣传形式，大力宣传中草药在防病治病中的重要作用，以及中草药运动与巩固合作医疗关系。批判各种错误思想，批判懒汉懦夫的世界观。在全县很快形成了采药种药的新风气，在房前屋后、路旁、坟头、河边、塘边都种上了药材，出现了许多瓜蒌村、菊花路。

（2）搞好药源调查，普及中草药的知识。通过普查，查出本地常用野生中草药160多种。大多数合作医疗站都搞了常见的中草药标本展览，有的还请老中医、老药农介绍中草药的药名、土名、特征、功用、采种季节等。社员群众了解了本地药源，认识了野生药，大大推动了群众性的采药种药活动的开展。

（3）解决好种药基地和药种问题，做到合理种植。县委要求全县种药面积平均每人1厘，每个大队合作医疗站至少3～5亩种药基地。许多社队采取了林药间作，粮药套种，全县利用费闲地种药1350亩，平沟造地种药72亩，粮药间作262亩，还建立了一个100亩地的中草药试验场。根据本县常见病、多发病、地方病的情况，采取小面积、多品种种植常用药材，立足使用，讲究实效，批判单纯经济观点和盲目种药的错误倾向。

（4）抓好制用，充分发挥中草药的效能。狠抓制用关，总结推广了一些先进单位坚持自力更生、土法上马、搞好中草药制用的经验。汲水公社卫生院自己动手，因陋就简办起了土药厂。"他们根据当地土单验方制出丸、散、膏、丹、片剂一百多种，针剂八十多种。三年来土药厂生产中草药丸剂一万二千四百多斤，酊剂一万六千瓶，各种针剂九十万支，价值八万九千多元，为合作医疗结余资金四万三千多元。全公社使用自制药品达70%以上。"① 为了确保中草药制剂安全有效，在上级药检部门的帮助下，该县还建立了药检所，以指导中草药制剂，提高产品质量。有关部门积极配合，县医药公司、多种经营办公室根据本县药物余缺，帮助社队进行调剂，商业和供销部门也利用外出采购的机会，采回本县所需的药种。

陕县陕石公社石门沟大队在采、种、制、用中草药的过程中，首先使群众认药。在大队党支部的支持下，赤脚医生董汉志走访十几个自然村，利用饭前饭后时间展览宣传，使全大队上至白发苍苍的老人、下至十来岁的学生，都认识了三五种中草药。在普及认药知识的基础上，他们采取天阴下雨突击采、学生假日集中采、放羊零星采、专业队常年采，群众下地不空走、放工回家不空手等办法，广泛采集中草药。

为了弥补天然药源的不足，"从1971年起，大队、生产队结合，利用闲散空地引种牡丹、芍药、党参等五十多种中药材。每年收获1700多斤"。

从方便群众，提高疗效出发，积极制药。大量使用中草药以后，群众反映说：中草药剂量大，抓起来一大包，熬起来一大碗，喝起来不方便，要求粗药细吃。为了方便群众，提高中草药防病治病效果，大队的赤脚医生和卫生员一起，因陋就简，土法上马，办起了土药厂，自制丸、散、膏、片150多种，并在边远的自然村建立5个土药房，每个土药房装备50多种常用中草药。绝大多数群众已习惯和乐于使用中草药。这样，"全大队防病治病使用中草药，已达到用药总量的80%左右"。②

郸城县和陕县积极开展采、种、制、用中草药的群众运动，成为先

---

① 中共郸城县委员会：《落实"六·二六"光辉指示，开展中草药群众运动》，《河南赤脚医生》1977年第7期，第33页。
② 《石门沟大队合作医疗越办越好》，河南省革命委员会卫生局：《卫生革命简报》（第11期），1975年4月17日；河南省档案馆：全宗号J136，案卷号2848，第165页。

进典型，他们的做法在全省范围内普遍受到重视和推广。

通过调动广大社员群众的积极性，采、种、制、用中草药的群众运动充分发动起来。在上级的号召下，有的大队无论上工下工、工间休息、外出开会、走亲访友，人人见药就采，送到合作医疗站。为了从长远利益着想，还利用树木行间、路边、沟沿种药，以满足合作医疗发展的需要。同时，有些地区还引进了稀有的中草药，掌握各种药材的种植季节、生长习性、温度和湿度。除自己用外，有的地区还卖给国家，支援其他地区，从而克服了医疗资金的不足，药品缺乏的困难，为巩固发展合作医疗起了很大作用。

为解除社员群众认为中草药疗效低、治不好病的思想顾虑，在采、种、制、用中草药的群众运动中，还编成顺口溜："中草药是个宝，百病能治好，花钱少，疗效高，药源丰富自己找，自力更生办医疗。"用于提高群众的积极性。

在使用中草药的过程中，多数社员群众反映说："中草药好是好，一服一大包，携带不方便，难吃又难熬。"为减少病人服用中草药的麻烦和痛苦，实现粗药细服，土药精制，很多地方还办起了土制药厂。要办厂，一无技术，二无机械。很多地方的赤脚医生不懂技术干中学，没有机械自己制，先后成功地制造成土制丸机、压盖机、抽气机、土蒸馏器等制药机。在制药过程中，赤脚医生和卫生员反复实践，用自制、自采的中草药成功地制成丸、散、膏、丹、酊、片、针。这些中成药有消炎止痛的、有止血镇咳的、有退烧止吐泻的，等等，可以治愈农村居民一般的常见病、多发病。经过临床试验，用量小，副作用小，疗效明显，受到农民群众的欢迎。不少人说："自制药真管用，可治百样病，看病不出村，不误生产和劳动，合作医疗真优越，毛主席领导真英明。"有些地方中草药的运用十分广泛，如封丘县戚城公社铁炉大队采用自采、自种、自制的药品防病治病，"占总用药的90%以上，除极少数需要动手术和瘤类病人及时转院治疗、药费根据情况报销 50% ～ 80% 以外，一般按病情轻重，能口服的多用片、丸、酊，不便服药的就打针，基本上满足了贫下中农现阶段的医疗要求"。① 这样，有效地保证了农村社员群众的身体健康，有力地支援了农业生产。

采、种、制、用中草药的积极性调动起来后，有的地区还搞家户种药规划，教群众认识草药，沁阳县城关公社西荒大队采取了"家户种药由医疗站育苗，按每人十棵统一分发，不认识药材，由赤脚医生采回标本，挂在大街上让群众熟悉。这样，很快掀起了群众性的采、种中草药运动"②。实行交中草药可以抵基金，不用兑钱。

在献药、种药当中，社员群众关心合作医疗、爱护合作医疗的先进事例到处涌现。沁阳县城关公社西荒大队管理林园的 76 岁老农民陈德位，他勤往大队的药地转，拔草浇水主动干；下工回家捎把药，送到自己医疗站。人人赞扬他是"人老心红的好参谋，办医办药的带头人"。大队支委陈德功、团支部书记陈文纪、赤脚医生陈文玉、社员王文清，分别四次奔赴太行山、山西境内、陕西秦岭，采回了贵重的人参、川贝，填补了缺货天麻、杜仲。保证了 50 多种中草药的临床应用。③

原阳县官厂公社朱庄大队发动群众，利用村边、河沿、场边等闲散土地，积极种植药材。在种药材时，注意因地因药制宜。村边容易受猪、狗糟蹋，他们就选种猪不吃狗不闻的元参、皂角明等。白荚豆、白菊花等药材容易被牲口吃，就种到牲口不易到的井边和离村远的地方。

----

① 封丘县戚城公社铁炉大队党支部：《坚持采、种、制、用，巩固发展合作医疗》，1977 年 8 月 12 日；新乡市档案馆：全宗号 88，目录号 3，案卷号 174，第 85 ~ 86 页。

② 沁阳县城关公社西荒大队党支部：《垮台的教训，免费的由来》，新乡地区革命委员会卫生局：《卫生工作简报》（第 2 期），1974 年 2 月 19 日；新乡市档案馆：全宗号 88，目录号 3，案卷号 144，第 12 页。

③ 沁阳县城关公社西荒大队党支部：《垮台的教训，免费的由来》，新乡地区革命委员会卫生局：《卫生工作简报》（第 2 期），1974 年 2 月 19 日；新乡市档案馆：全宗号 88，目录号 3，案卷号 144，第 13 页。

并且确定专人管理看护，力争多种多收。新野县沙堰公社夏官营大队利用荒滩地种植草药。[①]

卢氏县官坡公社石断河大队是一个山峦重叠、沟岔纵横、交通不便、缺医少药的深山窝，1969年，大队办起了合作医疗站。由于药源、资金不足，不能满足广大社员群众治病的需要。

大队党支部发动群众，封山育药，广开药源。在封山育药中，这个大队按照规划，实行各种药材分片种植，以便于管理和合理采集。他们还妥善安排了远山、深山供拾柴和放牧，近山、浅山发展药材，妥善解决了柴药争坡、牧药争山的矛盾。1973年，在群众性的春季植树造林高潮中，他们又采用了林药间作的措施，解决了林药争地的矛盾。[②]

新郑县城关公社沟张大队合作医疗站，自建立以来，坚持采、种、制、用中草药的方针，使合作医疗资金逐年扩大，合作医疗得以巩固发展，有力地促进了农业生产，受到上级的表扬和广大社员群众的好评。

怎样办好合作医疗？建站初期，他们算过一笔账，根据过去大队卫生所的开支情况，靠所收的合作医疗费，顶多8个月就花完了。要把合作医疗坚持办下去，一不能靠提高收费标准，二不能靠开不治病的处方图省钱。唯一的办法就是按照上级的指示，坚持采、种、制、用中草药的方针，把合作医疗办好。

由于他们坚持了采、种、制、用中草药，合作医疗费年年都有节余。他们做到了一般病人不出大队，需要吃什么药，就开什么药，在治好病的前提下，合理用药，节约医药，广大社员群众都很满意。几年来，这个合作医疗站年年被评为县、社卫生工作先进单位。[③]

---

① 《因地制宜种药材》，《河南日报》1973年4月21日，第2版。
② 《卢氏县官坡公社石断河大队封山育药，广开药源》，《河南日报》1973年4月21日，第3版。
③ 史遂彬：《坚持采种制用　办好合作医疗》，《河南赤脚医生》1979年第11期，第3~4页。

禹县鸠山公社党委领导采、种、制、用中草药的群众运动，推动了合作医疗的健康发展，各方面有一定的示范性。他们主抓了以下几个方面。

（1）提高群众的认药能力。

1976年，鸠山公社各大队都办起了合作医疗站，公社党委号召大搞中草药群众运动，群众却反映无药可采，以致造成药品不足，不久就有部分大队的合作医疗停办了。

公社党委组织药源调查队，调查发现不是无药可采，主要问题是群众不认药，有许多宝贵药材都从手边漏掉了。为了提高群众的认药能力，公社党委采取了三项措施：一是举办药材标本展览。以公社卫生院为基地，采集压制了本地生产的280多种中草药的标本，比较详细地介绍了各种草药的生长特征、主要作用、采集时间和采集方法，组织赤脚医生和广大社员群众参观学习。二是现场练兵。在海拔600多米的大洪寨山上举办中草药学习班，以熟悉本地生产的药材为主，让全公社350多名赤脚医生、卫生员和卫生院的医生进行轮流学习。三是以骨干带群众，由赤脚医生给社员群众上课，传授认药和采药知识。

社员群众认药能力提高后，采药的积极性也大为提高，他们在上工路上和劳动休息时间，看到药材就采；农闲组织起来上山采。采、种、制、用中草药的群众运动广泛开展起来了。

（2）大搞"三旁""四间作"。

鸠山公社党委过去号召社员群众种植中药，但一直落实不好。经过调查，主要是由于山区人多地少，药粮争地的矛盾不好解决。1970年，魏井大队党支部组织专业队，在坷垃垛山上办起了药场，苦战三个冬春，开荒种药250余亩。同时，发动群众采取"三旁"（村旁、路旁、屋旁）"四间作"（粮药、菜药、林药、油药）的方法，培植移栽中药材。另外还从外地引进了20多种本地采不到的药材。1973年，除满足了本大队合作医疗使用外，还为国家提供药材价值 17300 多元，合作医疗越办越好。

公社党委认为魏井大队的经验，解决了主要矛盾。鸠山公社有大小荒山一百多座，如果都能像魏井大队那样把它们利用起来，中草药的种植工作一定会迅速发展起来。根据魏井大队经验，公社党委提出"种药不与粮争地，誓把荒山变宝山"的战斗口号，调动了干部、群众种药的积极性，1976 年，已经有 11 个大队建立了药材种植场，28 个大队办起了百药园，开荒种药和间作种药达 837 亩，利用"三旁"种植木本药材百万株。形成了瓜蒌村、甘葛湾、杜仲岭、黄柏山、花椒坡，既保证了防病治病的药物需要，又为农业集体经济积累了资金。

（3）抓好中草药的精华。

中草药的广泛应用，基本上改变了过去山区缺医少药的状况，受到干部和群众的重视。但也有群众反映说：中草药好是好，就是难吃又难熬。这个问题又成了主要矛盾。

公社党委深入基层、调查研究，推广了西学大队精化中草药的经验。西学大队合作医疗站为了适应需要，方便群众，在大队党支部带领下，认真总结过去制药失败的原因，采取走出去参观学习、请进来传授技术的方法，因陋就简，自力更生办起小型制药厂。经过反复试验，不但制出膏、散、丸、丹 40 多种，还试制成功了地龙根针、止痢针、抗炎一号等 14 种针剂。这些精化制剂，使用方便，疗效明显，群众非常欢迎。

西学大队的经验在全公社推广后，队队都办起了制药厂，做到了草药细制，粗药细服，方便了群众，也巩固了合作医疗。1976 年 5 月，鸠山公社办起了社队联办合作医疗，基本上实现了小伤小病不出生产队，常见病、多发病不出大队。促进了农业发展。

（4）整理筛选单方、验方。

中草药精化后，大多数方剂的疗效显著，群众欢迎，但也有些单方服用后效果仍不明显，影响了中草药充分地发挥作用。要提高中草药的利用率，就必须首先提高单、验方的准确性、科学性。他们认真抓了单、验方的收集整理和筛选工作。首先发动群众献"宝"，然后组织卫生院的老中医和有一定经验的赤脚医生一起，对献出的单、验方进行筛选整理，有些还经过临床验证，选出了500多个效果较好的验方。按药物性能和治疗范围，编辑成册，印发到各大队合作医疗站推广使用。

经过筛选整理的单、验方有较高的疗效，深受群众的欢迎。赵沟大队的赵国锋患骨髓炎两年多，经多方治疗，无明显效果。后来，大队赤脚医生采用经过筛选的验方，用全葱和小早红（药名凤仙草），再加皮胶熬成的膏药，连贴两贴就痊愈了。到1977年年底，"全公社用单、验方治病的比例已占50%以上"。[1]

穷队到底能不能办合作医疗？经验证明，只要认真执行正确的卫生路线，依靠群众，自力更生，就地取材，大搞中草药，就是一些经济条件较差的社队，也完全能够办好合作医疗。事实上，越是穷的地方，社员群众对办合作医疗的要求越迫切，穷社穷队的合作医疗办得好的也不少。其实，在合作医疗中大量采、种、制、用中草药，特别对一些穷队十分有效，因为中草药的廉价和易得能够保证这些社队的基本用药。封丘县戚成公社铁炉大队，是穷队办合作医疗比较好的典型。和其他地方一样，铁炉大队于1969年8月筹集基金，买了些西药，办起了合作医疗。但不到三个月时间，钱花光，药用完，合作医疗面临垮台的危险。没有认真贯彻执行正确的卫生路线，没有发动群众办医办药，而是

---

[1] 禹县县委通讯组：《抓住关键环节，促进中草药运动发展——禹县鸠山公社采种制用中草药的调查》，《河南赤脚医生》1977年第12期，第11～14页。

单靠兑钱买药，咋会办好合作医疗？事实上，越是穷队越是需要在防病治病问题上走互助合作的道路，越是需要大力开展采、种、制、用中草药的群众运动，这样才能办好合作医疗。几年来，这个大队始终坚持依靠群众，自力更生办医办药的道路、合作医疗越办越好。他们坚持采、种、制、用中草药的群众运动。举办中草药标本展览，广泛宣传中草药在防病治病斗争中的重要作用，以及认、采、种中草药知识。发动群众采、种、制、用中草药。为弥补当地短缺药材的不足，他们在大搞采集野生中草药的同时，利用树林行间、路边、沟沿等闲散土地，引种党参、黄芪、杜仲、冬花、牛夕、白芍、白芷、牡丹、寸冬和大青叶等一百多种当地的中药材。为办好合作医疗创造了雄厚的物质基础。

为了提高中草药防病治病的效果和粗药细吃，他们自己动手、土法上马，自制成土制丸机、压盖机、抽气机和蒸馏器等18种土制药工具，自制丸、散、膏、丹、酊、片、针七种剂型，164种中成药。其中有百咳灵、黄连素、清热解毒注射液等多种针剂。他们制出的药品，经有关部门鉴定合格、安全有效后，才用于群众身上。

6年来，封丘县戚成公社铁炉大队坚持自力更生，采、种、制、用中草药的群众运动，取得了比较显著的成就。"防病治病90%以上使用中草药。医疗经费开支，由1969年平均每人每月三分钱，降至1974年的二分四厘四；社员交合作医疗基金，由初办时每人每月两角钱，减为七分；重病转院治病药费，有原来报销20%，提高到50%到80%。"[1]同时，一些传染病如疟疾发病率大幅度下降，流感、伤寒、麻疹等传染病1974年以来没有发生，一些常见病的患者人数也大大减少。

这样，封丘县戚成公社铁炉大队比较好地解决了广大群众防病治

---

① 《穷队坚持办合作医疗》，河南省革命委员会卫生局：《卫生革命简报》（第24期），1975年8月29日；河南省档案馆：全宗号J136，案卷号2849，第166页。

病的用药问题。医疗基金年年结余，合作医疗进一步巩固。与此同时，铁炉大队还认真贯彻"预防为主"的方针，坚持开展以除害灭病为中心内容的爱国卫生运动。他们本着"因地制宜、因陋就简、就地取材"的原则，有计划地进行"两管""五改"。整个卫生面貌发生了显著变化。因此，对于穷队来说，只要因势利导，随着集体经济的发展，努力提高集体互助水平，逐步解决社员群众因患病带来的经济负担。只有这样，才能适应群众日益增长的对防病治病的需要，合作医疗才能在群众中扎下根来。

在自采、自种、自治、自用中草药的过程中，有个别社队对采、种中草药的意义和合作医疗的实际需要认识不足，片面追求经济收入，啥药贵，种啥药，采啥药。采、种的药材不用于合作医疗，而是拿到市场上去出售，当副业搞。只愿意种植和采集那些价格比较贵重的中草药，不愿意种植和采集那些价格低廉的中草药。这个问题引起有关部门的注意。对此，内乡县余关公社报事滩大队的做法得到上级部门的重视和肯定。报事滩大队党支部组织开展讨论，使大家认识到，采、种中草药是为了巩固发展合作医疗，开展群防群治。出售一定的商品药材支援国家，支援外地，互相调剂余缺，这是必要的，但重点应放在解决本队防病治病的用药上。如果为了追求经济收入，只采、种利润大的药品，当成副业经营，就会背离合作医疗的道路。为了使采、种中草药真正为巩固发展合作医疗服务，他们做出了三条规定：①大队药场和生产队药田一律定为"合作医疗药田"，由赤脚医生、卫生员管理，不足时可增加少量辅助劳力。②各生产队和社员群众交合作医疗费时，一律以药抵款，不收现金，不准生产队和社员个人私自出售药材。对于生产队所交药材的多余部分，由大队合作医疗站根据全队余缺情况，统一卖给国家，现金退回本生产队。③生产队土药房应根据本队需要，留足药材，为小伤小病不出生产队准备条件。从而正确处理了国家、集体和个人的关系，妥善解决了合作医疗站的资金和药材问题，使采、种中草药的群众运动沿着正确道路发展。①

对此，上级部门也要求，"大力宣传和正确理解种、采中草药的重大意义和在防病治病中的实际需要，在采、种中草药时要顾全大局，统筹兼顾，不能光算经济账"。②

在采、种、制、用中草药的过程中，各地大都是靠艰苦奋斗，自力更生，利用土办法，大办土药厂，因陋就简，以土带洋，就地取材；没有技术，就在干中学，学中干，积极自制。反复实践，群策群力，集思广益，基本上达到用药的大部分自给，从而减轻了社员群众的经济负担，改变了公社缺医少药的状况，巩固和发展了合作医疗。

博爱县白马沟大队自力更生办起了一座土药厂。这个土药厂，把群众献出来的200多个单方、验方，通过实践，加以提高。没有原料，就发动群众献药、采药，陆续采集草药八百余斤；没有工具，就用土法代替；没有技术员，就请村里有制药经验的老农当土专家。这个土药厂，从采集、加工、配置到防治疾病，全是靠自己动手。土药厂还利用晚上时间，举办速成培训班，首先帮助各生产队卫生员进一步熟悉生药品种、采集季节、保存办法，然后和他们一起加工制药，让他们边看、边做、边学，基本上掌握了制药方法。土药厂从农村常见病、多发病的实际情况出发，配制成药，制成了20多种成药，对防止疾病起了很好的作用。③

在采、种、制、用中草药的群众运动中，很多地方的赤脚医生起了

---

① 内乡县革命委员会卫生局：《必须把好采药种药方向关》，《河南赤脚医生》1977年第7期，第41页。

② 河南省修武县城关公社关爷庙大队王殿清：《采、种中草药不能光算经济账》，《赤脚医生杂志》1975年第5期，第20页。

③ 《遵照毛主席关于独立自主、自力更生的伟大指导，白马沟自办土药厂》，《河南日报》1969年6月15日，第3版。

积极作用，成为骨干力量。沁阳县城关公社西荒大队的赤脚医生，"他们采药制标本，挂出作宣讲；带领采药队，吃住在山上。几年来，他们用双手开出荒坟岗，靠汗水灌溉百药田。赤脚医生陈文玉，为往药地施肥积肥三十多车；为给药苗保暖拾马粪三百多斤。为了方便群众，他们把采种的中药材，按单方、验方、效方、成方配制丸、散、膏、酊和糖浆共106种"。① 用于临床之后，符合验、兼、便，深受社员群众的欢迎。

方城县古庄店公社草店大队合作医疗站的连中和，是一个深受群众爱戴的老药工。他经过刻苦钻研，反复实践，很快就掌握了中草药的一般炮制原理和技术，并力求精益求精。这个医疗站卫生室常用的一百多样中草药，连中和样样都按照标准分别进行了蒸煮炒炙。几年来，他坚持做到：不经过炮制的药不用，不符合炮制标准的药不用，霉烂变质的药不用。他积极采集草药，每到采药季节，他肩扛镢头，身背干粮，不顾酷热，不怕寒冷，跋山涉水，攀悬崖，走陡壁，采挖回中草药，并进行炮制。对于本地采不到、用药量大的中草药就自己培植。几年来，"他帮助生产队培植了二十种中草药，使卫生所的中草药达到二百一十多种"。② 这样，基本上满足了本队防病治病的需要。这个大队卫生室由于药物全，炮制得好，花钱少，治病快，疗效高，提高了健康水平，社员群众非常满意。

这样的赤脚医生的例子举不胜举。

通过采种制用中草药，很多地方的合作医疗得到巩固和发展。陕县陕石公社石门沟大队就是一个明显的例子。这个大队分住在三山一岭六道沟里，于1969年办起了合作医疗，培养了赤脚医生、卫生员。五

---

① 沁阳县城关公社西荒大队党支部：《垮台的教训，免费的由来》，新乡地区革命委员会卫生局：《卫生工作简报》（第2期），1974年2月19日；新乡市档案馆：全宗号88，目录号3，案卷号144，第14页。

② 《一把草药一片心——记方城县草店大队合作医疗站药工连中和》，《河南日报》1972年8月2日，第3版。

年来，这个大队坚持自力更生采、种、制、用中草药，开展群众性的防病治病工作，做到了小伤小病不出村，常见病、多发病不出队，重伤重病社队联办合作医疗免费医治，基本解决了缺医少药问题。1974 年和实行合作医疗前的 1968 年相比，"发病率下降76%，合作医疗基金，由开始兑的 600 元，五年以来未再兑一分钱，到 1974 年底扩大为 1240元"。①

陕县大营村合作医疗站自种自采的中草药，经过人工炮制后，供社员群众医疗使用。1977 年大营村制药厂增加投资，扩充设备，"先后制成药 22 类 146 种。其中有按国家规定处方制出的 100 多种；按民间处方自制的 40 多种，临床使用效果较好。特别是腐殖酸钠片和黄腐针，对气管炎、胃痛、胃肠炎都有很好的疗效。黄腐二号注射剂，能减轻肝、胃癌症患者的病痛。肠胃药临床试验 100 例，有效率达 80% 以上"。② 可惜的是，1982 年因设备简陋停产。

据资料显示，到 1976 年底，"河南全省自采或自种中草药的大队有29717 个，占大队总数的 71.4%，自种药达 19.7 万亩，采、种药 300种以上大队有 1245 个，占大队总数 2.9%"。③

1979 年 12 月，中央颁布的《农村合作医疗章程》（试行草案），明确规定："搞好采种制用中草药是巩固合作医疗的重要措施之一，要认真抓好。"④ 这样，从政策层面上充分肯定了采、种、制、用中草药在办好合作医疗中的重要地位。

---

① 《石门沟大队合作医疗越办越好》，河南省革命委员会卫生局：《卫生革命简报》（第 11期），1975 年 4 月 17 日；河南省档案馆：全宗号 J136，案卷号 2848，第 162～163 页。

② 陕县大营村志编纂委员会编《陕县大营村志》，河南人民出版社，1990，第 391～392 页。

③ 河南省革命委员会卫生局财务处：《卫生统计资料》，1977 年 4 月 20 日；河南省档案馆：全宗号 J136，案卷号 2955，第 31～32 页。

④ 《加强领导，巩固农村合作医疗制度》，《健康报》1979 年 12 月 23 日，第 1 版。

第二节　对农村合作医疗的整顿

一　农村经济体制转型前对农村合作医疗的整顿

就河南全省范围内看，集体化时期的农村合作医疗并不是一帆风顺的，曾经出现很多问题。有的地方大队干部不重视合作医疗，把它看成单纯的"兑钱看病"，有钱就办，无钱就散。有的大队干部说："合作医疗办不办都没啥，有钱的看病不在乎合作医疗那几个钱，没钱的看病靠合作医疗也解决不了多少问题。不如谁看病谁交钱，有困难的大队救济。"有些大队的合作医疗管理制度不经群众讨论，少数干部就可以随便决定；免费标准和报销范围三天两头变；群众对此很有意见。还有些大队没有经济核算，盲目规定免费标准和报销范围。1972 年，沁阳县西向公社留庄大队"共筹资 2990 元。外出看病报销 2120 元，占71%，其中五个慢性病人就报销 1050 元，占 35%"。这种情况造成医疗经费大量超支，合作医疗不巩固。如果免费标准和报销范围规定的比较合理，则资金年年有结余。同年，在和庄大队，"社员外出看病报销只占药费总支出的 9%，资金由 391 元增加至 781 元，增长近一倍"。[①]但是，这样的大队并不多。以新乡地区为例，该地区"共有 4904 个生产大队，实行合作医疗的有 4640 个大队，占 94.6%，实行公社统管和社队联办的有 52 个，尚有 264 个大队没有办合作医疗。在实行合作医疗的大队中，第一类办得好的占 30% 左右，第二类办得一般的占 50%左右，第三类不巩固，时办时停、有名无实和问题较多的占 20% 左右，

---

① 《沁阳县农村卫生工作调查》，1973 年 11 月 4 日；新乡市档案馆：全宗号 88，目录号 3，案卷号 130，第 42 页。

在一、二类的大队中，也程度不同存在这样那样的问题，如报销比例较低，群众实际受益较少等"。① 因此，对合作医疗的整顿则显得非常必要了。

1975 年，河南省整顿和提高农村合作医疗组织的工作全面展开。在这次合作医疗的整顿中，以思想教育、提高认识为主，以整顿三类社队为重点，通过整顿，使这批社队的合作医疗达到巩固提高，真正办成为农民群众服务的集体福利事业。

整顿的重点：①尚未建立合作医疗的大队；②停办垮台的大队；③问题多、不巩固、时办时停、有名无实的大队；④方向不端正、资本主义倾向严重、财务管理混乱的大队；⑤赤脚医生贪污盗窃、违法乱纪或有其他严重问题的大队。凡属以上问题者，都列为整顿的重点。

整顿一个大队的合作医疗组织，大体要经过思想发动、揭露和解决问题、落实措施三个阶段。要在社队党组织的领导下，首先组织干部、社员、赤脚医生认真学习党中央对卫生工作的重要指示，学习有关文件和先进经验，总结办合作医疗的好处和意义。在此基础上，发动群众，揭露问题，检查差距，分析本队合作医疗办不好的主要原因，并针对存在的问题研究解决办法。第三步，建立健全组织领导、管理制度、基金筹集、药材田等主要措施，从思想上、组织上、物资上、制度上保障合作医疗的巩固发展。整顿好的几条标准是：①坚持社会主义方向，堵塞资本主义道路，打击阶级敌人的破坏活动；②加强党对合作医疗的领导，管理机构健全，实行民主管理；③赤脚医生做到两个坚持，全心全意为人民服务；④建立健全基金筹集、财经、药品、减免等制度；⑤采、种、制、用中草药落实。

---

① 河南省新乡地区革命委员会卫生局：《关于冬春整顿农村合作医疗的几个问题》，1977 年 12 月 25 日；新乡市档案馆：全宗号 88，目录号 3，案卷号 176，第 11 页。

这次整顿的指导思想是以党的基本路线为纲，在整顿中，肯定成绩，克服缺点，提高认识，加强领导，落实措施，巩固提高。在不同的大队有不同的整顿重点，有啥问题解决啥问题，缺啥补啥，达到提高之目的。一般情况下，具体到一个大队主要分四步进行：第一步，建立组织，武装思想。在大队党支部的领导下，建立有大队干部、贫下中农和赤脚医生代表组织的整顿医疗领导小组，学习党中央有关卫生工作的指示和有关文件，针对大队实际情况，统一思想，统一方法步骤。第二步，发动群众，摸清情况，召开骨干会和群众会，肯定成绩，揭露问题，广泛而深入地访问群众，并召开贫下中农座谈会。对问题进行分类站队。第三步，弄清问题，找出原因，召开赤脚医生会议，从总结工作入手，检查认识问题，对问题较大的专门研究，逐个落实。第四步，落实措施，巩固提高，联系实际，开展批判，从路线上、方向道路上分清是非，对赤脚医生做出鉴定，表扬先进，一般问题的批评教育，问题较大的适当进行处理，贪污、盗窃、挪用的坚决退清。同时逐项落实巩固提高合作医疗的措施。

整顿合作医疗是先搞试点，取得经验后，然后铺开，分期分批整顿。省政府号召各级革委会要把整顿合作医疗列入议事日程，层层有人抓。县革委明确专人负责，各公社成立整顿合作医疗领导小组，由一名副主任专抓，各大队确定一名副支书专管。组织力量，分期分批进行，以社为单位，分期分批逐个大队进行整顿。对办得好的大队合作医疗站，要总结推广他们的经验，进一步巩固提高；对管理混乱、问题较多或名存实亡的，要有计划地分期分批进行整顿；对垮台的，要采取有力措施，尽快地恢复起来，争取1979年年底全省基本普及合作医疗。在整顿时，坚持原则，按政策办事，认真贯彻任人唯贤的组织路线，努力建立一支符合新时期总任务要求的赤脚医生队伍；建立经常性的检查评比制度，奖励那些成绩显著的大队合作医疗站和赤脚医生，以促进合作医疗事业的不断发展。

以河南省温县为例，"全县组织了 13 个卫生革命工作队 35 个卫生革命工作组，参加人员 158 名，其中县、社卫生医疗单位抽出人员 98 名，占全县医务人员的近 1/3，抽政治思想好、路线觉悟高、作风正派，工作能力较强的赤脚医生 65 名"。[①] 在进行工作前，卫生革命工作队集中进行了培训，学习关于这次整顿的重大意义和要求，明确任务和方法。

通过摸清问题，查证落实，该县在 112 个大队整顿合作医疗的过程中，发现的主要问题是：

（1）少数干部对合作医疗重视不够，有放任自流现象。林召公社后张庄大队党支部书记赵延均说："咱村合作医疗没搞好，主要是支部抓得不紧，明确人管也是挂个牌，放松了领导。"

（2）社员群众对办合作医疗的作用和意义认识不够，参加人数在 80% 以下的有 12 个大队，占整顿的 10%，黄庄公社康庄大队共 516 人，参加的 189 人，仅占总人口的 36%。

（3）基金不落实，管理制度不健全。基金不落实的有 38 个大队，占整顿队的 34%。北冷公社东周村大队共 700 多人，原定基金大小队和个人筹金每人 1 元，结果只收了 200 多元，管理制度不健全的有 28 个大队，占整顿队的 25%。

（4）报销比例低，报销比例在 50% 以下的有 51 个大队，占整顿队的 45%。番田公社蔡庄大队共 400 多人，大队投资 200 元作为基金，报销比例不到 30%。

（5）有资本主义的倾向，抬高药价。南张羌公社南张羌大队共

---

① 温县革命委员会卫生局：《温县整顿农村合作医疗取得显著成绩》；新乡地区革命委员会卫生局：《卫生工作简报》（第 7 期），1975 年 5 月 4 日；新乡市档案馆：全宗号 88，目录号 3，案卷号 151，第 61 页。

5000多人，配制的祖传接骨丹中有从外地高价购进的紧缺药麝香、鹿茸等，由进药价核价每丸0.64元（每配一料制155丸，加工费10元），出售每丸0.70元，前几年曾售每丸1元，搞接骨丹外交，远销数省，曾用30丸到山西换购3个烘缸。林召公社卜杨门大队专用两名针灸医生开设医院，收治外地病人，扎1针收费1角，前几年曾收3角，住一夜收费2角。把扎针每月收入的150元作为基金。城关公社觉石头大队雇用外大队医生，每月工资40多元，靠给外大队群众看病收入办合作医疗。赵堡公社陈沟大队平均每张处方多收1角，有的是低价买，高价卖，购党参每斤4元，售出每斤8元。

（6）"三土""四自"不落实。未种中药和种得很少的大队有65个，占整顿队的58%。没有搞制药的大队有93个，占整顿的83%。[①]

武陟县阳城公社西张大队1969年办起来合作医疗之后，出现"医疗站，常锁门，群众看病找不着人"的混乱局面。西张大队的合作医疗，为什么会出现办—停—办—停—办的反复呢？在整顿中，通过调查，合作医疗长期不能巩固的主要原因是：

（1）思想政治路线不端正。党支部没有把办好合作医疗看作是大事来抓。而错误地认为办合作医疗是赤脚医生的事，几年来只让几个赤脚医生在那里搞。甚至有的大队干部认为合作医疗是"填不满的穷坑，年年兑钱，净麻烦"，"不如散了，看病吃药收费干脆"。因而放松了对合作医疗的领导。

（2）办合作医疗的方向不明确。几年来，没有认真坚持自力更生、勤俭办医的方针，不开展采、种、制、用中草药的群众运动。防病治病只靠群众兑钱买药，造成资金困难，合作医疗无法维持。

---

① 温县革命委员会卫生局：《温县整顿农村合作医疗取得显著成绩》；新乡地区革命委员会卫生局：《卫生工作简报》（第7期），1975年5月4日；新乡市档案馆：全宗号88，目录号3，案卷号151，第65~66页。

（3）放松了对赤脚医生的政治思想教育，缺少必要的合作医疗管理制度。造成赤脚医生的不团结，有的滋长了资产阶级生活作风，送人情开大方、用贵药，账目混乱，手续不清，等等。群众意见很大。

新乡地区是农村合作医疗搞得比较好的地区，到1974年年底，全区96.4%的大队实行了合作医疗。但是，合作医疗在前进道路上，还存在以下问题：

一些人还在暗中攻击合作医疗，有人对合作医疗缺乏热情，甚至个别人指责合作医疗是"填不满的穷坑"，"年年兑钱，净麻烦"。而对"自负盈亏""保本保值"的旧医疗制度，则恋恋不舍。

自力更生、勤俭办医的方针在一些大队不能落实。全区尚有38%的大队不种植中草药；有些种药的大队，使用中草药的比例还很低；一部分大队合作医疗资金少，又不搞采种制中草药，防治常见病有困难。

赤脚医生中有少数人（多是联合诊所转来的），对合作医疗不热心，工作不积极；有的人贪污盗窃，道德败坏，把合作医疗搞垮了；有的人受资产阶级思想影响，重业务轻政治，重治疗轻预防，重医轻药，不参加农业集体生产劳动，闹不团结，等等。

有的大队，不是依靠群众、发动群众办医办药，致使合作医疗时办时停；有的大队办合作医疗，群众看病用药免费还不到30%，社员享受免费只是药品的批零差价；有的大队高价雇"高级"医生，在那里拉病人，抓收入，以此给本队社员搞点减免；有少数大队根本就没有办合作医疗，有的虽然办了，但是有名无实，群众称之为假合作医疗。

在整顿中，河南省各地合作医疗都暴露了类似的一些问题和缺陷。只有加强对合作医疗的管理，实行民主理财，定期公布账目，严格执行规章制度，勤俭办医，节约用药，纠正不正之风，才能办好合作医疗。

温县的整顿工作具有一定的代表性。通过调查，针对存在的问题，温县县委要求，在大队党支部的领导下。逐个进行解决，全面贯彻落实

《新乡地区农村合作医疗试行条例》的要求，做到"八落实"：

思想落实。在整顿中，反复学习毛主席关于"把医疗卫生的重点放到农村去"的指示，开展了大批判，狠批"重洋轻土"路线，联系实际，批判资本主义倾向，使广大干部、群众、赤脚医生认识到：办好合作医疗是改变农村缺医少药面貌的根本途径，提高干部和赤脚医生对办好合作医疗的自觉性，已整顿过的大队，除四类分子外，全部都参加了合作医疗。

组织领导落实。大队党支部对办好合作医疗都非常重视。各大队在党支部的领导下，建立健全了七至九人的合作医疗管理小组，由一名副书记或支委专抓，规定了一月一研究，一季一检查，全年要总结的制度。

赤脚医生队伍落实。在这次整顿中，根据党的对犯错误同志检查认识从严、组织处理从宽的精神，根据犯错误同志的问题性质、交代态度和这次整顿以教育为主的原则，建议大队党支部对犯错误同志进行认真处理。"清洗二人，下放回队劳动七人，受到批评教育的卅二人。"纯洁了赤脚医生队伍。在教育中，采用了忆苦思甜和新旧社会对比，办合作医疗前后对比，当赤脚医生前后对比等方法，以提高赤脚医生的觉悟。在赤脚医生中开展了比学习、比团结、比干劲、比进步、比劳动的"五比活动"。经过整顿，充实了力量，壮大了赤脚医生队伍，"新增82名（其中女的36名），占原赤脚医生的24%"。[①]

管理制度落实。整顿后，根据《新乡地区农村合作医疗试行条例》和本队的实际情况，健全了管理制度。报销比例普遍提高，全部在50%以上。

---

① 温县革命委员会卫生局：《温县整顿农村合作医疗取得显著成绩》；新乡地区革命委员会卫生局：《卫生工作简报》（第7期），1975年5月4日；新乡市档案馆：全宗号88，目录号3，案卷号151，第67页。

基金筹集落实。在整顿中，80%的大队都是一次基金筹齐，其余大队分两次筹集。95%的大队分三级分担，每人每年在一元五角以上，改变了过去每人每年一元以下的不足现象。

"三土""四自"落实。整顿的大队，多少不等的都种了中草药，新增药材田158.9亩，较整顿前原药材田85.5亩增加了一倍多，平均每个大队种中药二亩一分二厘。29个大队新增了中药柜，东周村大队原种药五分，现种药四亩。

任务落实。经过整顿，明确了医疗站和赤脚医生的任务，扭转了光看病、不防病和管医不管药的现象。大黄庄大队两名赤脚医生分包大队家户搞改良厕所，每人配置土成药在20种以上。

经济账目落实。根据试点工作情况，全县统一了医疗站的记账科目，队队建立了专账，定期公布，经济民主。有的大队实行了民主理财，杜绝了不合理的开支。整顿中，外欠款90%以上都回收了。

同时，各地也纷纷展开了对合作医疗的全面整顿，具体做法大体是：

（1）指导思想。加强路线教育，深入开展批判，批臭"利润挂帅""物质刺激""黄金有价药无价""高来高去""自由价格""卡农民脖子"等剥夺农民的主张，加强政策教育，提高执行物价政策的自觉性。以党的基本路线为纲，思想教育为主，整顿后进单位为重点。肯定成绩，纠正错误，提高认识、落实措施，加强领导，巩固提高。解决卫生工作举什么旗，走什么路，依靠什么人，为什么人服务的问题。在提高思想的基础上，发动群众，联系办合作医疗以来的实际，批判错误思想。进行"四比""四摆"：比社会主义的优越性，比合作医疗、赤脚医生和群防群治的优越性，比谁看病谁拿钱的缺陷，比巫医游医摧残群众的罪行；摆缺医少药的危害，摆办好合作医疗促进农业大上快上的成绩，摆自力更生、勤俭办医的好处，摆贫下中农互助合作的阶级友爱。

大大提高了干部、群众的觉悟和办合作医疗的积极性。通过整顿，使合作医疗沿着革命卫生路线胜利前进。

（2）整顿内容。①学习毛主席"六·二六"指示、党中央和河南省委的一系列关于卫生工作的重要指导，通过整顿，加强对合作医疗重要性的认识，使广大干部群众认识到，合作医疗和赤脚医生制度，"是在毛主席、周总理生前的倡导和关怀下，社员群众依靠自己的力量同疾病做斗争的过程中逐步发展起来的，是社员群众自己为自己谋福利的事业。赤脚医生是不脱产的，战斗在农业生产第一线，是直接为农业劳动大军服务的半农半医"。① 要实现农业现代化，就要使农业劳动大军人人都有健壮的身体，这是基本的条件。联系本社、队的实际，揭露和打击破坏活动，批判"坚持倒退、反对革命、反对前进，开历史倒退车的反动思想"，批判资本主义倾向，提高对合作医疗重大意义的认识，满腔热情地扶植新生事物的成长。②大队党支部把办好合作医疗列为农业学大寨运动的一部分，作为关心群众生活的大事来抓。检查健全管理制度，充分发挥大队贫管组对合作医疗的管理监督作用。③对于赤脚医生，凡努力学习马列和毛主席著作、学习业务技术、全心全意为贫下中农服务、积极参加集体生产劳动、巩固发展合作医疗做出显著成绩者，予以表彰；对贪污盗窃的要严肃处理；混进赤脚医生队伍中的阶级敌人，坚决清除。建立赤脚医生考核制度，加强组织纪律，使之积极参加卫生革命，更好地为贫下中农服务。④检查总结走自力更生、勤俭办医道路，贯彻落实"预防为主"方针的情况。制订落实 1975 年采、种、植、用中草药的计划。根据群众自愿、经济条件和领导经验，建立健全管理制度，保证合作医疗逐步提高。

---

① 河南省革命委员会卫生局：《关于加强农村合作医疗和赤脚医生队伍建设的几点建议》，1979 年 2 月 17 日，河南省档案馆：全宗号 J136，案卷号 3118，第 38～39 页。

（3）方法步骤。县、社卫生部门的领导大都亲自搞试验点，取得经验。全面规划，分期分批进行。整顿一个合作医疗站的大体步骤：在党支部的领导下，建立有大队干部、贫下中农代表和赤脚医生参加的三结合的合作医疗管理领导小组，召开各种会议，宣传毛主席的革命卫生路线，边发动群众，边调查摸底，做到心中有数；采取自下而上总结工作的方法，肯定成绩。检查差距，揭露矛盾，找出前进中存在的主要问题；分析出现问题的原因，划清是非界限，研究制定巩固提高合作医疗的具体措施；处理具体问题。

在学好有关文件，提高认识，统一思想的基础上，制定整顿方案，全面清查了合作医疗的经济账目，正确处理几年来积存的问题。制定了合作医疗管理制度。合作医疗资金，由大队、生产队和社员个人三级筹集，一年分两期交齐。参加合作医疗的社员，医疗站按户建立花名册，一家一本合作医疗手册，持册看病凭处方取药。医疗经费实行民主理财，账目日清月结季公布。

（4）加强对赤脚医生的政治思想领导。赤脚医生责任很大，任务很艰巨。各级党委切实加强领导，列入议事日程，采取有力措施，建立和健全各项管理制度。省、地、县卫生局设专人管理；对赤脚医生，关心他们，爱护他们，支持他们，创造有利条件，让他们做好工作，更好地为社员群众服务。党支部定期组织赤脚医生学习马列和毛主席著作，学习业务技术。规定赤脚医生每天参加一晌集体生产劳动和请销假等制度，及时表彰好人好事，调动赤脚医生办好合作医疗的积极性。展开种植中草药的群众运动，号召社员群众利用房前屋后种植中草药。

（5）各级卫生部门，把整顿提高合作医疗工作列为1975年卫生工作的一项重要任务。各县卫生局有一位副局长专抓，集中精力把这项工作抓好。公社卫生院作为一项重要任务来抓；大队建立合作医疗管理委员会，确定一名副支书专抓这项工作，把医疗卫生列入党支部的会议日程，定期研究，定期检查，大队一季度对医疗室检查一次。公社党委和卫生院加强对合作医疗的领导，大队医疗室指定专业人负责，经常向大队或上级汇报情况，转变作风，敢于向错误倾向做斗争。县医院、公社卫生院继续坚持开门办院的方针，抽出一批人员组成卫生小分队，到生产大队帮助整顿发展合作医疗。

正确执行党的物价政策，把药品错价纠正过来（其他商品或产品的错价亦如此）。西药按全国统一价格执行，中草药全省统一价格执行，取消一切自订价格，一般不从零售部门去买药，就是以零售价格买的药，也应该按统一定价执行，不准随便加价、重申企事业无权订价格。建立健全各项制度。做到进药有账，出药有据，看病有处方，张挂药价，实行群众监督，健全财务手续，严格开支制度，把合作医疗制度坚持下去。

进一步加强各县的卫生办公室，全面掌握情况，交流先进经验，以推动整顿合作医疗工作的健康发展。最后进行群众性的大会总结，掀起大办合作医疗的群众运动。

此前，在农村工作的卫生人员流回城市的问题比较严重。"焦作市分配到郊区 8 个大学生，现已回城市 7 个，新乡市两个医院从农村调进医务人员 92 个，全区从农村回城市的医务人员 289 个。"① 在此整顿过程中，各地对这种现象严加制止。新乡地区革命委员会卫生局明确要求，"县和县以上医疗卫生机构，一律不准从农村调进医务人员"。②

---

① 新乡地委常委、生产指挥部副指挥长朱耀贤：《在地区农村卫生革命武陟现场会议上的总结》（记录稿），1974 年 2 月 9 日；新乡市档案馆：全宗号 88，目录号 3，案卷号：143，第 4 页。
② 新乡地区革命委员会卫生局：《深入批林批孔，巩固发展卫生革命的大好形势》，《卫生工作简报》（第 9 期），1974 年 7 月 5 日；新乡市档案馆：全宗号 88，目录号 3，案卷号 144，第 61 页。

通过这次整顿，河南省农村合作医疗的发展趋势明显好转，此后，"许多干部以身作则，带头遵守合作医疗制度，尊重医生意见，能用便宜药就不用贵重药，能用新针治疗就不用药物治疗，能用土方草药治疗就不用西药治疗，就是一分钱一粒药也不随便浪费"。① 领导干部的行动，带动了社员群众节约用药。

赤脚医生也大都相当程度地转变了医疗作风，处处注意节约。武陟县阳城公社西张大队赤脚医生王小平，过去管理药品马马虎虎，药品满地扔，还不断拿错药造成和群众吵嘴。现在，他不但晚上加班加点，把医疗站的所有药品整理得有条不紊，还挤时间巡回村队为贫下中农防病治病，送医送药上门。在他的影响下，其余几个赤脚医生，除自觉坚持每天参加集体生产劳动，完成自己担负的防病治病任务外，还利用早起晚睡时间，为大队装卸拖拉机拉的货物，帮助架设电线安装喇叭，等等。②

一些地方查清和解决了合作医疗的资金问题，调动了群众办合作医疗的积极性。鲁山县杨村公社"查出贪污合作医疗费五千多元（已赔偿退三千八百多元）；私借医疗费一万多元（已归还六千多元）；社员群众主动交欠合作医疗费一万二千多元"。之后，在查清全社现有野生中草药的基础上，"按一个大队五亩左右药材地，生产队半亩左右粮药、采药间作田，种植中药材五十多种、中草药三十多种。采集中草药三百六十多种、一万二千多斤。三十一个大队建起了土制药室，增加到百分之九十四以上。掀起了人人关心、支持、监督、管理合作医疗的新高潮"。③

在此基础上，河南省卫生厅还提出，三分之一的县的卫生事业经过

① 《学习炮制中草药》，《河南日报》1975 年 11 月 25 日，第 3 版。
② 《西张大队整顿提高合作医疗》，河南省革命委员会卫生局：《卫生革命简报》（第 19 期），1975 年 6 月 15 日；河南省档案馆：全宗号 J136，案卷号 2849，第 49～52 页。
③ 《杨村公社整顿合作医疗》，河南省革命委员会卫生局：《卫生革命简报》（第 22 期），1975 年 7 月 5 日；河南省档案馆：全宗号 J136，案卷号 2849，第 112～113 页。

整顿建设，到 1985 年达到以下要求：大队合作医疗站或卫生所要有经过系统培训、达到相当于中专水平的赤脚医生，要有必要的药品存量和器械，能积极组织群众采、种、制、用中草药，主动开展当地多发病、常见病、传染病的防治工作，并注意发挥生产队卫生员、技术员的作用。赤脚医生要能用中西两法防治当地的常见病，能做一般的外伤清创缝合，对"两管五改"、计划生育和妇幼工作等进行一般的技术指导。女赤脚医生要会新法接生。[①]

二 农村经济体制转型后对农村合作医疗的整顿

随着农村实行联产计酬、专业承包、推行多种形式的生产责任制，一些地方的基层卫生组织出现了复杂局面，农村合作医疗站、大队卫生所的经营方式也随之出现了名目繁多的形式，五花八门，几乎是一个大队一个样。

大队一级医疗卫生组织是农村三级医疗卫生网的基础。1981 年，据对河南省 5463 个大队一级的医疗组织统计："一是坚持办合作医疗的大队有 1028 个，占 8.1%，这些大队，一般经济条件较好，管理和医疗技术水平较高，群众受益较多，要求继续办下去；二是由合作医疗站改办成大队卫生所的大队有 2772 个，占 50.72%，实行社员看病自费，赤脚医生的报酬由大队统筹解决；三是自负盈亏或诊所当副业搞的大队有 472 个，占 8.64%；四是合作医疗站关门停诊，分医分药，私人开业的大队有 679 个，占 12.43%；五是有医无药或无医无药的大队有 512 个，占 9.37%。"[②]

---

① 河南省革命委员会卫生厅：《关于搞好三分之一县的卫生事业建设的意见》（征求意见稿）；河南省档案馆：全宗号 J136，案卷号 3118，第 137 页。

② 河南省卫生厅：《关于整顿、调整我省农村基层卫生组织意见的报告》，豫卫医字（81）第 22 号文件，1981 年 7 月 16 日，第 5~6 页。

到 1981 年，这个网从基础上破了，而且还在继续扩大。根据 1981 年 4 月初河南省医政工作会议的汇报，"商丘地区共 4070 个大队，其中私人开业的有 3212 个大队，占 78.9%，无医无药的大队占 14%；洛阳地区四县统计，合作医疗由 1980 年底的 18.5%，第一季度下降到 12%；邓县 542 个大队，其中 134 个大队当作副业，47% 的大队防疫工作无人管"。①

在这样的情况下，河南省部分农村重新出现了缺医少药的状况，疫情无人报，预防接种、爱国卫生运动、计划生育没人管，农民看病、吃药、新法接生找不到人，甚至一些传染病回升，已经得到基本控制的麻疹、小儿麻痹又成倍上升，出血热、狂犬病、炭疽等发病均成倍上升。新中国成立以来未曾流行过的斑疹伤寒，也在 13 个县爆发流行，严重危害了农业生产、农民生活和生命安全。同时，卖假药、抬高药价、骗财害命的巫医神汉和封建迷信也乘虚而入。

一些地方将合作医疗站当作副业管理和经营；一些地方的社队按照赤脚医生的处方记工分；一些地方让大队医疗站自负盈亏；也有一些地方干脆将大队医疗站关门，让赤脚医生自主经营或单干。农村基层卫生组织也出现了多种举办形式，一是约有 30% 经济比较富裕、赤脚医生技术较好、大队干部重视的大队，仍实行合作医疗制度，坚持按时筹集资金，坚持免费比例，坚持给赤脚医生记工分和补贴。二是约 40% 经济一般的大队，大队一级医疗组织形式和医疗制度变化很大，合作医疗逐步减少；不再坚持合作医疗，社员看病实行收费或稍有照顾，赤脚医生报酬由大队统筹解决。三是 30% 左右经济困难的大队，医疗卫生组织出现了问题，有部分大队赤脚医生的工分没人记，不得不弃医务

① 河南省卫生厅：《关于整顿、调整我省农村基层卫生组织意见的报告》，豫卫医字（81）第 22 号文件，1981 年 7 月 16 日，第 16 页。

农，卫生所垮了；有的大队药品吃光了，资金筹不起来，卫生所成了空架子；有的分医分药，私人开业；有的大队放任自流，把卫生所交给赤脚医生自己办；有的大队赤脚医生弃医务农或经营商业；有的地方卫生所搞非法收入等。还有少数单位对大队卫生室的改革，简单套用农村"双包"责任制的做法，把卫生室的设备、药品分给赤脚医生个人承包。有的地方赤脚医生个人开办诊所，乱收费、卖假药，不管不问，群众的经济负担无形中增加很多，有的耽误了病情，导致一些不良后果。

有的地方把合作医疗站当作副业经营，把大队卫生所包给了赤脚医生个人经营，规定一年内村卫生所要向行政村（队）上交一定数量的利润，群众看病吃药全收费，大队不给补贴，赤脚医生的待遇从看病卖药的盈利中解决。"给合作医疗站或赤脚医生规定利润计划，完不成计划，就扣罚工分。有的还要求合作医疗站对自制的药剂任意提价，增加利润，并说出了问题领导负责等等。"①

有个别大队聘请"高级医生"，拉病人，抓收入，当副业来搞，任意抬高药价，给本队的群众免费。

一些公社和大队搞赤脚医生"以钱记分"的定额管理，名为"定额收入到站"。这个定额收入，是指合作医疗站的诊金注射金。有的合作医疗站规定每人每月要完成定额若干元，一元记四分半。实行这种办法的结果是，赤脚医生为了完成或超额完成定额，多记工分，产生了病人越多越好、打针越多越好的思想。不少公社卫生院反映：自从有的大队搞了这个办法后，赤脚医生搞防疫工作的劲头小了，甚至不参加公社召开的防疫工作会议，不接受卫生防疫工作，从而削弱了防疫工作。一些公社在大队搞了这个办法后，有的赤脚医生认为无法

---

① 尉氏县赤脚医生陈广均：《把合作医疗当副业经营是错误的!》，《河南赤脚医生》1979 年第 9 期，第 5 页。

完成这个定额，已经回队务农去了。还有的女赤脚医生，平时由于搞妇女保健和计划生育工作，找她看病的人少，也觉得难以完成定额，离开了合作医疗站。这样，剩下一两个所谓威信高的"坐堂医生"，虽然能完成定额，有的甚至超定额，但赤脚医生半农半医的方向丢了。另有一个赤脚医生因不能完成所定的任务指标，无心在卫生站工作，大队合作医疗也停办了。

农村合作医疗站承包给个人后，一些地方出现了两种倾向："一种是有些大队卫生室的个别医务人员为了显示自己的医术高明，在治病中，争用贵重药品，造成了药费超支，基金不敷应用。还有些大队的少数下放医务人员利用大队卫生室，对于外地来就诊的患者，千方百计索取利润。"① 这两种倾向，都严重地阻碍和破坏了农村合作医疗的发展。

产生上述问题的主要原因：一是赤脚医生报酬未得到合理解决，"上边千条线，下边一针穿"，各项卫生工作任务，到基层都落实到赤脚医生的肩上，他们长年不分昼夜，风雨无阻地为农民防治疾病，没有时间搞家庭农、副业，也得不到超产奖励。不少大队实行"大包干"，又取消了"定额计工分加补助"的办法，收入无着落。赤脚医生的收入普遍下降，致使一些医疗技术比较好的赤脚医生不得不弃医务农或转行到其他工作，有的赤脚医生弃医务农或经营小商贩，有的转做民办教师；二是因调整农村经济政策，实行多种形式的联产计酬尚不完善，所以，大队一级医疗组织形式和计酬办法难以确定，造成了一些思想混乱；三是部分大队把卫生事业当副业搞，规定上交"利润"；四是认识问题，部分党政领导干部认为合作医疗是极"左"路线的产物，不适合我国现阶段农村的经济基础，放松了领导，部分社队干部把生产与卫生的辩证关系对立起来，缺乏热情支持和积极领导；五是过去一个时

---

① 《合作医疗必须坚持社会主义方向》，《河南日报》1969 年 10 月 20 日，第 3 版。

期，在"左"的思想影响下，过分强调集体互助成分，提倡合作医疗的减免比例越多越好，脱离了当地的经济基础。

党的十一届三中全会以来，随着农业生产责任制的逐步实行，各地都在进行医疗机构改革的试点，在加强管理、调动医务人员的积极性、提高医护质量、扩大服务项目、改善服务态度等方面积极探索。新形势下，在管理农村合作医疗机构、基层办医形式方面，赤脚医生集体或个人承包则成为这一时期办医的主要形式。全国不少地区也采用了这种办医形式。

赤脚医生承包成为主要的办医形式，其最重要的原因是，大包干责任制实行以后取消了工分，大队解决不了赤脚医生的报酬，就把卫生所承包给赤脚医生，由他们凭自己的收入养活自己。

赤脚医生承包合作医疗站或村卫生所带来很多弊端，有很多不足之处。对此，有人明确提出反对，反对者认为：合作医疗站和赤脚医生是为保障农民群众身体健康服务的，合作医疗站是以预防为主、防治结合的基层卫生组织，并不是一个副业收入单位。事实证明，哪个大队的卫生防疫工作搞好了，哪个大队的发病率就会降低，劳动力就有保障。因此，把合作医疗站办成副业站，搞"以钱记分"的定额是不妥当的，是违背合作医疗站的方向和赤脚医生的性质的。同时，村合作医疗站（或村卫生所）不属于企业单位，不应该规定上缴利润。个别地区规定乡村医生向行政村（队）上缴利润的做法是不妥的，其理由是：①村卫生所的性质所决定。农村卫生所不管采取哪种办医形式，实行什么样的医疗制度，都属于村民委员会管辖下的集体福利事业单位，它的发展和巩固离不开村民委员会的领导和支持。在新形势下，卫生所虽然采取"独立核算、自负盈亏、按劳分配、民主管理"的办所原则，实行谁吃药谁出钱，这是为了克服平均主义，端掉大锅饭，发展卫生事业；绝不是单纯鼓励乡村医生去比谁挣钱多。个别乡村医生整天围着钱转，为了捞钱，甚至弄虚作假，卖假药，随便抬高药价，这是错误的，也是不能允许的。②乡村医生的任务所决定。乡村卫生所是三级医疗卫生网的基础，乡村医生是搞好卫生所的主要技术力量，他们应以全心全意为人民服务为宗旨。除了担负本村的医疗救治工作，还要担负防疫、爱国卫生运动、妇幼保健、计划生育工作等。乡村医生是为农民群众防病治病服务的，他们不同于生产经营者，不同于商业网点的经营者。③乡村医生的报酬来源所决定。国发〔81〕24号文件规定，要求各地解决好农村医生的报酬，稳定乡村医生队伍，办好村卫生所。乡村医生报酬的解决办法：一是从乡、村（社、队）工副业收入和公益金中提取；二是从卫生所的诊疗业务收入或其他收入中解决；三是由地方财政给予适当补助。然而，几年来各地在贯彻24号文件中，因各地的经济条件不一样，有不少地方乡村医生的报酬落实得不好，主要靠业务收入来解决，当前业务收入偏低，实际消耗大于收入，如果不考虑劳动价值和实际消耗，卫生事业就不能很好发展。事实上，乡村医生的报酬普遍低于民办教师水平。乡村医生站在防病治病的第一线，整日东奔西跑，不避严寒酷暑，他们的工作很辛苦，他们的报酬主要靠业务收入来解决，所以从卫生所业务收入中规定上缴利润是不妥当的。就是在经济条件比较好的地方，卫生所收入较多，在按照多劳多得的原则进行分配时，也要反对"分光吃净"，卫生所要有一定积累，要维持卫生所的再生产，搞好智力投资，加强乡村医生的培训，添置一些医疗器械，提高医疗水平，把乡村卫生所真正办成有医、有药、有机构，能防、能治、会管理，以满足群众的需要。

反对者还认为，赤脚医生个人单干行医，会有很多困难和问题，"一是资金少，药品不全，不能满足治疗常见病、多发病的需要；二是干农活与搞医疗的矛盾没法解决；三是经济收入少，无法添置器械和医用必需品；四是医生以农为主，群众就医不方便，造成小病不治，急病耽误治疗时机。通过半年多的实践，单干行医不是好办法，不可多搞"。① 村合作医疗站（卫生所）应该从实际出发，因地制宜，坚持村集体办所方向，可由村办、农民集资办、乡村医生集资联合办或由村委会集资乡村医生集体承包。

当然，卫生所承包给个人有一定的好处，主要是医生的态度变好了，看病的时间及方式也较过去灵活和方便。但是，反对者认为，这仅是个别表面现象。有些地方因此出现了一些新问题，比较突出的，一是为了增加收入，不顾病人负担和国家负担，开大方、开贵药、一病多方，甚至搞一些不必要的检查；二是有些卫生院对卫生防疫、妇幼卫生和计划生育工作有所放松。"实际上，许多卫生所为了完成承包的利润指标，有的小病大治，有的抬高物价，甚至一般的头痛感冒也给输液，加重了农民的经济负担。由于削弱了预防工作，个别地方发病率增加了。"②

在承包过程中，有的大队采取了"经济投标"办法。如有一个大队管理委员会贴出一张告示，说："每年能给大队缴 400 元利润，卫生所就包给谁干……"于是，在本大队卫生所乡村医生中出现了激烈的竞争。这个说"我缴 450 元"。那个说"我缴 500 元"。……他们谁也不甘服输，越争越激烈，其指标也越抬越高。最后有一个以 605 元的指标压倒了对方而获胜（其实该大队卫生所每年利润收入难以完成这个数字），于是，便与大队管理委员会定了承包合同。

这样的结果，必然导致"获胜者"为完成经济指标而采取小病开大处方之手段（据调查，凡属副业性质的均有此类现象），他们一心想的是多赚钱，完成指标，而放松了防疫工作。"有的乡村医生竟错误地

---

① 张世友：《单干行医不是好办法》，《河南赤脚医生》1981 年第 5 期，封四。
② 黄振延、李锐锋：《卫生所包给个人弊多利少》，《健康报》1982 年 5 月 13 日，第 3 版。

认为：下生产队搞一天防疫工作'白搭功夫'，没有一点收入。要是防疫工作搞的太好了，群众都不害病了，卫生所就挣不到钱，承包的经济指标也就完不成了。"① 所以，乡村医生大都不愿意干防疫工作。

大队卫生所是社员群众的集体福利事业，它关系着广大农民的身体健康。据了解，在一些县由于有的大队把卫生所当作副业对待，合作医疗出现了不断下降的趋势。给农村的医疗卫生事业带来很多弊端。

但是，赤脚医生承包合作医疗站或村卫生所，这种办法是同当时农村的生产经营方式相联系的，有一定的积极作用，不仅搞活了卫生工作，方便了群众，也为发展卫生事业开辟了新的途径。因此，这种经营方式也得到相当一部分人的支持。

支持赤脚医生承包大队卫生机构的人认为，个人承包好处很多，因为在承包之初，一般都定有合同，承包的内容有：①药品器材仍归大队所有，交赤脚医生使用，保本保值；②赤脚医生承包医疗、预防、妇幼保健、计划生育任务；③报酬从收入中解决，谁干得好谁收入多，干部、社员和赤脚医生都说这个办法好。一是克服了分配中的平均主义，真正做到了按劳取酬、多劳多得，比较彻底地解决了吃大锅饭的问题。二是赤脚医生的服务态度好了，看病用心了，群众有请必到，看病方便了。大家称赞说："现在医生的腿可勤快了！"三是比较好地解决了乱安插人的问题，赤脚医生精干了，并将日趋稳定。使多年解决不了的"一茬干部二茬医"的问题得到解决。四是赤脚医生钻研业务的多了，买参考书、定报刊的多了。一些人比较担心的问题：一是实行承包后，会不会出现多收费、卖假药、坑害群众的问题。群众说：①赤脚医生是党和人民培养出来的，有一定的社会主义觉悟，有为人民服务的思想。②现在药品都是明码标价，谁想哄骗群众，不那么容易了。③赤脚医生

---

① 焦宏勋：《医疗站不该"投标"承包》，《健康报》1982 年 8 月 19 日，第 3 版。

和病人同是一个村里的人，欺骗群众，无疑是给自己破坏名誉，正派的赤脚医生是不会干的。当然需要加强管理，防治卖假药、售高价。二是，怕预防保健工作没有人管了。预防保健工作好不好，决定了领导工作能够上得去和按政策办事。赤脚医生说，预防接种只要按规定付给报酬，多数人是愿意干的。当然，实行承包责任制的时间还短，还需要逐步完善。如承包的办法怎样才能更有利于大队卫生机构的巩固和发展，大队如何在经济上给予扶持和帮助，以及卫生部门如何进行管理等问题，都需要逐步总结实践经验加以研究解决。这里特别需要提出的是，要把加强管理同束缚限制区别开来。大队卫生机构不是官办组织，办医形式要由大队的群众自己来选择，不应再搞"一刀切"。

一般来讲，大队合作医疗站承包给赤脚医生，可以提高他们自己养活自己的能力。因为，大队卫生机构实行承包后，提高赤脚医生自己养活自己的能力十分必要，但除了一部分人口较多的大队和一部分有技术专长的赤脚医生，做到依靠收入来养活自己还有困难。为了保证不降低收入，赤脚医生一般都承包了责任田，有的是包口粮田，有的也包了劳力田，他们能够在不影响医疗预防保健工作的情况下抽出时间参加劳动。这是涉及赤脚医生经济利益的重要问题，对巩固这支农村卫生队伍，做好基层卫生工作关系很大。正如一些赤脚医生说的，"虽然辛苦点，我们也愿意"。

支持者认为，大队合作医疗站不能由国家包下来，但应有必要的扶持。从基层的实际情况来看，实行承包以后，国家对大队卫生机构还需要继续给以必要的扶持。各地每年从卫生事业费用中拿出扶持农村基层卫生机构的专款，以及有的地方财政拿出一些赤脚医生补助费，都有利于大队卫生机构的发展和巩固。但补助的方法应该进行改革，以利奖勤罚懒，发展基层医疗卫生事业。

承包以后，农村基层卫生工作需要扶持的主要有三个方面：一是要根据任务完成的情况，对承担预防、保健、计划生育工作的大队卫生机构给予合理补助。计划免疫工作要适当收点劳务费。二是增加赤脚医生的培训经费，改变赤脚医生的培训办法，学习期间给予一定生活补助。三是对经济困难，暂时无力筹集药品、器材、资金的大队给以适当补助。[①]

另外，支持者还提出，由赤脚医生承包大队卫生机构，好处还表现在：首先，赤脚医生承包是基层办医的一种责任制形式，承包合同规定了赤脚医生承包的大队卫生机构在医疗预防、妇幼保健和计划生育等方面的任务，加强了赤脚医生从事各项卫生工作的责任心，从而促进了这些工作的开展。其次，较好地把做好基层卫生工作同赤脚医生的经济利益直接联系起来，多劳多得，从而克服了分配中的平均主义，解决了吃大锅饭的问题，进一步调动了赤脚医生的积极性，再次，能从物质利益上推动赤脚医生改善服务态度，刻苦学习业务，提高医疗技术水平，从而使农民群众得到更好的卫生医疗服务。最后，赤脚医生收入增加了，生活有了保障，能够安心地从事这项工作，从而使卫生所不断发展。这些好处显示了赤脚医生承包卫生所这种办医形式的生命力，也展现了搞好农村基层卫生机构的前景。

赤脚医生承包办医这种方式之所以能够在全国不少地区逐步实行，主要是因为这种形式适合了农村广泛实行联产责任制后的新形势。农村实行生产责任制之后，有些地方的合作医疗适应不了新形势，散架了。大队采取了保本经营的方式，由赤脚医生个人承包，实行医疗责任制，对此，一些赤脚医生也是积极拥护的。因此，有的赤脚医生说，"不但激发了我的工作热情，扩大了医疗保健范围，而且增加了个人收

[①]　卫生部办公厅政研室：《大队卫生机构可以承包给赤脚医生办》，《健康报》1983 年 1 月 6 日，第 1 版。

入，同时也给大队减轻了负担"。他们对医疗责任制十分满意，"既能让我把技术毫无保留地奉献给广大群众，又能保证我的经济收入，使一家老小得以安居乐业，群众满意，我呢，也满意"。①

针对农村合作医疗、赤脚医生工作中存在的一些问题，河南省各级政府采取积极措施抓整顿，以巩固农村合作医疗的发展。

在当时情况下，有些地方的农村社队在贯彻落实农村经济政策中，错误地把合作医疗当作"一平二调"停办了，把赤脚医生当作非生产人员压缩掉了，重新造成社员群众看病吃药的困难。这一新情况引起了各方面的重视。许多地区派出调查组，深入社队，研究新情况，解决新问题。对此，"河南省革委会还批转了各卫生局关于巩固和发展农村合作医疗的报告，要求各地认真执行"。②

1981年，经过省政府的同意后，河南省卫生厅开始有组织地整顿农村基层医疗组织。各地结合"乡村医生"考核，对大队医疗组织普遍进行一次整顿，没有建立卫生所的要建立起来，已经停办的卫生所要恢复起来；办得比较好的要进一步加强管理，建立健全规章制度。大队赤脚医生原则上每大队2～5人。要做到大队一级有医有药有机构，解决好农村缺医少药的问题。同时，河南省政府还专门派出调查组到各地，调查地方上基层医疗卫生组织出现的新情况。

通过深入基层了解，调查组讨论认为："当前农村由过去合作医疗的单一办医形式变为多种办医形式，是适应农村经济体制改革的必然结果。究竟采取哪种办医形式合适，要从实际出发，根据具体情况确定，条件成熟的要集体办医，不成熟的也可暂时保留其他形式，并积极引导向集体办医发展。既不能搞'一刀切'，又不能撒手不管。当前不

---

① 杨国生：《责任制激发了我的工作热情》，《健康报》1983年3月13日，第3版。
② 《农村合作医疗要坚定不移地办下去》，《健康报》1979年12月16日，第2版。

论采取哪种办医形式，关键是加强管理。对这方面的做法和经验，要注意搜索和总结。"①

据此，河南省卫生厅要求，坚持社队自主权和群众自愿原则，从实际出发，因地制宜，不搞"一刀切"。

首先，应当肯定合作医疗是解决农村缺医少药的一种好办法。至于合作医疗的基金筹集、减免比例、管理办法等，应从实际出发，量力而行，量入为出，不片面强调报销比例，筹集基金偏少的地方，可以实行按批发价收费或免收一些劳务费。实行合作医疗的大队，也要收点劳务费和部分药费，以增加卫生所的积累和赤脚医生补助。

其次，暂时不能办合作医疗的大队，可以举办大队卫生所。由大队统一筹资，社员看病收费，赤脚医生的报酬由大队统筹解决。

再次，边远山区群众居住分散的地方或经济特别困难、赤脚医生的报酬大队无法统筹解决的地方，可举办自负盈亏卫生所，资金由大队筹集，赤脚医生集体经营，实行自负盈亏。

最后，合理解决乡村医生的报酬，稳定医生队伍。农村基层卫生组织的稳定，巩固和发展，关键在于乡村医生队伍。经过20多年的实践和县卫校多次培训、复训，赤脚医生的医疗技术水平有了很大提高。以新乡地区为例，到1981年，"全区约有50%左右的赤脚医生，达到了相当中专的水平"。②合理解决赤脚医生的报酬，是办好农村医疗卫生的关键所在。应按照国发〔81〕24号文件规定，凡经过考核合格、到达相当于中专水平的发给"乡村医生"证书，原则上给予相当于当地

①　河南省卫生厅：《贯彻全省卫生工作会议精神的情况及当前存在的一些问题》，《卫生工作简报》（第6期），1984年4月9日；河南省档案馆：全宗号J136，案卷号2934，第70~71页。

②　新乡地区卫生局：《关于合理解决赤脚医生补助，调整农村基层卫生组织的报告》，新卫字〔81〕第44号文件，1981年5月8日；新乡市档案馆：全宗号88，目录号5，案卷号242，第121页。

民办教师水平的待遇。暂时达不到相当于中专水平的赤脚医生,要加强培训,其报酬问题,也要给予合理解决。

同时,河南省卫生厅要求,"大队卫生所是农村基层卫生组织,不能当副业搞。卫生所有义务担负卫生防疫和计划生育工作,大队根据他们的任务大小,给予适当补助"。①

总之,不管采用哪种办医形式,必须在当地卫生行政部门领导下开展工作,都有认真做好卫生防疫、妇幼卫生和计划生育的义务。调整农村基层卫生组织,改革经营方式,目的是使之适应农村经济政策调整后的新形势,这是一个既关系着保障广大农民健康,又关系着农村卫生建设的重要问题,必须加以妥善解决。随着农业生产责任制的实行,农村生产形势越来越好,在此情况下,广大农民群众对医疗卫生工作提出了新的要求。农村出现了新的办医形式,有的继续办合作医疗,有的乡村医生、赤脚医生个人或集体对大队实行医疗承包或者个人集资办卫生所,这只是办医方式的不同。由于农村地区地域广大,千差万别,以及地区差别的存在,各级卫生部门应解放思想,大胆改革,打破过去"独家办""大锅饭""一刀切""不核算"的旧框框,调动一切积极因素,发展医疗卫生事业,以满足广大人民群众的需要,解决病人看病难、住院难的问题。在农村基层卫生组织体制上,办医形式应因地制宜,允许多种形式并存。都要在发展全民所有制医疗机构的同时,积极扶植集体办医,支持个体行医。

卫生厅要求:农业实行多种形式的生产责任制以后,农村基层组织为适应这种新情况,必须实行多种形式并存,不搞"一刀切"。"不管哪种形式,都是大队领导和公社卫生院指导下的集体卫生福利单位,不

---

① 河南省卫生厅:《关于整顿我省农村基层卫生工作的报告》,1981 年 8 月 4 日;河南省档案馆:全宗号 J136,案卷号 3307,第 12~13 页。

准当作副业经营，不能上缴利润。都要积极完成医疗、预防、妇幼和计划生育四项任务。"①

在整顿大队卫生所、总结完善承包责任制中，河南省卫生厅要求各地要解决好以下几个问题。

坚持社会主义方向，实行集体承包责任制。大队卫生所的房屋、资金、药品、器械设备均属于大队集体所有，有卫生所和大队签订专业承包责任制合同，确定工作任务，完善管理制度。

大队卫生所是农村防病治病的集体福利事业单位，不能当作副业经营。卫生所业务纯收入部分，一部分用于赤脚医生的工资补助；一部分留着积累，用于增添药品和设备，不得挪作他用。

认真搞好"五定"，落实农村各项卫生任务。大队与卫生所签订的合同应同以五定为内容，即定人员、定任务、定制度、定收费标准、定劳动报酬，要以定任务为核心。要明确规定大队卫生所的防病、治病和计划生育任务指标，要认真执行各项政策，保证收费合理，用药安全有效。

卫生所实行责任制、个人承包合作医疗站后，不少大队卫生室（所）实行经济自负盈亏，用一些赤脚医生的话说，就是"靠处方吃饭"，而防疫工作很多是"义务劳动"，所以不少医生只管诊病收入，不问防疫工作。有的大队自合作医疗停办后，卫生所由医生开办，收入按诊病多少分成。而防疫工作没有或只得到很少报酬，因而把它看成是额外负担，采取不负责任的态度。因此，防疫工作有所放松，传染病处于上升的状况，这主要是防疫工作没有做好。这一时期的卫生防疫工作，存在两个亟待解决的矛盾。

---

① 李银太：《在地区召开的县卫生局长和负责医政工作同志会议上的总结讲话》，1983年1月16日；新乡市档案馆：全宗号88，目录号7，案卷号267，第4页。

一是"防"和"治"的报酬要合理解决。随着农村建立和健全各种形式的生产责任制,将不可避免地出现这样那样的新情况、新问题,特别是对农村的医疗卫生工作,提出了一些新要求。卫生所对下发的小儿麻痹症糖丸由生产队干部拿去乱发或不发,有的卫生所长对其他医生说:"你们拿糖丸怎么丢都可以,把名单交给我就行了。"上面下发这个大队的预防针,仍完整地存放在卫生所。

二是不能把"防"和"治"对立起来。部分赤脚医生由于受无政府主义思潮的影响,认识不到搞好防疫工作是自己的应有职责,因此,对防疫工作持一种对立的态度,认为防疫工作搞好了,看病的人少了,会影响自己的收入。有的医生说,搞防疫工作等于"老鼠拉秤砣进洞,自己塞自己"。由于这些思想影响,有些合作医疗没停办的,医生也不搞防疫工作了。

为了把农村的卫生防疫工作搞好,河南省卫生厅要求采取以下有效措施:①公社卫生院要尽快成立和健全防保组,加强对防疫工作的检查督促。②加强对赤脚医生的政治思想教育,使他们认识到防疫工作是每个医务人员的职责,同时也要有一定的法规,规定必须做好所在大队范围内的防疫工作,从政治上落实他们的责任,可以设想搞些考核、发证、吊销证件、奖惩等办法。③为了解决防疫工作的报酬问题,可试行免疫性小儿病症(小儿麻痹症、麻疹、乙脑、百白破)疫苗的接种适当收一些劳务费。国家对赤脚医生做预防接种工作的补贴是有限的,一般每发一次糖丸每人才补贴一分钱,有些地方甚至没有补贴。如果按这个标准补贴,赤脚医生做了一天工作,才得几角钱也是过少的。有些县已在一些公社试行除国家补贴的费用照拨外,允许赤脚医生收取劳务费,发糖丸每人份收二三分钱,打预防针每人份收五分钱,收费的范围仅限于上述病症。在没有更好办法的情况下,为了使疫情下降,可考虑允许在一些县中的点上试行。

在医疗卫生工作改革中，林县能够切实加强管理，使县、社、大队三级医疗卫生网巩固发展，取得了比较成功的经验。

林县地处太行山区，1983 年有 15 个公社，528 个大队，81 万多人口，许多地方山高沟深，居住分散，看病很不方便。农业实行生产责任制以后，县卫生部门也对基层医疗卫生有步骤地进行了改革。县、社两级医疗卫生机构的领导班子，进行初步调整充实，推行了责、权、利结合的管理制度；适应山区分散的特点，大队卫生所由原来的 519 个所增加到 946 个所，乡村医生实行了浮动工资制；经过考核，批准了 87 名社会闲散医务人员个体开业。从而初步克服了"独家办""大锅饭""一刀切""不核算"的弊病，大大调动了广大农村医务人员的积极性，方便了农民群众就医。基本做到了每个大队和较大的自然村有机构、有人员、有药品、有房子、有必要的医疗器械。有的卫生所还利用积累购买了 X 光机、心电图、显微镜等医疗设备，开设了简易观察病床，使农村医疗条件大大改善。基层卫生组织健全，卫生防疫、妇幼卫生、计划生育技术指导等各项工作搞得有声有色、扎扎实实，农村环境卫生面貌发生了很大改变，各种急性传染病显著下降，成为全省爱国卫生运动的先进县。①

林县搞好基层卫生组织改革和建设的主要经验是：

（1）坚持社会主义方向，敢于抵制来自"左"的和右的干扰。"文革"初期，河南许多地方把联合诊所当作"资本主义尾巴"割掉，机构被解散，财产被占用，人员被下放，林县则顶住了"医疗费用得越多越好"的压力，坚持卫生所和大队合作医疗经费两本账，使卫生所的"元气"没有受到大的损伤。社会上出现"一切向钱看"的倾向时，

---

① 《立足改革，加强管理，林县农村三级医疗卫生网越办越好》，河南省卫生厅：《卫生工作简报》（第 23 期），1983 年 12 月 8 日；河南省档案馆：全宗号 J136，案卷号 3500，第 119 页。

卫生部门也有一些人主张解散卫生所，自由开业，个体行医。林县县委和县政府经过反复调查研究后认为，这些主张不符合广大人民群众的根本利益，不符合社会主义方向。于是，县政府于1982年10月批转了县卫生局的报告，明确提出了"坚持集体办，不搞自由化"的主张，要求各社队做到"五保留""六不准"，即：保留大队卫生所现有机构、人员、财产、资金和赤脚医生的报酬；不准随意撤换赤脚医生、不准包给个人、不准关门停办、不准把卫生所当作副业搞、不准随便动用卫生所的财产和资金（已经动用或拖欠的要积极偿还）。

（2）党政领导重视，在改革的同时大力加强管理。县委和县政府为加强领导和管理，成立了由一位副书记和一位副县长为首的农村卫生工作管理委员会，公社和大队也相应成立了管理领导小组；县卫生局和公社卫生院配有专职干部，负责大队卫生所的管理工作。公社以下分片管理，将几个大队卫生所划为一片，选出正副组长，负责本片各项卫生工作的督促检查和汇报。在乡村医生的管理上，县政府明确规定，确实需要增减人员的，需由大队和卫生所提出意见，经公社和卫生院同意，报县卫生局批准。因而这个县很少有往卫生院乱安插人的现象，保持原来乡村医生队伍的相对稳定。

（3）制定了《林县农村卫生所财务管理制度》。对于各个卫生所每月的经济收入，严格实行经济管理，公社管理组对各个卫生所的管理情况、药品质量、销售价格等，经常进行检查，发现问题，及时处理。

（4）切实抓好乡村医生队伍的思想建设和业务技术建设。针对农村医务人员中出现的"一切向钱看"的现象，采取办学习班和经常性的自学讨论相结合的办法，学习党的十二大文件，学习《邓小平文选》，使大家认清形势，自觉抵制和批评错误倾向，及时严肃处理犯错误的人员。同时，全面进行医德教育，开展比思想、比奉献、比作风、比团结、比遵纪守法的立功竞赛活动，及时表彰好人好事，发扬正气，压倒邪气。

在加强思想政治工作的同时，他们还十分重视乡村医生队伍的业务技术培训，采取多种形式，提高技术水平。到 1983 年底，"全县已有 1684 名乡村医生经过县卫校一年制初训，有 131 名经过复训，还有 200 多名经过县、社或外地医院进修培训"。①

林县在改革的同时大胆管理，调动了医务人员的积极性，服务态度明显改善，他们又防又治，看病时大都用心周到，有请必到，不请也到，基本上没有发现乱涨药价、卖假药或滥开大处方等坑骗群众的现象。林县卫生局抽查五个公社 1983 年 9 月份的处方，平均每张一元二角一分，比去年同期每张一元四角八分，还减少了二角七分，农民群众得到了实惠。

第三节　对合作医疗经费的管理

对合作医疗经费的管理十分重要。一方面，从上到下，从干部到群众，认真地解决好对合作医疗的认识，是巩固和发展合作医疗的关键；另一方面，收好、管好、用好合作医疗基金，则是巩固和发展合作医疗的重要一环。加强合作医疗的基金管理，收好经费是重要前提。合作医疗基金是办好合作医疗的物质基础，应取之于民，用之于民。只有把它管好、用好，严防贪污、挪用，才能使其真正用于社员群众的防病治病。

合作医疗能否巩固提高，基金是一个大问题，由于广大农村相对处

---

① 《立足改革，加强管理，林县农村三级医疗卫生网越办越好》，河南省卫生厅：《卫生工作简报》（第 23 期），1983 年 12 月 8 日；河南省档案馆：全宗号 J136，案卷号 3500，第 123 页。

于十分贫困的状态，合作医疗的基金来得很不容易，赤脚医生和社员群众都把这些钱看作是"救命钱"，用它来购买药品和医疗器械，扩大合作医疗。

我们从各个地区抽取几个县，看其基金筹集的来源和免费程度，分析河南省对农村合作医疗经费的管理情况。

1968年冬，新乡县全县兴起大办合作医疗的高潮，到1970年，各行政村均建立有合作医疗站，合作医疗经费来源有四种：大队一级投资；大队生产队两级投资；大队、生产队、社员三级投资；生产队、社员两级投资。经费的使用方法：一是全免费，在本大队合作医疗站和转院就诊的所需医疗费用由合作医疗站全支；二是在本大队合作医疗站就诊全免，每次仅收五分钱挂号费，转院外出就诊的，视患者家庭经济情况，经合作医疗管委会批准，可报销30%～80%，特殊困难者也可以全报销；三是在本大队合作医疗站就诊全免，外出就诊自费。[①]

1968年，汝南县农村社员自愿组织办起了合作医疗。其基金来源分为：①个人、生产队、大队三者投资；②生产队、大队二者投资；③生产队公益金支付；④大队公益金支付。其支付办法分为：①全免费。在本队合作医疗（室）站和到公社医院看病所需的医药费用由合作医疗室（站）支付；②只在本队合作医疗室（站）看病全免，每次仅收五分钱处方费。转院外出医疗费用报销30%～70%；③在本队合作医疗所看病费用全免，外出看病自费。[②]

1968年年底，桐柏县实行合作医疗制度，其基金来源则是社员每人每年出1元和从公益金中每年按人头抽经费。凡参加合作医疗的社

---

① 新乡县史志编纂委员会编《新乡县志》，生活·读书·新知三联书店，1991，第485页。

② 河南省汝南县卫生局编《汝南县卫生志》，西平县印刷厂，1986年印（未刊稿），第178页。

员，一年内可凭本人的医疗证到本大队的医院就诊，免费治疗。[1]

虞城县合作医疗的基金来源大致有五种形式：①大队一级投资；②大队、生产队两级投资；③大队、生产队和社员三级投资；④生产队、社员两级投资；⑤社员一级投资。以上五种形式，以第④、⑤种居多。在经费使用上分为三种：①全免费。到本大队合作医疗站就诊和转院看病所需的医药费，由合作医疗站全支。②在本大队合作医疗站看病全免，每次仅交 5 分钱的处方费。转院就诊，视患者家庭经济情况，经管委会批准，可报销 20% ~ 80%，特殊困难者，也可全报销。③在本大队合作医疗站就诊全免，转诊自费。[2]

汤阴县的合作医疗的经济来源大致有五种形式：①大队一级投资；②大队、生产队两级投资；③大队、生产队、社员三级投资；④生产队、社员两级投资；⑤社员一级投资。由于各地各队的经济条件不同，投资形式不同，在经费使用上也有区别，一般分为三种：①全免费。在本队合作医疗站和转院看病所需的医药费用由合作医疗站全支。②在本队合作医疗站看病全免，每次仅收五分钱的处方费。转院外出看病，视患者家庭经济情况，经过管委会批准，可报销 10% ~ 80%，特殊困难者也可全报销。③在本队合作医疗站全免，外出看病自费。[3]

1969 年，禹州市开始试办合作医疗试点，其形式有三种：一是"三分担"，即按标准由生产大队、生产队和社员各出 1/3 的医药费。在规定的范围内享受全免或减免医疗；二是"两分担"，即由社员和生产队各负担一半；三是生产大队包干。1975 年，全县 637 个生产大队全部办起了合作医疗。鸿畅公社还以公社为单位办起了大范围合作

---

[1]　桐柏县地方史志编纂委员会编《桐柏县志》，中州古籍出版社，1995，第 689 页。

[2]　虞城县卫生局编《虞城县卫生志》，河南省虞城县印刷厂，1986 年印（未刊稿），第 169 ~ 170 页。

[3]　汤阴县志编纂委员会编《汤阴县志》，河南人民出版社，1987，第 167 ~ 168 页。

医疗。[1]

1969 年 5 月，息县全县办起了合作医疗，合作医疗室都建立有合作医疗管理委员会或领导小组，其管理制度均由他们订立。但由于各地经济条件不同，投资的形式不同，在经济适用上也有区别，大致可分为三种：①全免费，在本队合作医疗室或转院看病所需一切医疗费用均由合作医疗室报销；②在本队合作医疗室看病，每次只收五分钱的处方费，医药费全免。转院外出看病，视病者家庭经济情况，经过管理委员会或领导小组批准，给予一定比例的报销，特殊情况也可以全报；③在本队合作医疗室看病全免，外出看病自费。[2]

大队办合作医疗由其局限性，穷队的合作医疗基金筹集相对困难，报销的比例不大。后来，又出现社队联办、两级管理的合作医疗。社队联办合作医疗为公社、大队联办，但仍为集体性质的合作医疗，基金筹集仍由大队、生产队和社员三级分担，公社也适当投资，逐步扩大公社对社员投资福利的比例。医疗金标准平均每人每年二元左右，公社统一筹集，纳入分配计划，分一次或两次筹集齐。采种的中草药，按价抵作基金。基金筹集后，公社留 30% 统一使用，作为急性病、危重病、疑难病的检查治疗；70% 按月分到大队，作为常见病、多发病的预防和治疗，如不足时，大队还可适当增加基金。药品管理可由大队自行选购，也可由公社统一进货，卫生院按指标分配到大队。公社卫生院成立制药厂，为大队生产和加工中西药品，以适应社队联办的需要。[3]

总之，社队联办合作医疗体现出在一个公社范围内的合作医疗，实行加强领导，集中资金，分级管理，分级防治，分级采、种、制药，这

---

① 禹州市志编纂委员会编《禹州市志》，中州古籍出版社，1989，第 643～644 页。

② 河南省息县卫生局编《息县卫生志》，1985 年印（未刊稿），第 135～137 页。

③ 新乡地区革命委员会卫生局：《关于对发展社队联办、两级管理合作医疗的若干问题的意见》（实行稿），1976 年 8 月 25 日；新乡市档案馆：全宗号 88，目录号 3，案卷号 156，第 8 页。

就扩大了合作医疗互助的范围。

合作医疗的经费来源是否可靠，是办好合作医疗的重要条件。河南省的农村合作医疗兴起后，其基金主要依靠社员群众、生产小队和大队共同筹集。大体上分为全免费、部分免费和转院部分免费等几种。从整个河南省范围来看，合作医疗的基金来源，大致有以下四个方面。

第一，从社员群众手上收一点。顾名思义，合作医疗就是社员群众自己凑钱，依靠集体的力量，解决防病治病问题的一种医疗制度。这种医疗制度，在我国农村的生产发展水平还不高、还不可能实行全民免费医疗的情况下，是行之有效的。因此，向参加合作医疗的社员群众筹集一部分基金，是完全必要的。至于每人筹集多少，则根据当地的发病情况和生产发展情况，以及当地群众的普遍富裕情况，因地制宜地确定。有的社队，经济条件很好，他们从公益金或企业收入中拿出一些钱来，解决社员群众防病治病所需要的基金，而不需要向社员个人筹钱。不过，一般地说，在当时的条件下，向社员收取少量的合作医疗基金，可以把社员的切身利益与合作医疗直接地联系起来，使他们更加关心和支持合作医疗，有利于合作医疗的巩固和发展。

第二，从社队公益金或企业收入中提取一点。合作医疗是社员群众的福利事业，从公益金中提取部分基金解决群众的福利问题，是完全合理的。社队企业的收入，除一部分用于增加积累、扩大再生产外，大部分应分配给社员群众，在条件允许的情况下，从中提取部分基金，用于解决社员自己的防病治病问题，也是可以的。当然，提取的数额要从实际出发，企业收入多的可以多提，企业收入不太多的，可以少提或不提。有些社队对合作医疗很重视，每年在年终决算分配时，把合作医疗基金列入分配计划，从社员分配收入、社员公益金和企业收入中，按实际需要予以扣除，筹集好来年的合作医疗基金。

第三，采、种、制中草药收入一点。采、种、制中草药不仅可以为合作医疗提供部分药源，而且是解决合作医疗基金的一个重要而又可靠的来源。实践证明，凡是采、种、制中草药抓得好的单位，其收入可以解决全部或大部分合作医疗基金，相当程度地减轻了农民群众的经济负担，这样做对合作医疗的发展和巩固是十分有利的。

合作医疗基金筹多少，集体和个人筹款比例，一般由社员群众讨论决定。随着中草药的采、种、制、用的发展，逐步减少集体和个人的投资部分。"五保户"、困难户，经社员讨论，大队批准，可以减免，由公益金中支付。大队药场收入归医疗站使用。药场搞得好，收入多，可以施行免费医疗和发展卫生事业。账目做到日清、月结、季公布、年终盘点结算。

基金筹集好了，就为办好合作医疗提供了物质基础。但是，如果合作医疗基金不能管好、用好，也会直接影响合作医疗的巩固和发展。

要管好、用好合作医疗基金，必须有一套切实可行的规章制度。首先，要从实际出发，确定社员群众治病的报销范围和免费比例。有的社队经济条件很好，不论中药、西药，急性病、慢性病，都可以全部报销。有的地方经济比较困难，免费比例就比较低。这种不平衡状态是始终存在的。只有创造条件，逐步扩大报销范围，才能提高免费比例，但不能脱离实际，硬性地要求达到多大比例，搞一刀切。其次，要实行民主理财。合作医疗站的账目要专人管理，日清月结，定期公布，使群众放心。再次，合作医疗基金要专款专用，不能挪作他用，以免影响防病治病，影响合作医疗的巩固发展。

要管好、用好合作医疗基金，赤脚医生必须坚持原则，出于公心。人们常说，赤脚医生是合作医疗的"台柱子"。他们是否能坚持勤俭办医，用中草药和土方土法防治疾病，处处精打细算，把有限的基金真正用于解除社员群众的疾苦；他们是否能坚持原则，不徇私情，不走后门，对于巩固发展合作医疗关系极大。因此，加强对赤脚医生的教育，使他们成为合作医疗的"好管家"，能够积极推动合作医疗制度不断巩固和发展。

关于免费的标准问题，由于各地经济条件和合作医疗发展程度不同，在河南省范围内，没有统一的免费标准。有的地方合作医疗只免费20％。在当时情况下，对于长期慢性病和外出看病的免费标准不宜太高，以免占用医药费过大，影响多数人在本队卫生室看病，不利于合作医疗的巩固和发展。对此，河南省卫生厅有一个大概的规定："大队合作医疗站可以治疗的疾病不予转诊，私自外出治病的不予报销。对长期患慢性病和转院报销比例，目前，不宜过高，以免影响合作医疗的巩固。"① 同时，必须从实际出发，不能强调免费幅度，根据经济条件，由低到高，才能不断巩固和发展。

为了进一步规范合作医疗基金的合理运用，做到有章可循，1979年12月，卫生部、农业部、财政部、国家医药管理总局、全国供销合作总社联合发布了《农村合作医疗章程》（试行草案），对农村合作医疗基金的管理，进行了明确规定："合作医疗基金由参加合作医疗的个人和集体（公益金）筹集，各筹多少，应根据需要和可能，经社员群众讨论决定。随着集体经济的不断发展逐步扩大集体负担部分。个人和集体可以用采集的药材折价交付合作医疗基金。合作医疗基金，主要用于社员的医药费。确定参加合作医疗的社员看病医药费的报销范围，减免比例，要从实际出发量入为出，暂时无力减免药费的，可先实行按批发价收取药费、免收挂号、注射、针灸、出诊等各项劳务费。合作医疗站要坚持勤俭办事业的方针。合作医疗站是集体福利事业单位，不应办成企业或副业，也不应要他们上交利润。"②

---

① 河南省革命委员会卫生局：《关于加强农村合作医疗和赤脚医生队伍建设的几点建议》，1979年2月17日，河南省档案馆：全宗号J136，案卷号3118，第41～42页。

② 《加强领导，巩固农村合作医疗制度》，《健康报》1979年12月23日，第1版。

《农村合作医疗章程》（试行草案）的颁布，规定了医疗基金的性质、来源、用途，对于避免一刀切、规范医疗免费标准，具有重要的指导意义。

只有加强基金方面的管理，合作医疗才有可能办好。如果不遵循一定的经济规律，根据具体的集体经济情况，单纯追求基金的免费比例，其结果是资金入不敷出，这是合作医疗站"春办秋散"的根本原因。

随着农业生产责任制的推行，过去有些筹集资金的渠道已经部分受阻或者根本行不通了。

有些地方采取了新的筹集合作医疗资金的办法：一是合作医疗与社员直接签订合同，由社员直接交纳合作医疗资金，凡交纳资金的社员，均可享受合作医疗的权利；二是社队企业收入较大的，继续从社队企业收入中筹集；三是农业生产体制稳定或虽然生产体制变动较大，但仍然坚持集体分配的社队，继续从公益金中筹集；四是有条件种药、种植经济作物、养鱼、养家禽的地方，划给一定的田、土、塘、林给合作医疗站，由赤脚医生或抽调少量劳力管理，其收入作为合作医疗基金，做到以药养医或以副养医；五是充分发挥赤脚医生的技术专长，以医养医；六是个别难以筹集经费的地方，采取由大队垫成本，实行收费医疗的办法。

1980 年后，随着农村生产体制的变革，大队的合作医疗站绝大多数承包到人，单独核算，自负盈亏，社员看病吃药费用自理。这样，基金的筹集越来越困难，河南省农村的合作医疗日趋走向衰落。

第四章 河南省各级政府对
赤脚医生的管理

农村医疗卫生事业，是关系到广大农民生老病死的一件大事，也是保护劳动力，发展农村经济，促进经济建设的一项十分重要的工作。在农村卫生工作中，河南省政府十分重视加强对赤脚医生各方面的管理。

第一节 对赤脚医生的教育

一 思想教育

当时，主流意识形态认为，改造世界观，这是医务人员思想革命化的必由之路。毛泽东曾经指出："掌握思想教育，是团结全党进行伟大政治斗争的中心环节。如果这个任务不解决，党的一切政治任务是不能完成的。"① 中央领导层希望通过长期艰苦细致的政治思想工作，在广大医务人员特别是在青年中加强医学道德修养的宣传和教育，提倡文明行医，抓典型，树正气，表扬好人好事，批评坏人坏事和不道德、不

---

① 《毛泽东选集》第三卷，人民出版社，1991，第1094页。

文明的优良作风，能够树立一代医疗新风。"用共产主义的理想、信念、道德、情操教育广大干部和医务工作者，以白求恩为光辉榜样，全心全意地为人民服务，毫不利己、专门利人，对同志极端热忱，对工作极端负责任，技术上精益求精，不但提高医疗技术和医疗质量，把各项工作做得更好。"①

因此，在对赤脚医生的管理中，首当其冲的就是对赤脚医生的思想教育，"对赤脚医生首先要抓好他们政治思想教育，在政治统帅下提高他们的业务技术水平，合理解决报酬问题"。②

1964 年，河南省就对赤脚医生的前身——农村不脱产的基层卫生人员加强思想政治教育，提高他们的政治思想水平，加强他们为人民服务的观点的教育。有的公社在规定的学习时间内，"不仅组织保健员学习业务技术，也组织他们学习毛主席著作"。③

1965 年，西华县西夏公社各生产大队自办或联合举办九所卫生员业余学校，这九所学校的政治课，"主要是活学活用毛主席著作，学习党的方针政策，请老贫农讲村史、家史，帮助学员树立无产阶级的阶级观点、群众观点和生产观点，树立全心全意为人民服务的思想"。④

在对保健员进行思想教育时，河南省的基本做法是，"以大队为单位，十天左右召开保健员小组会，检查工作，交流经验，开展批评与自我批评，开展比学赶帮活动，或进行政治业务学习。公社则一两个月或一个季度召开一次会议，总结经验，表彰先进"。⑤ 同时，进行业务技

---

① 钱信忠：《贯彻调整方针，稳步发展卫生事业》，《红旗》杂志 1981 年第 10 期，第 32 页。
② 王甲军：《王甲军同志在全省卫生工作会议上的总结发言》，1973 年 6 月；河南省档案馆：全宗号 J136，案卷号 2743，第 8 页。
③ 董绵国：《关于农村不脱产初级卫生人员几个问题的探讨》，《健康报》1964 年 12 月 9 日，第 2 版。
④ 《用革命办法培养农村卫生人才》，《河南日报》1965 年 9 月 24 日，第 3 版。
⑤ 张勋朝：《坚决贯彻两条腿走路的方针，河南为农村培训了三十万不脱产的保健员》，《健康报》1964 年 12 月 9 日，第 1 版。

术的培训，贯彻"两条腿走路"的方针，到 1964 年年底，为农村培训了 30 万不脱产的保健员。

为了使培养出来的卫生员、接生员能够巩固下来，经常发挥作用，河南省的一些地方除了在培训时切实保证质量和及时解决保健箱、接生包等以外，"很重要的一条，是要抓思想政治教育工作，经常对不脱产卫生人员进行服务观点和服务态度的教育，组织他们活学活用毛主席著作，以不断提高思想觉悟，积极为社员健康服务"。[①]

这些经常性的思想教育工作，不仅公社和生产大队做，当地卫生机构也协助社队来做。基层卫生机构在对不脱产卫生人员布置工作任务和协助他们开展工作的过程中，经常针对他们当中出现的活思想进行帮助和教育，并协助社队定期开展不脱产卫生人员的评比活动，表扬先进，启发他们为人民服务的自觉性。

农村合作医疗在河南省普遍兴起以后，对赤脚医生的思想教育主要是抓三件事，一是组织他们认真读马列和毛泽东的书，二是进行思想和政治路线教育，三是树立全心全意为人民服务的思想，不要脱离劳动，不要脱离群众。"改造世界观是长期的，而且是有反复的。其根本途径，就是学习马克思主义、列宁主义、毛泽东思想，走同工农兵相结合的道路"。[②]

在对赤脚医生进行思想教育时，河南省卫生厅要求各地方机构，"组织赤脚医生、卫生员认真学习毛泽东的著作《为人民服务》、《纪念白求恩》和'向雷锋同志学习'的光辉题词，开展批判修正主义、批判资本主义的斗争和'三忆三比三查'活动，即：忆解放前贫下中农的苦，比解放后贫下中农的甜，查自己为人民服务的思想树得牢不牢；

---

① 《做好卫生员接生员的巩固工作》，《健康报》1965 年 6 月 5 日，第 1 版。
② 《改造世界观，为贫下中农服务》，《河南日报》1970 年 6 月 19 日，第 3 版。

忆修正主义路线的苦，比毛主席革命路线的甜，查自己在毛主席的革命卫生路线上脚跟站得稳不稳；忆没建合作医疗站时农村缺医少药的困难，比建立合作医疗站后贫下中农的方便，查自己为革命做的贡献有多大"。①

同时，还组织赤脚医生和医务人员认真学习党和国家的大政方针政策，并组织部分赤脚医生座谈学习体会。

在各种医校培训时，思想政治教育是当时赤脚医生的必修课。潢川县举办的抗大医校是当时河南省比较有名的赤脚医生培训学校。潢川医校从一开始办学，学校领导就将"培养出来的学生思想红，和贫下中农的感情深，贫下中农信得过，养得起，用得着"作为目标。为此，学校要求"每个学生要'三带'：带马列主义和毛主席的书，带村史和家史，带劳动工具"。赤脚医生在学校培训时，重点上好五课："一是马列主义理论课，组织学生学习马克思主义、列宁主义、毛泽东思想的基本理论，使学生理解党的基本路线，提高无产阶级专政条件下继续革命的觉悟；二是阶级教育课，学习毛主席关于阶级和阶级斗争的教导，批判阶级斗争熄灭论，经常请老贫农讲'三史'，使学生懂得阶级斗争，不忘阶级苦，为贫下中农学好医；三是生产劳动课，医校把生产劳动视为基础课，在校劳动时间占整个课时三分之一，使学员始终保持普通劳动者的本色；四是传统教育课，给学生讲毛主席创办的延安抗大的光荣传统，讲大别山革命根据地的光荣传统，请老红军、老赤卫队员讲革命战争年代如何艰苦奋斗干革命，他们还利用组织学生认药采药的机会，进行行军拉练，培养学生的艰苦奋斗的革命精神。"② 五是医药

---

① 河南省革命委员会卫生局：《卫生革命简报》（第5期），1977年6月26日；河南省档案馆：全宗号J136，案卷号2934，第149～150页。

② 《贫下中农欢迎这样的医校——河南潢川抗大医校十年》，《河南日报》1976年6月28日，第2版。

专业知识课。

另外，潢川县抗大医校还批判"医道尊严""技术私有"等剥削阶级的意识形态，批判"医生医生，比人高，受人敬"的思想，教育学员这些都是剥削阶级意识的反映。"这种思想不清除，全心全意为人民服务的思想就不能成立，就不能成为名副其实的赤脚医生。"①

潢川县抗大医校培训赤脚医生时加强思想政治教育的经验，受到河南省政府的推广。抗大医校始终坚持把"学政治和转变学生的思想放在首位，把解决学生为什么人的问题作为办学的根本指导思想，经常组织大家认真学习《共产党宣言》《为人民服务》《纪念白求恩》等经典著作，学习党的基本路线"②。

河南省政府要求地方各级政府，要加强对赤脚医生的政治思想教育，"教育赤脚医生走亦农亦医的道路，抵制资产阶级思想侵蚀。要学习潢川县抗大医校的经验，办好赤脚医生学校"③。

河南省各地在培训赤脚医生时，普遍学习潢川县抗大医校对赤脚医生思想政治教育的经验，十分重视对赤脚医生的思想教育。

博爱县在办学习班时，给赤脚医生上的第一课就是毛泽东的思想课，让大家反复学习"老三篇"，树立完全、彻底地为人民服务的思想。④

信阳县谭家河医校十分重视加强对赤脚医生进行思想和政治路线方面的教育。每当新学员入学时，医校党支部组织他们反复学习毛泽东

---

① 《为占领农村医疗卫生阵地培养大批人才——潢川县抗大医校培训赤脚医生的调查》，《河南日报》1975年6月26日，第2版。
② 《为占领农村医疗卫生阵地培养大批人才——潢川县抗大医校培训赤脚医生的调查》，《河南日报》1975年6月26日，第2版。
③ 《搞好卫生革命，为普及大寨县贡献力量——我省召开农村卫生工作会议，要求坚定不移地把医疗卫生工作的重点放到农村去》，《河南日报》1975年10月24日，第1版。
④ 《突出无产阶级政治，狠抓阶级斗争，不断发展和巩固农村合作医疗制度——博爱县普遍实行合作医疗制度的基本经验》，《河南日报》1969年5月13日，第3版。

著作《为人民服务》《纪念白求恩》以及有关医疗卫生工作的重要指示；开展忆苦思甜活动；联系医疗卫生战线两个阶级、两条路线的斗争实际，开展革命大批判，激发广大革命师生为革命而教、为革命而学的积极性。①

商水县的赤脚医生学校在培养和提高赤脚医生时，"把赤脚医生学校办成无产阶级专政的工具，办成社会主义的政治学校"，培养"有社会主义觉悟的有文化的劳动者"。学员入学以后，"首先组织他们到教学基点，参加农村阶级斗争，参加生产劳动，调查当地卫生情况，请农村干部、贫下中农讲阶级斗争、路线斗争，讲村史家史，讲革命传统。提高阶级斗争、路线斗争和继续革命的觉悟，坚定学好当好赤脚医生的信心和决心"。② 然后回到学校学一段之后再下去。这样几上几下，保证赤脚医生一身泥巴进校，满手老茧回乡，永葆劳动人民的本色。

除了正常的医校教学外，河南省许多地方还举办业余卫生夜校，也十分加强对赤脚医生、卫生员的思想政治教育。"夜校的政治课大都由公社党委负责同志担任，以讲授《为人民服务》《纪念白求恩》《愚公移山》《反对自由主义》等毛主席著作和政治时事为主要内容"。③

赤脚医生和卫生员大都能够努力进行政治学习，加强思想改造，做到积极为农民群众服务。但也有少数人出现一些非主流思想。封丘县赵岗公社铁炉大队实行合作医疗后，有的人单纯为了学技术，愿意搞治

---

① 《信阳县谭家河医校坚持理论联系实际的教学方法　积极为农村培养大批赤脚医生》，《河南日报》1974年1月17日，第3版。

② 河南省革命委员会卫生局：《坚持医学教育革命，商水县赤脚医生学校胜利前进》，《卫生革命简报》（第11期），1976年7月22日；河南省档案馆：全宗号J136，案卷号2893，第168页。

③ 《卫生员培训以后还需要不断巩固提高》，《健康报》1965年10月30日，第1版。

疗，不愿搞预防；愿意学西医，不愿学土医土法；有的人嫌苦怕累，认为当赤脚医生和卫生员吃亏；有的出现了不愿参加集体劳动的苗头。对于这些问题，为了帮助赤脚医生和卫生员提高觉悟，大队党支部选派了一名支委和贫下中农代表负责管理赤脚医生和卫生员的思想政治工作，"经常组织赤脚医生和卫生员学习'老三篇'，帮助他们在改造世界观上狠下功夫，牢固树立完全、彻底为人民服务的思想"。在党支部的帮助下，"这个大队的赤脚医生和卫生员坚持做到毛主席著作学在前，为人民服务做在前，生产劳动干在前，深受贫下中农的欢迎"。①

　　有些地方的合作医疗出现混乱和倒退，在整顿的过程中，主抓思想整顿工作。陕县大营大队整顿合作医疗时，首先组织赤脚医生学习毛主席的有关指示，在此基础上，发动广大干部群众和赤脚医生学习党的基本路线，结合思想教育，对资产阶级倾向彻底批判。大营大队经过对赤脚医生进行思想整顿和教育，使赤脚医生受到深刻的思想教育，调动了他们的积极性，"送医送药蔚然成风，遵守纪律争当模范，坚持二十四小时值班"。并且加强业务方面的学习，"不断组织病案讨论、技术交流，提高了全体赤脚医生和卫生员的业务水平"。②

　　有的地方还针对赤脚医生的具体问题，加强思想教育。例如，南召县有的赤脚医生不能坚持参加农业集体生产劳动，脱离群众；有的不能很好地钻研业务，提高技术水平等。针对存在问题，"党委组织赤脚医生学习毛主席的理论，学习华主席重要讲话；请老贫农忆苦思甜，进行党的基本路线教育、阶级教育和革命传统教育，提高了广大赤脚医生执行毛主席革命卫生路线的自觉性"。此外，"党委还帮助赤脚医生划清

---

① 《铁炉大队党支部认真执行毛主席光辉的"六·二六"指示，狠抓两条路线斗争，巩固合作医疗制度》，《河南日报》1971年6月26日，第3版。
② 陕县县委通讯组：《坚持整顿，大干快上——陕县大营大队整顿合作医疗的经验》，《河南赤脚医生》1978年第1期，第17~18页。

为革命学习业务和'白专道路'的界限，举办赤脚医生学习班，抽调赤脚医生到卫生院学习等"。① 采用各种办法提高赤脚医生的理论和业务水平。

不仅地方上在培训赤脚医生时十分重视思想政治教育，各个解放军医院在响应党中央的号召、上山下乡到农村基层巡回医疗、帮助培训赤脚医生时，也十分重视对赤脚医生的思想教育。

从1970年下半年以来，解放军某部医院在培训、复训赤脚医生的过程中，非常重视思想革命化建设。"每次培训时，他们都组织赤脚医生学习《纪念白求恩》，学习英雄人物的先进事迹；请贫下中农和地方干部上阶级斗争和路线斗争教育课，有的放矢地进行思想和政治路线方面的教育，提高他们的路线觉悟。"② 这批赤脚医生的思想觉悟和技术水平提高得都很快，大部分人能够医治当地一些常见病和多发病，受到农民群众的欢迎。

中国人民解放军某部卫生所，派出医疗小组到河南省的农村进行巡回医疗，这个卫生所办"六·二六"医训班，培养农村需要的赤脚医生，"首先用毛泽东思想武装他们的头脑，提高他们捍卫毛主席医疗卫生路线的认识。第一部教材就是光辉的'老三篇'，第一课就是进行两条医疗卫生路线的教育，大大提高了学员们执行和捍卫毛主席的医疗卫生路线的觉悟"。③

河南省教育赤脚医生全心全意为农村群众服务的举措，其目的是"促进思想革命化"，收到了一定的积极效果。

---

① 南召县县委通讯组、光山县革命委员会卫生局：《建设一支又红又专的赤脚医生队伍》，《河南赤脚医生》1978年第1期，第19页。

② 《解放军某部医院利用各种时机举办培训班，帮助赤脚医生提高医疗技术水平》，《河南日报》1974年1月17日，第3版。

③ 《为贫下中农建立自己的医疗队伍——记解放军某部卫生所为农村培养"赤脚医生"的先进事迹》，《河南日报》1969年6月23日，第3版。

二　参加集体生产劳动的教育

20 世纪 60 年代中期，参加集体生产劳动是党中央的明确要求。当时，党中央的主流意识形态认为，参加集体生产劳动是和走社会主义道路紧密地联系在一起的，是使干部走群众路线、同群众保持密切联系的有效手段，可以有效地防止出现修正主义。因此，强调各级干部参加集体生产劳动，"是极端重大的问题，具有很大的革命意义。它是避免修正主义、免除官僚主义的根本条件之一"。① 党中央认为，党员干部参加农业集体生产劳动，能够使他们保持普通劳动者的本色不变，可以避免当官做老爷的趋向，"能够同群众保持最广泛的、经常的、密切的联系，及时地了解阶级的关系、群众的问题和生产的情况，及时地同群众商议，通过群众路线，解决问题"。基层干部如果不参加集体生产劳动，"往往不能如实地反映情况"。② 各级干部应该积极参加集体生产劳动，"对于社会主义制度说来，是带根本性的一件大事"。干部如果不参加集体生产劳动，"势必脱离广大的劳动群众，势必出修正主义"。③

因此，党中央要求，为了使农村集体经济能够得到巩固，"要教育公社各级干部不但要工作好，而且要劳动好，要做到工作、劳动两不误"。④ 党员干部应深入实际，密切联系广大人民群众，"督促广大农村工作的干部，深入到群众中去，经常参加集体生产劳动。所有生产大队和生产队的干部，都应当按照农村人民公社工作条例的规定，以一个普

---

① 中共中央文献研究室编《建国以来重要文献选编》（第十六册），中央文献出版社，1997，第 590 页。
② 国家农业委员会办公厅编《农业集体化重要文件汇编（1958—1981）》下册，中共中央党校出版社，1981，第 690 页。
③ 国家农业委员会办公厅编《农业集体化重要文件汇编（1958—1981）》下册，中共中央党校出版社，1981，第 691 页。
④ 国家农业委员会办公厅编《农业集体化重要文件汇编（1958—1981）》下册，中共中央党校出版社，1981，第 691 页。

通社员的身份，积极地参加集体生产劳动，同社员一样评工记分"。①

各级干部参加农业集体生产劳动形成一种制度，根据级别，对各级干部如小队、大队、公社的干部参加集体生产劳动的任务，都有明确的规定。"生产队的干部应当常年参加集体生产劳动；生产大队干部全年参加集体生产劳动不得少于一百二十天，公社干部不得少于六十天。"②根据有关规定，所有县级及以上领导干部，也都必须参加农业集体生产。

在党中央的号召下，河南省委要求，"各地应当认真检查一次干部参加集体生产劳动的情况，总结经验，发扬成绩，纠正缺点，继续前进。机关要实行'三三制'，组织各级领导成员和在职干部，不论老干部还是新干部，除老弱病残者外，都轮流下乡蹲点，参加劳动"。省委希望广大领导干部带头参加集体生产劳动后，能够激发广大群众的劳动热情，迸发出巨大力量，以推动农业的发展。另外，领导干部到农村中去，带头参加集体生产劳动，"就能把党的路线、方针、政策和艰苦奋斗的作风带到广大群众中去，同时又可以直接向群众学习，汲取丰富领导思想和改善领导作风的政治营养，提高领导水平"。③ 在上级的要求下，河南省各地大批县、社领导干部，走出机关、走出办公室，上山下乡，深入基层，和广大农民群众一起参加集体生产劳动，领导生产。

对赤脚医生而言，也要坚持参加农业集体生产劳动，密切联系群众，参加集体分配，走亦农亦医、又红又专的道路，做好防病治病工作。"如果丢掉'赤脚'，不参加农业集体生产劳动和集体分配，而是穿上白大褂，戴上白口罩，挂上白门帘，那么，赤脚医生的性质就变

---

① 中共中央文献研究室编《建国以来重要文献选编》（第十六册），中央文献出版社，1997，第 514 页。

② 中共中央文献研究室编《建国以来重要文献选编》（第十六册），中央文献出版社，1997，第 514～515 页。

③ 《坚持干部参加集体生产劳动的制度》，《河南日报》1973 年 11 月 22 日，第 1 版。

了，群众就不欢迎你，不拥护你了。因此，在坚持'赤脚'这个原则问题上，丝毫不能动摇，不能后退。"①

当时，主流意识形态认为，赤脚医生是卫生队伍中的新生力量，他们既是农民，又是医生，打破了卫生领域过去那种当了医生就要脱离体力劳动的旧规矩。认为，"如果赤脚医生脱离了农业集体生产劳动，就不再是赤脚医生了，慢慢就会受资产阶级法权思想的腐蚀，就会利用自己的医疗技术为少数人服务，为个人谋利益。在这个问题上，我们一定要坚持原则，就不能倒退"。②

党中央对赤脚医生参加农业集体生产劳动同样十分重视，认为赤脚医生参加生产劳动，最根本的就是不脱离群众，不脱离劳动。对于党中央的决议，山西省昔阳县积极响应。大寨公社南垴大队党支部认为："赤脚医生和群众一起劳动，就能及时发现和治疗疾病，而且能不断丰富自己的实践，知道群众为什么会得病，应当怎样预防，怎样治疗，治疗的效果也好，这样的赤脚医生就会受到群众拥护。如果赤脚医生不参加劳动，或者不和群众一起劳动，他就会脱离群众，脱离群众监督，甚至发生资产阶级生活作风，和某些人勾结起来，利用职权，小病大治，这样就会破坏甚至搞垮合作医疗。"③

为了保证赤脚医生劳动、工作两不误，昔阳县大寨公社蒙山大队还制定了具体的措施。大队安排赤脚医生白天在村庄附近参加随时可以离得开的劳动，社员看病随叫随到，看完病又继续劳动。还规定赤脚医生早饭前一般不出工，晚饭后一般不加班，使赤脚医生每天有固定时间搞防治疾病的工作，送医送药上门，还经常利用中午休息时间看病发

---

① 《在京参加卫生工作会议的赤脚医生决心做卫生革命的促进派，坚持参加农业集体生产劳动》，《赤脚医生杂志》1975年第8期，第3页。

② 韦革：《进一步抓好农村卫生工作》，《红旗》杂志1975年第9期，第38页。

③ 山西省昔阳县大寨公社南垴大队党支部：《在农业学大寨运动中把卫生工作搞上去》，《赤脚医生杂志》1975年第12期，第16页。

药。赤脚医生治病、买药和每月两次到公社卫生院学习，误工不扣工分，收入相当于同等劳力。根据社员居住分散的特点，两名赤脚医生轮流有一人在大队值班，在大队附近劳动，另一名到各村巡回医疗，走到哪里，就在哪里劳动，从来没有因为给社员看病，而放松劳动；也从没有因为参加劳动，影响为社员看病。①

山西省昔阳县是当时党中央树立起来的农业战线上的一面红旗，昔阳县的经验在全国具有普遍意义。根据昔阳县的经验，赤脚医生参加农业集体生产劳动在河南省也普遍推行起来。根据昔阳县坚持赤脚医生亦农亦医的经验，形成了一个普遍的观念："赤脚医生参加不参加农业集体生产劳动，是关系到农村卫生革命的方向问题，是在医疗卫生领域中实现无产阶级对资产阶级的全面专政的一场激烈斗争。"②

当时主流舆论认为，"赤脚医生是在无产阶级文化大革命中涌现出来的新生事物。赤脚医生这个新生事物，新就新在'赤脚'二字上，参加农业集体生产劳动，参加集体分配，亦农亦医，不脱离群众，是这一新生事物具有强大生命力的所在"。

因此，要坚持赤脚医生参加农业集体生产劳动，参加集体分配，坚持亦农亦医。不能借口条件"特殊"而动摇，也不能用参加采、种、制中草药来代替。这是个路线问题，一定要坚持。

另外，赤脚医生和农民群众一起参加农业集体生产劳动，和他们保持密切的联系，"才能真正做到想贫下中农之所想，急贫下中农之所急，努力改造世界观，用无产阶级政治统帅业务，对技术精益求精，做到又红又专，全心全意为人民服务"。③ 否则，如果赤脚医生不参加农

---

① 山西省昔阳县大寨公社蒙山大队：《用大寨精神办好合作医疗》，《赤脚医生杂志》1975年第12期，第18页。

② 《建设一支新型的医疗卫生队伍——昔阳县坚持赤脚医生亦农亦医的经验》，《中华医学杂志》1975年第10期，第677页。

③ 边平：《赤脚医生必须坚持"赤脚"》，《中华医学杂志》1975年第10期，第676页。

业集体生产劳动，就会在思想感情上脱离群众，在技术上也不会真正得到提高，那样，广大社员群众是不欢迎的。

事实上，农村常见病、多发病，有许多是同当地的劳动条件、生活环境有密切联系的。医生如果经常参加劳动，可能会找出当地防治这些疾病的具体方法来。同样的病，发生在不同人的身上，其治疗方法也要因人而异。掌握这种差别，才能提高疗效。这只有在同社员群众长期的共同劳动中，了解了他们的身体素质和其他情况，才能做到。

根据党中央的要求，河南省号召赤脚医生参加农业集体生产劳动，保持赤脚本色，"是贯彻执行毛主席革命卫生路线，走亦农亦医道路的大事，也是关系到反修防修、巩固无产阶级专政，缩小三大差别的重要问题。赤脚医生通过参加生产劳动，保持劳动人民的本色，增强了抵制资产阶级思想侵蚀的能力"。[1] 赤脚医生这一新生事物之所以具有强大的生命力，"主要在于参加农业集体生产劳动，参加集体分配，保持劳动人民本色，密切联系群众。如果脱离劳动，脱离群众，就偏离了毛主席指引的方向。这是方向、路线问题，是反修防修的百年大计"。[2] 河南省革委会要求各地卫生局，"为了使农民能够看得起治得好病，赤脚医生必须实行半农半医，坚持参加一定的农业集体生产劳动，参加集体分配"。[3]

据此，很多地区普遍制定了赤脚医生参加农业集体生产劳动规定。

---

① 《鲁山县杨村公社党委教育赤脚医生走亦农亦医道路，赤脚医生坚持参加农业集体生产劳动》，《河南日报》1975年10月12日，第3版。

② 《搞好卫生革命 为普及大寨县贡献力量——我省召开农村卫生工作会议，要求坚定不移地把医疗卫生工作的重点放到农村去》，《河南日报》1975年10月24日，第1版。

③ 河南省革命委员会卫生局文件，豫革卫医（79）第14号：《印发河南省革命委员会批转省卫生局〈关于加强农村合作医疗和赤脚医生队伍建设的几点意见〉》，1969年2月；河南省档案馆：全宗号J136，案卷号3118。

新乡地区革委会卫生局明确要求，"赤脚医生参加农业集体生产劳动由大队统一安排，每年不少于一百二十天，采种中草药亦应算农业劳动"。① 即使在各县办的赤脚医生学校，校领导也组织在校的师生，"参加社队的集体生产和建校劳动；开展勤工俭学，自己动手建药材田，修大寨田，三夏和三秋期间要放假回到队去参加农忙劳动，永远保持和贫下中农的联系"。② 潢川抗大医校在组织赤脚医生学员实习时，实习地点主要是公社和大队，大部分时间在大队，和大队赤脚医生同吃、同住、同劳动、同巡诊。③

在其他地区，各地也纷纷采取措施，要求赤脚医生参加农业集体生产劳动。

民权县程庄公社南胡庄大队党支部经常组织赤脚医生学习马列和毛泽东著作，坚持参加集体生产劳动。"医疗站人手齐时，轮流劳动；工作忙人手少时，抽空劳动；农闲或空余时间管理药田；小伤小病劳动休息时看，自制药品晚上干。"④ 力求保持赤脚医生的劳动人民的本色不变。

民权县的尹店公社胡坑大队的合作医疗站，在大队党支部的领导下，为了让赤脚医生更好地从事农业集体生产劳动，实行了比较著名的巡回医疗和门诊轮换制。

当时，一些赤脚医生贪图安逸、坐堂行医的思想和作风有所滋长。胡坑大队党支部发现这个问题后，就组织赤脚医生和学习"六·二六"

---

① 新乡地区革命委员会卫生局：《关于冬春整顿农村合作医疗的几个问题》，1977 年 12 月 25 日；新乡市档案馆：全宗号 88，目录号 3，案卷号 176，第 12 页。

② 新乡地区革命委员会卫生局：《关于加强县赤脚医生学校领导的几个问题》，1976 年 4 月 20 日；新乡市档案馆：全宗号 88，目录号 3，案卷号 156，第 3 页。

③ 《贫下中农欢迎这样的医校——河南潢川抗大医校十年》，《河南日报》1976 年 6 月 28 日，第 2 版。

④ 《南胡庄大队合作医疗在胜利前进》，河南省革命委员会卫生局：《卫生革命简报》（第 13 期），1975 年 4 月 30 日；河南省档案馆：全宗号 J136，案卷号 2848，第 188 页。

指示和其他地方的先进经验，批判不正之风，教育赤脚医生坚持参加集体生产和分配，是一个原则性的大问题，在此问题上退不得，如果退下来，赤脚医生就会改变性质，执行毛主席的光辉"六·二六"指示就走了样。

思想问题解决后，为了保证坚持经常参加农业集体生产劳动。经过反复讨论，制定了必要的组织制度——巡回医疗和门诊轮换制，赤脚医生回本生产队参加农业集体生产劳动、巡回医疗、门诊值班，每月轮换三次。

实行轮换制后，四名赤脚医生一度各忙一摊，配合不好。党支部组织赤脚医生工作上密切配合，把参加农业集体生产劳动和防病治病结合起来，在哪里参加劳动，就在哪里防病治病。1977年冬天，流脑在附近村庄爆发流行。他们及时商量，制定措施。参加劳动的赤脚医生向社员群众宣传防治知识，值班医生土法上马，赶制中草药预防药，通过集体服药、熏蒸预防，以及巡回治疗、严密观察可疑病人等措施，全大队未发生一例流脑。

赤脚医生白天参加农业集体生产劳动，夜间出诊看病，确实很忙，有的人就产生了"不划算"的思想。为了解决这种思想问题，党支部规定赤脚医生每年巡诊和值班由大队记240个工，其余120个工由本生产队按实际参加劳动天数记工。对于家庭生活困难的给予适当补助，使赤脚医生既参加集体分配，又不低于一般社员生活水平。这样，调动了赤脚医生参加农业集体生产劳动和防病治病的积极性。大队又抽调两个老药农管理药田，并有计划地培训生产队卫生员，使他们能防治一些小伤小病，减轻了赤脚医生防病治病和药田管理的负担，从而使赤脚医生参加农业集体生产劳动，在时间上得到保证。党支部还有计划地送赤脚医生到县、社医院培训，鼓励他们钻研业务，锻炼独立工作的能力。

为了保证"轮换制"的贯彻执行，党支部建立贫下中农管理委员会。赤脚医生定期汇报思想和参加农业集体生产劳动以及防病治病的情况。贫管会根据群众评论和要求，肯定成绩，指出缺点，并在赤脚医生和卫生员中树立标兵，开展比、学、赶、帮、超活动，推动赤脚医生不断前进和提高。

"轮换制"在使赤脚医生参加农业集体生产和巡回医疗方面，是一个切实可行的办法。其结果，赤脚医生除按制度参加农业集体生产劳动外，巡回医疗走到哪里，就在哪里参加劳动，在路上还带着粪箩头拾粪。在医疗站值班，有空也到附近的大田或药田干活。每年夏收、秋收大忙季节，他们还全部出动，分村包干，边劳动、边防病治病。"平均每人每年参加劳动达二百四十天左右。"

由于赤脚医生经常和社员群众一起参加劳动，对社员的健康情况心中有数，并且摸到了一些传染病的发病规律，收集了群众中的单方验方，使防治工作更加主动扎实。"近几年来，一些主要传染病，如流脑、肺结核、传染性肝炎、乙脑、麻疹已基本消灭，流感、疟疾发病率下降80％。"①

南召县乔端公社的赤脚医生坚持参加农业集体生产劳动。实行参加农业集体劳动到田，带药箱到田，处理小伤小病到田。1977年一年，"平均每人参加农业集体劳动达二百天"。②

第二节　对赤脚医生的技术培训

20世纪60年代，我国已经拥有6.5亿人口，其中85％以上的人口

---

① 中共民权县尹店公社委员会：《胡坑大队合作医疗站实行轮换制的调查》，《河南赤脚医生》1977年第12期，第4~6页。
② 南召县县委通讯组、光山县革委卫生局：《建设一支又红又专的赤脚医生队伍》，《河南赤脚医生》1978年第1期，第21页。

居住在广大农村地区，这是我国人口的最大多数。卫生工作是否为 5 亿多农民服务，是一个重大的政治问题，这就决定了我国的医疗卫生工作必须面向农村、为广大农民群众服务。由于旧中国"一穷二白"的局面短期内难以改变，广大农村缺医少药的情况仍然存在。疾病问题解决不好，生产就上不去。有两个问题不好解决：一是城里的医生不愿到农村来，即使能来，每月的工资大队也拿不起。因此，除了积极地组织城市医生下乡和送药下乡以外，还要采取有效的办法，就地为农村培养大批医务人员。

一　多渠道培训赤脚医生

1965 年 6 月 26 日，毛泽东发出了"六·二六"指示之后，中央开始将我国医疗卫生的重点向农村转移，采取多种措施加强农村医务人员的培养工作。

1965 年 8 月 13 日，《人民日报》发表评论员文章提出，"按部就班地用所谓'正规化'的方法，花五年六年、七年八年的时间来培养医务人员，是脱离群众、脱离实际需要，应'从当地来，回当地去，从社里来，回社里去'，适合于农村的需要。对于一般医务人员，对于农村医生，完全可以用'招收高小或中学生，半农半读，用两年三年的时间'，'让他们在实践中去边干边学习，边治病边提高'"。[①] 1965 年 8 月 16 日，《河南日报》第 1 版将此篇文章予以转载。

1965 年 9 月 1 日，《人民日报》在头版头条发表了题为《切实把医疗卫生工作的重点放到农村去》的社论，指出城市医务人员下去以后，"要采取多种多样的方式，积极地培养半农半医的医生，培训不脱离生

---

① 《用革命办法培养医务人员》，《人民日报》1965 年 8 月 13 日，第 1 版。

产的卫生员，从根本上解决农村卫生事业的长远建设问题"。①《河南日报》当即标注上《人民日报》社论，于第二天予以转载。

1965 年 9 月，全国高等医学教育会议召开，会议提出高等医学院校首要任务，面向农村办学，培养又红又专的医务人员。高等医药院校要实行长短学制并存的办法，"伸腿"到农村办学，"专科学校多数应当办在县里，实行'社来社区'，半农半读；学生毕业后回到农村当医生，不占国家编制的做法，值得提倡"。② 对于卫生部召开的全国高等医学教育会议以及确定的会议精神，《河南日报》于 1965 年 9 月 9 日予以报道。③

卫生部召开的全国医学教育会议提出多快好省地培养出大量不脱产的卫生员和半农半医的农村医生，坚持以半农半读的方法经过短期训练仍回到公社或生产队去，"从社队来，到社队去"，是普及农村医学教育的重要途径。全国那么多的公社和生产队，单靠全日制高中等医药院校这"一条腿"，是远远不能满足需要的。这就要求医学教育搞"两条腿走路"，发动一切积极因素，采取多种多样的办学方式，短期速成地训练农村卫生人员。

这种方法可以在短期内培养出大批农村卫生人员，迅速满足农村的需要，而且用这种办法培养出来的医生或卫生员，能够在农村扎下根来，为当地的群众服务。

这样，北京、上海、广州、天津、兰州、昆明、太原、温州、佳木斯等地的一些高等医学院校，为了适应农村医疗卫生的需要，纷纷"伸腿"到农村，就地为农村培养具有社会主义觉悟的能文能武、能防能治的公社医生。

① 《切实把医疗卫生工作的重点放到农村去》，《人民日报》1965 年 9 月 1 日，第 1 版。
② 《面向农村办学，培养又红又专的医务人员》，《健康报》1965 年 9 月 8 日，第 3 版。
③ 《多快好省为农村培养白求恩式医务人员》，《河南日报》1965 年 9 月 9 日，第 2 版。

这些高等医学院校的农村医学系或农村医专班，主要是采取"从公社来、回公社去"，推荐与考试相结合的办法从农村招生的，学校采取自愿报名，群众推荐，大队研究，公社批准，自带口粮，大队照记公分，学校适当补助，队来队去的办法，招收知识青年、复员退伍军人入学，不受年龄、文化程度的限制，修业年限一般为一至三年，根据农村卫生工作的需要，学员学习结业仍回到生产大队当赤脚医生。这些农村医学系或医专班的教学安排，多数是采取第一年少而精地学习医学基础理论，后两年结合实际边看病边学习的做法。有些学校还根据反复实践、反复认识的原则，分段安排教学。在教学内容上，注意从农村的实际需要出发，着重实际技能的训练，主要讲授当地农村常见病、多发病的防治知识以及护理、中医针灸等技术。

不仅高等医学院校有培养农村医务人员的任务，在人民公社办的农业中学中也要求办医学班。1965 年 8 月，卫生部、教育部联合发出通知，"在农业中学设置卫生班加快为农村培养卫生技术人员，医学课程的教学与实习，由县医院、地区医院或有条件的公社卫生院负责"。①根据当时的普遍做法，学员从社队来，回社队去。

同时，中央政府还多次强调，要求下乡的巡回医疗队在农村开展巡回医疗时，同时要培养农村的医疗卫生人员。

1965 年初，卫生部邀请出席全国人大和政协的卫生系统方面的代表、委员举行座谈会，提出各地卫生部门首先是组织医疗队，深入农村开展巡回医疗工作，努力开展防治疾病的工作。提出抓紧培养农村需要的医药卫生人员是一项重要的政治任务，"要采取多种多样办法培养训

---

① 《在农业中学设置卫生班加快为农村培养卫生技术人员》，《健康报》1965 年 8 月 21 日，第 1 版。

练农村需要的医务人员，积极进行半工半读、半农半读的试点工作，继续加强农村不脱产卫生积极分子的培训工作，这是当前多快好省地培养卫生人员的有效办法"。①

1965年2月，卫生部要求，医疗队必须深入到公社、生产队，除进行防病与调查农村多发病、常见病外，更重要的是要为生产队培养不脱产的卫生员，使他们在政治上能够全心全意为贫下中农服务，技术上能够治疗一般小伤小病，保护农业生产劳动力。②

1965年2月，卫生部向各省、直辖市、自治区卫生厅（局）发出通知，要求各地认真做好城市组织巡回医疗队下农村的工作，并把培训和巩固农村不脱产卫生员作为医疗队的一项中心任务。③

1965年7月，《红旗》杂志发表《继续做好医疗队工作》的文章，要求医疗队到农村后，"要把帮助当地医药卫生人员提高水平、巩固合作医疗制度作为一项重要任务，认真抓好，留下一支'不走的医疗队'。这是解决当地缺医少药的根本措施，也是多快好省地培养农村医务人员的好办法"。④并介绍了各地培养农村基层医务人员的经验，主要是采取在实践中传、帮、带的办法，有条件的也可以办学习班、开经验交流会，学习政治与业务，传授预防和医疗技术，学会用中西医结合治病，以及宣传计划生育和妇幼卫生知识。

1965年7月27日至8月6日，全国农村医学教育会议在北京召开。会议提出今后任务是短时期内培养出大批农村卫生人员，把农村医疗卫生网普遍地建设起来。会议要求："必须大力抓好培养不脱产卫生员的工作，坚持以半农半读的形式培养半农半医的卫生人员；坚持从社队

---

① 《适应社会主义革命需要，更好为工农兵健康服务》，《健康报》1965年1月9日，第1版。
② 社论《一项具有革命意义的措施》，《健康报》1965年2月13日，第1版。
③ 《认真做好城市组织巡回医疗队下农村的工作》，《健康报》1965年2月17日，第1版。
④ 韦革：《继续做好医疗队工作》，《红旗》杂志1965年第13期，第48页。

来，回到社队去的办法；业务内容一般是中西结合，防治结合；应该打破洋框框，方式灵活多样，不要强求一律。"①

1965 年 9 月 1 日，《人民日报》在头版发表了《切实把医疗卫生工作的重点放到农村去》的社论，要求城市医务人员下去以后，除了巡回医疗、治病防病之外，还要采取多种多样的方式，"积极地培养半农半医的医生，培训不脱离生产的卫生员，把医疗卫生技术的种子撒播在农村，使之在农村扎根，在广大农民群众中扎根"。②

1965 年 12 月 30 日，卫生部给农村巡回医疗队及各专业防治队写了一封慰问信，要求巡回医疗队除了为农村群众治疗疾病外，还有一项极为重要的任务，就是"认真培训不脱产的卫生员和接生员等，把治疗小伤小病的技术，交给他们，使医学卫生技术在群众中扎根"。在训练内容上，卫生部提出，"使他们确实掌握诊治当地常见小伤小病的方法，学会一些常用的针灸，能够随时随地为群众作些简易治疗。还要学会结合生产、生活条件，进行简易卫生预防工作的知识（如管理粪便、搞好饮水、除四害、讲卫生等）。学了就能用"。③

在中央政府的要求下，根据两条腿走路的方针，高中等医学院校在积极办好全日制教育、为农村培养和输送高中等医药专业人才的同时，采取短期训练的方法，为农村培养亦农亦医的初级卫生人员，这是卫生工作支援农业的一个重要方面；而大力培养不脱产初级卫生人员也是在医学教育中发展另一种教育的一个重要方面。在全国范围内，一个多渠道、全方位地培养不脱产的农村卫生人员的氛围出现了，这种不脱离农业生产的、半农半医的农村卫生人员后来被称为赤脚医生。

---

① 《全国农村医学教育会议提出今后任务，短时期内培养出大批农村卫生人员，把农村医疗卫生网普遍地建设起来》，《文汇报》1965 年 8 月 15 日，第 1 版、第 2 版。
② 社论《切实把医疗卫生工作的重点放到农村去》，《人民日报》1965 年 9 月 1 日，第 1 版。
③ 卫生部给农村巡回医疗队及各专业防治队的慰问信：《高举毛泽东思想红旗，坚持面向工农兵方向，更好地为人民健康服务》，《中华医学杂志》1965 年第 6 期，第 336 页。

河南省在培养赤脚医生的方式方面，也显示了其多样性。除有计划地送到县赤脚医生学校进行学习外，还采取以师带徒、互教互学、业务讲座、经验交流、医院进修、下乡医务人员带教等形式，积极地提高他们的专业技术业务水平。其中主要是以县办卫校为主，也比较正规。河南省以县为基地举办培训赤脚医生的卫生学校，"有教材，有计划，有教学大纲，有目的要求，对赤脚医生进行较为正规系统的训练"。[①] 因而，其教学效果也是比较好的。

河南省尉氏县 1960 年就开始培养农村不脱产的卫生员了，但由于方向不明确，工作抓得不紧，相当部分的卫生员限于自流，没有巩固下来。这个县在 1962 年秋重新开始培训农村卫生员。

为了使卫生员常年巩固，尉氏县设了四个辅导中心，组织医务人员分片定期辅导，不断提高卫生员的工作能力。此外，还规定：卫生员不得兼任队上其他工作；更换卫生员时应由生产队提出申请，经公社卫生行政部门审查同意和公社批准，方能调整更换。公社还加强对卫生员的领导，建立和健全有关的工作制度，制订评比办法。[②]

从 1963 年冬天开始，河南各级卫生部门大力培训不脱产的农村保健员。到 1964 年冬为止，全省已经培训了不脱产的保健员 301400 多人，基本上达到了每个生产队有一名保健员。

这些保健员，95% 以上是出身于贫下中农的家庭，被认为是思想进步、工作积极、有一定文化水平的青年。他们一般都是由大队卫生室或生产队根据条件提名，经过征求群众意见，队委会通过，大队批准的。"夏邑县五千三百名保健员，90% 以上是贫下中农子弟，具有初中和小学文化程度的占 97.7%。鄢陵县有两个区的 395 名保健员，

---

① 本刊特约评论员：《把赤脚医生的业务水平再提高一步》，《赤脚医生杂志》1979 年第 1 期，第 1 页。
② 《怎样使不脱产卫生员巩固下来?》，《健康报》1965 年 6 月 5 日，第 1 版。

全都是贫下中农的子弟，高小以上文化程度占 91.4%，党团员占 24.5%。"①

这些保健员是根据农业生产忙闲采取不同形式进行训练的。一般由公社卫生院医生负责指导，县卫生防疫站派人协助。农闲时就近几个生产队的保健员集合在一起学习，农忙时则由大队卫生室医生带领，边干边学，公社（区）卫生院的医生还划片包干，经常深入生产队对保健员进行技术指导。经过培训，许多保健员能掌握某些常见疾病的一般防治、疫情报告、水源保护、饮水卫生、除四害和小伤急救等知识和技术。

1967 年元月，潢川县创办了河南省第一所抗大式的医校，为农村培养基层医疗卫生人员。学生自带口粮，队里照记工分，全部实行"队来队去"，学生来自哪个大队，毕业后还回到这个大队当医生。学制为一年，学生的文化程度和年龄都不受限制，只要是贫下中农推荐来的，一律接受。

办校之初，师生们进行了艰苦的建校劳动。他们向农民群众借了11 间草屋落脚，边学习，边建校。师生们和泥打坯，修补草屋，垒起锅灶。没柴烧上山打，没有床睡打地铺。没有办学经费，实行勤工俭学。就这样，师生们没向国家要一分钱，医校就办在农村里，在农民群众的家门口。

潢川县创办的"抗大"式农村卫生人员培训班，在全省得到推广。1968 年，长垣县大办"抗大"式农村卫生员培训班，这些培训班全部设在农村，由贫下中农派代表直接管理，挑选热心为群众服务的医生作辅导。紧贴农村实际情况是培训工作的一个显明特点。孟岗公社培训班

---

① 张勋朝：《坚决贯彻两条腿走路的方针，河南为农村培训了三十万不脱产的保健员》，《健康报》1964 年 12 月 9 日，第 1 版。

开办不久，发现本社邱村大队有流行性白喉症。他们就把培训班搬到那里去办，边治疗边学习，结果两天时间内就完成了查病灭病的任务，还学会了防治白喉疾病的本领。在培训过程中，注重学员的实际动手和操作能力，让他们轮流承担公社卫生院注射室、外科室、诊断室的大部治疗工作，这种学习方式对学员的治疗技术提高很快。到1968年底，这种"抗大"式卫生员培训班，"已为农村培养了427名既能治病又能劳动的赤脚医生，使大部分生产大队建立了卫生室"。①

沁阳县各级党委和卫生部门很重视对赤脚医生的培养，培养的办法有以下几种形式：

（1）县办卫生班。每期培训100人。学习时间一年。学习内、外、妇、儿、传染病、中医、针灸、生理、解剖9门课程。教学经费由国家负责，学员由大队选送。学习期间在本生产队记工。生活费由大队负担，每月15元左右。用这样的办法从1970年到1972年共办了3期，培训赤脚医生300名。

（2）在县、公社医院跟班实习。崇义公社卫生院组织的比较好。每批5～6名，时间3个月。每周讲5次课，其余时间都是跟班学。这种边实践边学习的办法，有利于培养赤脚医生的独立工作能力。

（3）以会代训。赤脚医生每10天去公社卫生院实习，开会一天。除布置工作外，还要组织一次讲课，内容以当时多发病、流行病为主，解决赤脚医生在防病治病中遇到的一些实际问题。

（4）技术指导。县、公社两级医院经常组织医疗小分队到农村，在巡回医疗中对赤脚医生个别进行技术指导。

经过几年的培养，赤脚医生的医疗技术水平都有不同程度的提高。

---

① 《长垣县认真执行毛主席"把医疗卫生工作的重点放到农村去"的指示，大办"抗大"式卫生员培训班》，《河南日报》1968年12月19日，第3版。

到 1973 年 11 月，"全县约有 105 名赤脚医生在防治农村常见病上已相当于中级医务人员的水平，加上原有的 109 名农村医生，占 28%"。[①]

河南省扶沟县的卫生学校，采用半耕半读的方法为农村培养出一批基层医护人才。这些学生除少数留在县、区医院工作外，90% 以上返回社、队从事农村医疗保健工作。卫生学校的学生大都出身于贫农下中农家庭，学习期间不脱离劳动。本着即用即学、学以致用的精神，把当地常见病、多发病的教学放在首位；而且对每一种常见病的诊断、治疗，要同时掌握中医、西医、针灸三套方法，灵活运用，以增强疗效，节省患者药费开支。对罕见疑难病症的诊断和治疗知识，也要学员有所了解，毕业后，再不断掌握和丰富临床经验。这所卫生学校坚持实行"农忙务农，农闲学习，耕读结合"的办法，全年学习六个半月，四年修业期满。在时间安排上，医学理论、临床实践、政治课各占 1/3。整个学制改为二年。同时，县卫生主管部门和医药公司还协助学校建立了门诊部，教师轮流治病，学生随教师实习，收入作为学校开支。[②]

1974 年，商水县组织干部、学员靠自力更生建立了赤脚医生学校。校舍是借用县医药公司一所仓库和卫生局的 30 间房子，没有桌子，发动学员个人买书夹，没有凳子，自己做马扎，没有木床，自己动手打坯垒炕。用 20 天的时间办成。

学校采取自愿报名、群众推荐、大队研究、公社批准、自带口粮、大队照记公分、学校适当补助、队来队去的办法，招收现任赤脚医生和准备当赤脚医生的知识青年、复员退伍军人入学，不受年龄、文化程度的限制。长期班学制一年；短期班，根据工作的需要举办，学员学习结

---

① 《沁阳县农村卫生工作调查》，1973 年 11 月 4 日；新乡市档案馆：全宗号 88，目录号 3，案卷号 130，第 45 页。

② 《河南省扶沟县卫生学校用半耕半读的方法培养出一批基层医护人员》，《健康报》1965 年 2 月 27 日，第 1 版。

业后仍然回到原生产大队当赤脚医生。

到 1975 年 6 月，全省绝大多数县（市）已开办了培养赤脚医生的卫生学校。学校的基本做法大都是学生一进校，先讲一些必须讲的理论知识，接着讲当时农村易发的疾病，着重讲认病、治病、防病的方法，然后由老师带着学生上山下乡。下去以后，他们既是实习小分队，又是医疗小分队、防疫小分队，还是中草药普查、采集队。大批赤脚医生在县卫校经过为期一年的学习，能够掌握一定的医学基础理论和医疗技术，一般能够防治农村常见病、多发病，开展卫生防疫和计划生育工作。他们回到农村以后，大力开展预防为主、群防群治的活动，发动群众大搞中草药的采、种、制、用运动，有利于促进合作医疗的巩固和发展。

在培养赤脚医生的过程中，县卫校也得到了充实、健全、发展，成为农村医药卫生人员培养训练的基地。每所学校拥有几十间至百余间房屋校舍，配备了几名至十几名专职教师，设有简单教具和教学仪器设备。许多学校还办起了制剂室、中药圃和简易门诊，有的学校还有模型示教室、实验室、解剖室和观察病床。

为了提高赤脚医生的医疗技术水平，从 1972 年起，中牟县开始举办培训班，每期两三个月，培训赤脚医生。1975 年改为县办卫校，有计划地进行培训，每期一年。通过初训、复训，赤脚医生一般能用中西两法诊病。"以中医为主的 230 人，占 29.3%；以西医为主的 430 人，占 38.1%；中西医结合较好的 160 人，占 14.2%；其他人员 227 人，占 9.7%。"[1]

从 1973 年冬起，新乡地区每县办一所卫生学校，建立教学基地，

---

[1] 《关于中牟县农村卫生情况调查报告》，1980 年 7 月 10 日；河南省档案馆：全宗号 J136，案卷号 3171，第 6~7 页。

专门轮训在职的赤脚医生，"每期一年，每期 80 至 150 人，全区每年培训 1500 人"。① 每个卫生学校，固定 3～5 名专职教师和一定的兼职教师，由卫生局局长任校长，县医院院长任副校长。培训内容为中西医结合、防治结合，每期都有所侧重，或以中医为主，或以西医为主。通过学习，使学员学会农村中常见病、多发病的诊断、治疗和预防技术，掌握医学的基本理论，基本操作知识。

自 1974 年起，河南省县办卫校"五年多来培训赤脚医生十万二千六百多人次，占全省十五万名赤脚医生的 60% 以上，使全省每个生产大队都有了县卫校毕业的赤脚医生。有些县卫生学校还开办了基层在职卫生技术人员专科进修班和短训班，为县、公社和工矿培训卫生技术人员六千四百多人"。在这批学校中，"出现了长葛县、密县、商水县等十几所办得比较好的先进学校"。② 河南省卫生局对它们进行了奖励，并且推广了它们的办学经验。

为了使农村卫生员的水平能够不断得到提高，河南省许多地方还举办业余卫生员夜校。

1963 年 6 月，新野县沙堰公社赵湖大队卫生所，本着农闲多学，农忙少学，大忙不学的原则，办了一个卫生员夜校。

这个夜校为了使培训工作适应农业生产的特点，他们采用了有空就学，见缝插针的办法，抓紧农闲季节多学，农忙时就不学，碰到雨天不能干活就白天学。卫生员的学习不占用生产时间。夜校的学习是按农事情况安排的。如春耕前，每天晚上都学；春耕开始到麦收前，两天学习一次；在紧张的"三夏"时节就放假不学；而到"三秋"时则三天

---

① 河南省革命委员会财政局行字〔73〕24 号、河南省革命委员会卫生局革卫字〔73〕115 号：《关于培训赤脚医生经费开支范围的规定》，1973 年 12 月 19 日；新乡市档案馆：全宗号 88，目录号 3，案卷号 146，第 4 页。

② 《大力培养基层卫生人员》，《健康报》1980 年 3 月 20 日，第 3 版。

学习一次。学习内容也是学用结合，边学边用。

经过两年多来的坚持学习，卫生员大都学到了十多种传染病的防治知识，掌握了几十个常用的针灸穴位，在农村卫生工作中发挥了积极作用。

自 1965 年 6 月以来，新乡专区原阳县葛埠口公社分片设点先后开办 8 所卫生员夜校。这些卫生员夜校，是根据各个生产队的距离远近、入学人数多少因地制宜地设立的。根据当时农村治疗多发病的需要，分别讲授了疟疾、伤寒等夏、秋季传染病的防治和一般小伤小病的急救处理等常识。学习方法是：由公社卫生院确定 8 名医生担任教师，采取定时、定点巡回上课。这些卫生员经过一段培训后，能够初步掌握一些小伤小病的处理技术。①

到 1965 年年底，河南省已经有原阳、固始、夏邑、商水、鲁山、沁阳、嵩县、开封、博爱、安阳等 30 多个县，纷纷办起了农村业余卫生员夜校。据不完全统计，南阳专区桐柏、淅川、南阳等 7 个县，截止到 1965 年 10 月底，"共有以一个大队或几个大队联合举办的卫生员夜校 275 所，分设 299 个班，已有 4597 名卫生员在校坚持学习。封丘县设立了 60 个学习班、132 处学习点，全县 95% 的卫生员积极参加了学习"。② 这些夜校本着农闲多学、农忙少学、用时即学的原则，采取分片定点、定时上课的办法组织卫生员学习。一般是隔日上课一次，或者三天上课一次。业务课则从农村实际情况出发，学习农村常见疾病的防治、常用药物的使用、针灸、急救技术和消毒知识等，由公社卫生院的医生担任授课教师。

河南省的这些农村业余卫生员夜校，就地对卫生员进行培训，农闲

---

① 《葛埠口公社开办八所卫生员夜校》，《河南日报》1965 年 7 月 21 日，第 3 版。
② 《卫生员培训以后还需要不断巩固提高》，《健康报》1965 年 10 月 30 日，第 1 版。

突击学，农忙经常学，不耽误生产，又花钱很少，因此受到卫生员的欢迎。各地卫生员在劳动之余，大都认真参加夜校的学习，表现出很高的积极性。群众、干部也很满意，也得到各地党委的重视和支持。

河南开封市郊区还利用农业生产的间隙，开办训练班和训练点，复训不脱产卫生员，提高政治、业务水平，进一步做好农村半脱产卫生员的巩固工作。

开封市郊区的不脱产卫生员，经过一段时间的培训，在农村防病治病工作中发挥了积极作用，成了受社员群众欢迎的农村卫生队伍。1965年冬以来，开封市郊区大都积极开展了农闲训练卫生员的工作。训练采取了不同的形式，有的是开办卫生员训练班，统一时间和地点集中学习的；有的是在公社设立训练点，定期、定点由巡回医疗队和公社卫生院的医师负责授课的。

在培训中，为了减少国家开支，所用的桌椅板凳都是借来的，教具大部分是医生自己做的，教室白天是课堂，晚上就是宿舍。这些培训，结合生产高潮的需要，学习了两管两灭、传染病防治等知识。很多卫生员还利用休息时间，帮助生产队大搞积肥和卫生活动，改良厕所和水井。到1966年年初，"全开封市郊区已有五百多名卫生员参加了农闲训练学习"。①

在培训时，为了方便女社员群众，很多地方还十分重视培养女赤脚医生。新蔡县余店公社八里岗大队曾经不重视培养女赤脚医生，妇女看病不方便。后来，群众的意见引起了公社党委的重视，在大王庄大队举办了四期赤脚医生学习班，培训了一批女赤脚医生，帮助他们学会治疗农村妇女的常见病、多发病。这样，使公社大部分大队有了女赤脚医

---

① 《开封市郊区采取多种形式复训卫生员》，《健康报》1966年3月2日，第3版。

生，女社员很满意。①

在培养赤脚医生时，公社卫生院担负有重要任务。商丘县谢集公社卫生院采取公社卫生院医生和大队赤脚医生定期对调的办法，培养了一支能够坚持农村卫生革命的医疗队伍。谢集公社在实行赤脚医生和卫生院医生轮流对调的过程中，十分注意培养赤脚医生队伍，主要采取了三项措施。

一是开办"抗大"式卫校。卫校学员由贫下中农推荐，实行社来社去，毕业以后回队当赤脚医生。经过培训的赤脚医生，大都能使用一百多种中草药和西药，掌握200多个针灸穴位，能有效地预防和医治农村的常见病、多发病。

二是以队带训。卫生院组织的医疗队每次下乡巡回医疗时，总要吸收赤脚医生参加，以便在巡回医疗的实践中，使赤脚医生经受锻炼，增长才干，提高他们的医疗水平。

三是以院带训。在赤脚医生进驻卫生院、参与管理卫生院的同时，卫生院的医生也主动帮助他们提高医疗技术水平。医务人员经常和赤脚医生一起在门诊值班，处理疑难病症，丰富赤脚医生的临床经验。

到1976年8月，"谢集卫生院已培养赤脚医生和卫生员285名，每个大队有两三名赤脚医生，生产队都有卫生员，形成了一个医疗卫生网"。② 这些"赤脚"医务人员的业务水平提高很快，有的已能作阑尾炎切除等中小手术。

孟津县横水公社卫生院，抽出六名医护人员，组成"六·二六"手术医疗小分队，上山下乡，在开展治病救人的同时，还传授赤脚医生医疗救护知识，帮助提高医疗技术。遇到需要做手术的病人，他们就以

---

① 岳红：《注意培训女赤脚医生》，《河南日报》1973年11月15日，第3版。
② 《培养一支坚持农村卫生革命的医疗队伍》，《河南日报》1976年8月4日，第2版。

病情为"教材",向赤脚医生讲解诊断方法、发病原因、治疗和护理知识,共同商定手术方案。在山区张庄大队,他们利用业余时间,积极向大队赤脚医生和生产队卫生员传授外科救护技术,"使这个大队四名赤脚医生和十六名卫生员,很快掌握了一些外伤急救处理常识"。①

河南省还有一些公社卫生院采取了公社卫生院医生和大队赤脚医生定期对调的办法。

鲁山杨村公社卫生院坚持开门办院,医务人员深入农村,同时把赤脚医生请进卫生院。卫生院的医务人员在农村当赤脚医生,和贫下中农同吃、同住、同劳动、同学习,一面参加农业集体生产劳动,一面防病治病。同时,下乡医务人员注意在医疗实践中帮助赤脚医生,学习提高。在医务人员的帮助下,全公社的赤脚医生的技术水平不断提高。

和医务人员定期交流的赤脚医生,一批又一批进医院,进卫生院的赤脚医生还参加医院管理和医疗工作。"赤脚医生在卫生院里像在农村一样,把病人需要的时间,作为自己的工作时间。病人早到早看,晚到晚看。"②

此外,栾川县秋扒公社卫生院坚持轮流下乡,他们和贫下中农同吃、同住、同学习、同劳动,这个卫生院采取办"抗大医校"短训班、定期辅导、到医院实习等方法,为每个大队培训了三至五名赤脚医生,为生产队培训了一大批卫生员,使一般常见病、多发病都在本大队得到了及时治疗。③

宁陵县柳河公社卫生院在培训赤脚医生时,采取各种形式,根据不同对象,采取了各种不同形式。

---

① 《上山下乡传授医疗救护技术》,《河南日报》1969 年 6 月 15 日,第 3 版。
② 《开门办院 阔步前进——记鲁山杨村公社卫生院深入开展卫生革命》,《河南日报》1976 年 7 月 10 日,第 3 版。
③ 《山区卫生院的新步伐——栾川县秋扒公社卫生院开门办院的事迹》,《河南日报》1976 年 6 月 24 日,第 3 版。

（1）举办训练班。这种训练班，主要是对赤脚医生进行思想教育和政治路线教育，使他们树立全心全意为人民服务的思想。同时，由医生传授农村常见病、多发病的诊断治疗和新针疗法、药物作用、预防注射等医疗卫生知识和技术。培训前，先摸底、排队，确定训练对象和训练内容，然后分期分批进行训练。每期 1～3 个月，大都放在春冬季节开办。

（2）分片短训。多发病季节，病人多，防疫任务大，也是赤脚医生在实践中学习防治技术的好机会。公社卫生院按大队分布，划片定点，派医生到点上组织短训，多者 7 天，少者 3 天，一般 5 天。训练期间，根据病情，集中学习一两个内容，学后就去实践。学中干，干中学。必要时，卫生员也参加学习。

（3）定期召开例会。每个月 3 次，每次 1 天。主要是组织赤脚医生互相通气，交流情况，交流经验，把平时在防治疾病中遇到的问题带来，共同分析、研究，共同提高。同时，还交流推广一些大队巩固发展合作医疗的好经验，宣扬为农民群众防病治病的好典型。

（4）跟班带训。随着农村合作医疗卫生事业的发展，一般的训练，适应不了工作的需要。在这种情况下，就采取跟班带训的办法，让赤脚医生到医院跟随医生边学习，边实践。每批带训 3～4 人，时间 2～3 个月。

三年来，1970 年初至 1973 年 10 月，宁陵县柳河公社卫生院"已举办训练班 7 期，训练了 210 多人次。全公社赤脚医生普遍参加训练 3 次以上。分片短训 30 多次，参加学习的赤脚医生和卫生员 1200 多人次。到 1973 年 10 月，这个公社卫生院已跟班带训了 60 多人次"①。

---

① 《巩固和发展合作医疗制度的重要措施——宁陵县柳河公社卫生院培训赤脚医生的调查报告》，《河南日报》1973 年 10 月 26 日，第 3 版。

1965 年，杞县葛岗公社对农村卫生员的培养提高工作，采取了"两包四带"的办法。"两包"是：把全公社专业医务人员，按所在地区所辖大队，就近分配包干任务，包干负责这个大队的防病治病和卫生员的培养提高。一包到底，长期不变。"四带"是：包干医生对卫生员带政治学习、带业务技术、带疑难问题解决、带看病实习。同时，还采取分散和集中学习相结合的方法，经常不断地提高卫生员的政治思想水平和业务能力。许多农村卫生员的思想、业务水平提高很快。"全公社 293 名卫生员，已有 90% 以上基本掌握了一般常见疾病的预防、诊断和简易治疗技术，普遍能作一般外伤处理，并有 120 多人学会了近 30 种常用和急救针灸穴位。"[①] 延津县位丘公社卫生院的医务人员，实行以师带徒、包教保学的办法，让卫生员轮流到卫生院进修，边学习边实践，在提高卫生员的政治与业务水平上收效十分显著。每次轮训时间是十几天。一般都能学会针灸、注射、体检和一般外伤包扎等医疗技术。这些卫生员回村后，边劳动、边为群众治病，很受社员们的欢迎。[②]

鲁山县杨村公社卫生院培养赤脚医生主要采取了三种办法：一是走下去帮。传经验，帮思想，边干边学，在实践中帮助提高。二是请上来带。有计划分批把赤脚医生请到卫生院来。让他们在门诊、病房、注射室和制药厂跟着学，边学边干。三是集中起来学。举办了短期培训班，讲知识，传经验，以师带徒，互教互学。[③]

此外，公社卫生院的医生还利用下乡巡回医疗、临时出诊等机会，

---

① 《从农村卫生事业长远建设着眼，用革命办法培养不脱产卫生员》，《河南日报》1965 年 10 月 13 日，第 3 版。

② 《位丘公社卫生员采取包教保学办法，提高卫生员政治业务水平》，《河南日报》1965 年 10 月 13 日，第 3 版。

③ 《热情支持新生事物，巩固发展合作医疗——鲁山县杨村卫生院帮助各大队办好合作医疗的调查报告》，《河南日报》1974 年 6 月 26 日，第 3 版。

走到哪个大队，就带着哪个大队的赤脚医生，在为病人诊断中，给以技术指导。对一些离公社较远的大队，公社卫生院还重点为他们培训了能做小手术的赤脚医生。

各军区也派出巡回医疗队到河南省各地，在帮助当地群众治疗疾病的同时，积极培养赤脚医生。

中国人民解放军各部队经常派出大批医务人员组成医疗队，深入山区、农村、海岛、边疆，在为农民群众防病治病的同时，积极协助他们建立、巩固和发展合作医疗站，大力培养赤脚医生，推广新针疗法和中草药治病，开展群众性的办医储药的活动，为改变农村医疗卫生面貌做出了重大贡献。

据初步统计，"仅1969年一年，全军就派出了81000多名医务人员，组成6700多个医疗队，分赴全国各地广大农村，为贫下中农防病治病"。①

在培养农村医疗卫生队伍的过程中，河南省军区医疗卫生部门采取了多种方式：一是就地举办各种类型的"红医班"，边学习、边实践。二是将赤脚医生分批分期请到部队医院或卫生队来，跟班带，对赤脚医生进行具体帮助。三是举办短期训练班，轮流分批培训。采取一教（教理论）、二带（带思想、带作风）、三帮（帮认症、认药、认穴）、五练（练针灸和四大技术）的方法，提高赤脚医生的思想和技术水平。四是开办"三结合"医疗站，开设家庭病房。医疗队员和公社、大队的医务人员，在实践中互教互学，共同提高。五是走到哪里培养到哪里。新乡军分区卫生科、门诊部等单位的医务人员，利用野营拉练途中驻训的间隙，热情为农村训练赤脚医生。

---

① 《解放军派出大批医务人员为贫下中农服务，促进了医务人员的思想革命化，为改变农村医疗卫生面貌作出重大贡献》，《人民日报》1970年7月30日，第1版。

在医疗点上，军区医疗队员为赤脚医生举办"一根针、一把草"的学习班，有的赤脚医生和卫生员学会了一百多个穴位的针刺方法，能治好多种疾病。同时，新针疗法在这个地方也迅速普及。

到 1975 年 6 月，河南省军区医疗卫生部门共派出"四百一十多个医疗队（组），五千九百多人，协助一百三十多个生产大队建立健全了合作医疗；培养了二万三千多名赤脚医生"①。加强了挂钩社、队的农村医疗卫生的建设工作。

解放军某部卫生队积极帮助社队办好合作医疗，还采取理论与实践相结合、请进来和派出去相结合、中西医相结合的方法，为农村培养赤脚医生，把农村中的多发病、常见病作为重点内容。新针疗法在农村中应用范围很广，为了让赤脚医生能够掌握这门技术，就请他们到卫生队来，由医生进行专门传授。1976 年 3 月，"这个卫生队已为周家营大队培养了九名赤脚医生、卫生员"②。

中国人民解放军某部卫生所，经常派出医疗小组到河南省农村巡回医疗，办起一个"六·二六"医训班，培养农民群众自己的医生。

医训班发扬了"抗大"的革命精神，走自力更生的道路。没有桌子，就用膝盖代替；没有凳子，就自己垒土坯；没有教材，就根据农村的常见病、多发病情况，收集农村的一些土药方，自己动手编写教材。

为了使赤脚医生尽快掌握医疗技术，宣传队带领学员大搞"火线练兵"。他们把课堂搬进病人的家中。为了使学员学会针灸疗法，宣传队的同志让学员在他们身上扎针做试验，探索针灸穴位，提高医疗技术。

通过宣传队同志的言传身带，赤脚医生在短短的一个多月中，很快

① 《巩固发展合作医疗，培训提高赤脚医生》，《河南日报》1975 年 6 月 20 日，第 1 版。
② 《解放军某部卫生队热情支持新生事物，积极帮助社队办好合作医疗》，《河南日报》1976 年 3 月 27 日，第 3 版。

掌握了农村一般常见病的针灸疗法，能单独治病了。[①]

解放军某部医院还积极帮助驻地附近社队培训赤脚医生，提高他们的医疗技术水平。1971～1973年两年间，该部队医院"已培训赤脚医生47名"[②]。培训中，他们着重讲解当地常见病、多发病的症状、病因和诊断常识；中草药的识辨、采集和配制；新医疗法和行之有效的土单验方。还有计划地安排赤脚医生到病房、药房、中草药园地和门诊进行学习，有效地提高了赤脚医生的技术水平。经过培训的赤脚医生，大都能对农村常见病、多发病进行单独处理，他们回到社队后，对防治疾病、巩固合作医疗起到了很好的作用。

在培养农村基层医疗卫生人员时，巡回医疗队也起了一定的积极作用。新中国建立后，我国曾经组织过一些医疗队到农村和少数民族地区，配合当时的革命和建设任务，进行巡回医疗工作，取得了不少成绩。而这一次巡回医疗队下乡，人数之多、范围之广、技术质量之高、工作之深入，都大大超过了过去。

1965年春以后，广大医药卫生人员热烈响应党中央和毛主席的号召，组织了数以千计的巡回医疗队，深入农村，为5亿农民服务，这是卫生工作向农村大进军的序幕。巡回医疗队的任务为：第一，为农民防病治病。第二，"认真为农村培养医药卫生人员，逐步做到使生产队都有不脱离生产的卫生员，生产大队都有半农半医的医生和不脱离生产的接生员，公社都有几名质量较好的医生。培养不脱离生产的、半农半医的医药卫生人员，是当前农村的迫切需要"。巡回医疗队在为农村培训医药卫生人员时，"尽可能缩短学制，精简课程内容，又要考虑到农

---

① 《为贫下中农建立自己的医疗队伍——记解放军某部卫生所为农村培养"赤脚医生"的先进事迹》，《河南日报》1969年6月23日，第3版。

② 《解放军某部医院关心群众生活　帮助社队培训赤脚医生》，《河南日报》1973年4月21日，第3版。

村的实际情况和农民对防治多种多样疾病的要求，慎重地研究当前和长远的需要，作出妥善的安排，不可急于求成"。即：实行中西医结合，中医的各种简易有效的治疗方法，像针灸、推拿、土方土法等。①

医疗队在防治疾病的同时，积极开展爱国卫生运动，加强粪便管理和饮水卫生工作，普及卫生知识，并且为农村培训了大批不脱离农业生产的卫生员，帮助生产大队训练半农半医的医务人员。

很多医疗队成员勤俭节约，因陋就简，在农村比较困难的条件下，发扬对病人高度负责的精神，进行了各种诊疗工作，施行了许多手术，取得了优良的成绩。

1965 年，北京医院农村巡回医疗队在新乡县洪门公社进行了三个月的巡回医疗。"在巡回医疗期间，为这个公社培训不脱产的卫生员和接生员，使每个生产队有了卫生员，每一个大队有了接生员。"② 他们没有教材，利用休息时间自己动手编；在培训的方法上，不光靠课堂讲，还让他们同医疗队的同志一起看病，一起接生，一起搞防疫，带他们当学徒。经过精心培训，绝大部分卫生员、接生员懂得了一些基本的卫生知识，学会处理一些小病小伤，成了农民的小医生。

河南省政府也积极组织本省的医疗人员到农村基层巡回医疗，并培养当地的农村基层医务人员。

1960 年，河南省成立了一支由中等专业医科学校、省级医院和部分高等院校、解放军医院二百名医务人员组成的医疗队伍，到河南省农村巡回医疗。他们以小组为单位，每年有 80% 的时间在生产队活动。在成立后的四年多时间内，他们跑遍了全省上百个县，深入到太行山、大别山、伏牛山、桐柏山等山区，为农民防病治病，"治疗疾病三十多

---

① 钱信忠：《卫生工作向农村大进军的序幕——关于农村巡回医疗队工作的几个问题》，《红旗》杂志 1965 年第 13 期，第 2 页。

② 《毛主席派来的好医生》，《河南日报》1965 年 8 月 19 日，第 2 版。

万人次，为一百多万人进行了预防接种和预防注射。医疗队还向农民宣传卫生知识，每年大约向四十多万农民进行过这些宣传。他们还帮助各地训练公社、大队的九千多名基层医疗人员，为生产队培养了三万多名不脱离生产的卫生员"。①

1964 年 12 月初，河南省卫生厅组织一批有高级医护人员参加的医疗队，分赴南阳、商丘、信阳、许昌四个地区的县医院进行技术指导。

1965 年 2 月，河南省政府号召组织医疗队上山下乡，帮助培养训练基层卫生人员，提高农村医疗水平。并提出要求，医疗队到农村后，"应当采取就地培养、就地训练的方法，帮助基层医务人员提高技术水平，培养不脱离生产的卫生积极分子，以适应农民群众对医疗卫生事业的需要，为农村文教卫生事业的建设创造条件。这也是巡回医疗队的一项光荣任务"。②

1965 年 2 月，来自河南医学院、河南中医学院、省人民医院、省结核病医院、省中医院、省妇产科医院等单位的一些著名中西医学专家、青年医生和医疗护理技术人员 53 人，组成农村巡回医疗队，奔赴南阳县为农民防病治病。这次巡回医疗，他们的目的是深入南阳县的各公社、大队为病人治病；加强对基层卫生组织的技术指导和技术训练，"为公社、生产队培养不脱产的卫生员和接生员"。郑州市卫生局组织的第一批巡回医疗队共两个队 25 人，出发去信阳县。这两个医疗队是由郑州市 14 个单位的一些医务人员组成。他们到达信阳县后，在防病治病的同时，"帮助当地公社、生产队培训不脱产的卫生人员，充实农村基层的医疗力量"。③

一些县也组织巡回医疗队，在本县帮助培训卫生员。1965 年 3 月，

---

① 《河南省一支医疗队下乡上山坚持四年之久》，《健康报》1965 年 9 月 11 日，第 1 版。

② 社论《革命的措施，光荣的任务》，《河南日报》1965 年 2 月 25 日，第 1 版。

③ 《我省一批农村巡回医疗队今日出发》，《河南日报》1965 年 2 月 25 日，第 1 版。

商水县组织的农村巡回医疗队下乡。他们在农村一面为群众防病治病，宣传卫生科学知识，一面采取分片包干、以会代训等多种多样办法，积极培训卫生员。通过培训的农村卫生员，一般都能掌握十多个针灸穴位，能治疗牙痛、头痛、腰痛、四肢痛、肚子痛等多种常见疾病，还能熟悉十多种常用药的性能。①

1978年，河南省农村实行了联产承包责任制，形势发生了很大变化，培养农村赤脚医生的工作面临新的局面。中央、河南省卫生工作十年规划都提出要求，要抓紧赤脚医生队伍的巩固和提高工作，通过各种方式进行普遍复训，提高赤脚医生的政治思想觉悟与业务技术水平，并到1985年有一半赤脚医生达到中专水平。详情见下表：

河南省 1976～1985 年赤脚医生发展计划（表一）②

现有规模（人）	1976～1980 年规模（人）		1976～1985 年规模（人）	
	发展数	到达数	发展数	到达数
120000	80000～90000	200000	110000	230000

河南省 1976～1985 年赤脚医生培训计划（表二）③

年　份	小　计	初　训	复　训
1976	30000	30000	
1977	30000	30000	
1978	30000	30000	
1979	30000	20000	10000
1980	30000	20000	10000
1981	33000	20000	13000

---

① 《商水农村巡回医疗队接受群众批评，重视培训不脱产卫生员》，《河南日报》1965 年 10 月 13 日，第 3 版。

② 《河南省 1976～1985 年赤脚医生发展计划》；河南省档案馆：全宗号 J136，案卷号 2867，第 17 页。

③ 《河南省 1976～1985 年赤脚医生培训计划》，河南省档案馆：全宗号 J136，案卷号 2867，第 19 页。

续表

年　份	小　计	初　训	复　训
1982	33000	20000	13000
1983	33000	20000	13000
1984	33000	20000	13000
1985	33000	20000	13000
年　代	总　计	初　训	复　训
1976～1980 年	150000	130000	20000
1981～1985 年	165000	100000	65000
1976～1985 年	315000	230000	85000

据此要求和河南省政府的安排，各地培训赤脚医生的工作较前有很大变化，更注重培养赤脚医生的质量。

1978 年，新乡地区县赤脚医生学校继续进行对赤脚医生的培训工作，在普遍培训的同时，也注重提高。1978 年赤脚医生学校计划培训2300 人，其中普训班 1720 人，提高班 580 人。普训的学员为新建合作医疗站和没有学习过的赤脚医生。提高班的学员条件为：①从事赤脚医生工作五年以上；②全心全意为贫下中农服务，工作积极认真，医疗、预防、采种制用中草药搞得好；③坚持参加农业集体生产劳动，坚持参加集体分配；④有一定的医学基础知识和临床经验，经考试成绩合格者；⑤身体健康，能坚持学习始终（孕妇不收）。学制和教材：两种班学制均为一年。普训班仍以省编赤脚医生教材为课本；提高班选用中专教材，以中医课为主并学习一定的西医基础课。理论教学授课时间一般不少于 900 个学时。对学员实行定期考核，结业时进行考试，成绩合格者发给证书。每个学校专职教师一般不少于十人以上。①

1981 年，根据国发［81］24 号文件对农村卫生工作的要求，结合培训和提高赤脚医生工作的实际情况，对赤脚医生的要求提高水准。新

---

① 河南省新乡地区革命委员会卫生局：《一九七八年县赤脚医生学校培训计划》，1978 年 4 月10 日；新乡市档案馆：全宗号 88，目录号 3，案卷号 176，第 43～44 页。

乡地区卫生局要求，"各县从 1981 年起，凡有条件的县卫校，都要积极开办赤脚医生中专班"。并要求各县卫生局、县卫校，"坚持学员标准，纠正乱安插不符合条件的人员入学的现象"。[①]

以前，赤脚医生到卫校学习，生产大队除每月照计工分外，每人每月还要补贴 7 元生活费，书籍学杂费全部由卫生部门包下来。农业经营管理体制改革后，很多地方的集体经济松散，给赤脚医生的补助没有了，对赤脚医生的培训工作大都停办。随着农村经济的发展，农民群众对医疗卫生的需求越来越高，不少赤脚医生的学习精神可嘉，要求重新学习，提高自己的业务技术水平。

1984 年，舞阳县卫生部门开办两个赤脚医生中医学习班和西医自费学习班，由县卫校举办，学习时间为一年，每个学员交学费 120 元，书籍、饮食费用自理。近百名赤脚医生踊跃报名自费上学，连附近襄县、叶县的一些赤脚医生也闻讯赶来。特别值得注意的是，经考核录取的学员中，有 40 名是老赤脚医生的子女。实行个体承包或集体承包后，农民的收入增加了，老赤脚医生决心拿出钱把自己的子女也培养成赤脚医生，将来当个帮手和接班人，继续为农村医疗卫生工作服务。

这个卫校有 2 名主治医师、7 名大专毕业医师，还有 10 多名医师、医士，并有一定的教学设备。为了提高教学质量，卫校对教学体制、教学方法都进行了初步的改革，并派出 12 名师资到武汉医学院、河南医学院、许昌地区卫校等单位进修学习。[②]

以前以培训赤脚医生为主要任务的县卫生学校，农村经济体制改

---

① 河南省新乡地区卫生局文件，新卫字［81］51 号：《印发〈新乡地区赤脚医生中专班教学计划〉（试行）的通知》，1981 年 6 月 8 日；新乡市档案馆：全宗号 88，目录号 5，案卷号 242，第 141 页。

② 河南省卫生厅：《舞阳县卫校举办赤脚医生自费学习班》，《卫生工作简报》（第 23 期），1984 年 11 月 15 日；河南省档案馆：全宗号 J136，案卷号 3620，第 40～41 页。

革后，面临乡村医生难于脱产集中学习的局面。在此情况下，密县卫生学校采取了"下乡办讲座、校内改学制"的办法，深受广大乡村医生的欢迎。

该校是从 1983 年下半年开始为乡村医生办讲座的，其具体做法是：在各乡设分校，乡卫生院院长任分校校长，负责统一组织安排教学工作。任课教师按教学计划巡回到各乡讲课，平均每月给各乡上课 3 天。乡村医生就近集中听讲，一年仅交教材费 5 元。这样，既节省了学习时间和费用，又能学到急需的知识和技能。一年多来，共讲了 34 个专题，听课者约 4 万多人次。

为了保证"讲座"的教学时数和质量，该校除充分发挥校内教学力量外，还聘请校外具有大专以上专业知识和教学能力的人士任课，按规定给予报酬，以弥补师资的不足。同时邀请 30 多位讲师、医师和主任医师，分别编写专题教材，内容是结合农村常见病、多发病，以临床知识为主，兼顾医学基础知识。对于这一教学改革，县卫生局给予大力支持，补助教学经费，并购置了两部双轮摩托车，供教师下乡讲课时使用。

该校在办"讲座"的同时，还考虑到全县乡村医生的接班问题。鉴于前几年一年制培养的学生，只能算个"半成品"，回乡后满足不了农村日益增长的防病治病的需要，他们确定将一年制改为三年制。1984年 8 月，经考试合格招收第一批三年制的学生入学，学习两年，跟师实习一年，最后考试合格者发给证书，自行回乡从医。①

经过半年多的实践，这种教学方式显示了不少优点：解决了乡医急需解决的问题，提高了他们的医疗技术水平。"原来布置一次防疫任

---

① 河南省卫生厅王世林：《适应新形势采取新途径培训乡村医生》，《中国农村医学》1985 年第 6 期，第 1 页。

务，开几天会人也到不齐。现在一到听课日，乡医几乎都按时到校，布置工作、收听回报、评比先进等工作同时都能兼顾了。"① 这种教学方式方便了乡医就近入学，做到了进修、行医、种田三不误。

二 培训赤脚医生专业知识的内容

巩固和发展合作医疗，必须有一支能用中西药给群众治病的赤脚医生队伍。对于赤脚医生医疗技术水平的要求，是基于对农村小伤小病的治疗、简单的卫生防疫保健知识。对此，1965 年 5 月，中华人民共和国卫生部在向全国农村巡回医疗队及各专业防治队发出的一封慰问信中，相当明确地提出了培训农村不脱产卫生员技术水平的要求，"把治疗小伤小病的技术，交给他们，使医学卫生技术在群众中扎根。在训练内容上，要因地制宜，使他们确实掌握诊治当地常见小伤小病的方法，学会一些常用的针灸，能够随时随地为群众作些简易治疗。还要学会结合生产、生活条件，进行简易卫生预防工作的知识（如管理粪便、搞好饮水、除四害、讲卫生等）"。② 根据河南省卫生领导部门的要求，"赤脚医生要学习中西医两种基本知识，经过实践逐步成为既会中医又会西医的新型医生"。③

农村不脱产卫生人员是从事农业生产同时兼做群众性卫生工作的，他们来源于农村初高中毕业生，甚至上过几年小学的知识分子，还有一些是出身于中医家庭，经过社队推荐学习医疗卫生知识的。他们的卫生知识水平一般都有待于不断提高，他们在工作中会遇到这样或那样的

① 董国兴、沈冠军：《密县摸索出培训乡村医生新路子》，《健康报》1984 年 2 月 28 日，第 1 版。

② 《高举毛泽东思想红旗，坚持面向工农兵方向，更好地为人民健康服务》，《健康报》1965 年 5 月 1 日，第 1 版。

③ 马任平：《马任平同志在河南省农村卫生工作会议上的讲话》（1974 年 1 月 16 日）；河南省档案馆：全宗号 J136，案卷号 2795，第 141 页。

困难，这就特别需要农村基层卫生机构和医务人员更多地加以关心，对他们进行业务指导和定期复训，以提高他们的业务能力。在教学内容上，力求简明扼要，切合农村实际情况；学习时间安排上，学制不能太长；在培训方式上是多种多样的，有的地方集中进行训练，有的地方分散训练，一般都结合疾病防治工作来进行。

1967 年元月，潢川县创办了全省第一所培养赤脚医生的抗大式医校，他们培养赤脚医生的医疗知识是根据农村的实际情况，多讲农村常见病、多发病，有什么病讲什么病，多教土方法。在教学中，把以前医学院校的 30 多门课程删繁就简，合并为 10 门课程，编写成了防治当地常见病、多发病的教材。既讲西医方法，也讲中医方法，同时还讲在群众中搜集来的土单验方。由于赤脚医生不懂中医中药，不能适应农村卫生情况，第四期以后，医校就适当增加了中医中药课，教学生用"一根针，一把药"为农民群众防病治病。

医院的医生也是学校的老师，他们边看病边给学生讲课。还请有实践经验的赤脚医生上讲台，以农村、门诊、病房为课堂。学校还请病人讲发病原因、症状和变化情况，再由师生共同诊断、处方，接着教师讲理论，学生去实践。学校还设有附属医院，学生在学校实习时也参加诊病。

潢川"抗大"医校注意在实践中培养和提高学员独立工作的能力。有时讲认药采药，就把课堂搬进大别山，他们按季节发病规律编排教学时间。先讲一些必要的理论知识，然后教师带领学员实习。实习地点主要是在公社和大队，大部分时间在大队，到各社队去防病治病。下去后既是实习队，又是医疗队。实习一段时间后，又回到学校结合实际讲理论课，学了再下去。一年之内固定下去三次，"三上三下"。他们还根据全县防病治病的需要，随时组织小分队，配合有关部门进行工作。

为了适应农村开展计划生育的需要，医校还举办了一次女赤脚医生普训班，三期新针、新医、妇幼短训班。

建校8年来，潢川县"抗大"医校"为农村培训赤脚医生766人（包括为外地代训75人），正在培训的163人"①。这样，全县每个大队都有了两三名赤脚医生。

潢川县"抗大"医校的做法得到上级的认同，在潢川县委的积极支持下，"抗大"医校开办了提高班，把在农村中具有5年以上实践经验的赤脚医生再推荐到"抗大"医校复训一年，学习中专教材，把他们的业务提高到中专水平，能用中西两法防病治病；利用县社两级医院办短训班和进修班。按照全县统一安排，各公社都有计划地抽出赤脚医生到县医院或本公社卫生院去学习，有的学习三个月或五个月，有的半年到一年。他们在医院里既学习理论，又在医生的指导下进行临床实践。县医院每年都要派出两批医疗队下乡搞巡回医疗。他们定期给赤脚医生讲课，并在巡回医疗中对赤脚医生进行具体指导，进行言传身教，对提高赤脚医生的技术水平起了很大作用；各公社每月召开一些赤脚医生碰头会议，在公社卫生院医生的辅导下，大家讨论疑难病例，互相学习，取长补短，不断丰富临床经验。② 这些措施，都使赤脚医生的医疗水平不断得到提高。

潢川县培养赤脚医生的"抗大"式医校，成为河南省县办卫校的办学模式，很多县办卫校改造了原有医学院校的教师、书本、课堂的三个中心，打破教材的系统性和老三段，根据当地的常见病、多发病和季节发病规律安排课程，并在实践中加以应用，在实践中遇到新的问题，又回到学校学习讨论，然后再到社队应用，坚持实践、认识，再实践、

---

① 《为占领农村医疗卫生阵地培养大批人才——潢川县抗大医校培训赤脚医生的调查》，《河南日报》1975年6月26日，第2版。

② 《潢川县积极采取措施提高赤脚医生的医疗水平》，《河南日报》1978年6月26日，第3版。

再认识的原则。

西华县西夏公社各生产大队举办了9所卫生员业余学校。在学习技术课时，贯彻预防为主的卫生工作方针，以省卫生厅编印的《保健员手册》为主，按照当地季节发病的特点进行讲学，突出重点，急用先学，边学边干。他们把一年分为三个讲学期：夏初到秋末，结合夏季爱国卫生运动，主要讲防治消化道传染病以及防治中暑和农药中毒；秋末到春初，结合冬季爱国卫生运动，讲防治呼吸道传染病及煤气中毒；春初到夏初，讲接种牛痘、打防疫针、防治呼吸道传染病，以及外伤包扎等。同时还常年配合讲中医知识和针灸。

封丘县黄陵公社于1968年5月举办一所卫生员业余学校。在业务技术方面，这个学校采取做啥学啥、缺啥补啥的办法，以任务带学课，学以致用。使全公社的卫生员普遍学习疟疾、伤寒、痢疾、肠炎、田间中暑、食物中毒、工伤急救等一般防治知识和小伤小病的针灸疗法。"从夏收夏种以来，他们一直坚持手提保健箱，跟随劳动大军，深入田间，边劳动边治病。"[1]

商水县赤脚医生学校编写了以防治当地病、农村常见病、多发病为主的针灸、内科、药物、制剂等6门讲义。并发动在校赤脚医生收集300多个单验方，经过筛选编印作为补充教材。教师以兼职为主，理论联系实际教学。还请有实践经验的学员教学。

学校还开设了教学门诊，建立简易病床和家庭病床，开办了小药厂，搞药圃。指导学员诊病、治病、防病，认药、采药、种药、制药、用药。讲什么及时实习什么，讲做结合。学校还组织学员先后到伏牛山、鸡公山采药，在校园种药400多种，自制丸、散、膏、丹、片、针剂100多种，既提高了教学质量，又满足了当地防病治病的需要。学员

---

① 《用革命办法培养农村卫生人才》，《河南日报》1968年9月24日，第3版。

这样学习一年以后，绝大多数人对本县常见的近百种病，能够懂得基本的理论知识，会防会治；会采、种、制、用中草药；能够掌握一二百个针灸穴位。有的还会做外科小手术。[①]

信阳县谭家河医校在培训赤脚医生时，立足于农村实际，不断提高学员防治疾病的本领。这个医校采取走出去、请进来的办法，组织学员深入农民之中，调查了解农村常见病、多发病的规律。在教学内容上，实行中西结合，土洋结合，防治结合，特别是将针灸和土单验方作为重点学习。医校还开设了中西医普及班、新医疗法学习班、中西医结合班、药物班、中西医提高班等，做到农村需要的多讲，不常用的少讲，讲求实效；请有医疗经验的农民和赤脚医生登台讲课，传授实践经验，使教学搞得生动活泼，效果良好；定期组织巡回医疗队，送医送药上门，为农民服务。并留心搜集民间土单验方，整理汇集成册，经过试验，进行推广。医校坚持开门办学，每届学员除经常走出课堂到农村参加劳动实践外，一半的时间由教师带领到县、社医院实习，增加学员的临床经验，提高分析诊断疾病的能力，进一步提高医疗技术水平。

为了便于搞好现场教学，医校还组织学员进行药材种植实验，进行北药南植、南药北移，变野生为家种。通过现场实地教学，让学员参加种药劳动，使他们很快掌握了药材的种植技术，达到会采、会种、会制、会用中草药。至 1973 年年底，谭家河医校"先后举办了五期训练班，为农村社队培养赤脚医生四百五十多人次，其中女赤脚医生四十九人次"[②]。

1973 年，滑县开始办赤脚医生训练班，地点在县卫校，每年为村

① 河南省革命委员会卫生局：《卫生革命简报》（第 11 期），1976 年 7 月 22 日；河南省档案馆：全宗号 J136，案卷号 2893，第 168~169 页。
② 《信阳县谭家河医校坚持理论联系实际的教学方法 积极为农村培养大批赤脚医生》，《河南日报》1974 年 1 月 17 日，第 3 版。

队培养150～250人，讲授课程有中、西医学基础理论知识、生理解剖、传染病防治、病理学、药理学、药物方剂学、妇科常见病、内外科学、针灸学等。学制一年，学习结束后各回本队，承担本地的各项医疗、卫生、保健任务。

1973～1978年滑县培训赤脚医生班次人数表[1]

年　份	培训名称	学　制	班　次	人　数
1973	赤脚医生	6个月	4	197
1974	赤脚医生	1年	4	216
1975	赤脚医生	1年	4	239
1976	赤脚医生	1年	4	267
1977	赤脚医生	1年	2	160
1978	赤脚医生	1年	2	160
合　计			20	1239

商水县赤脚医生学校以6个生产大队和几个公社卫生院为基点，实行开门办学。教材的编写以防治当地常见病、多发病为目的的针灸、内科、药物、制剂等6门讲义。学校还发动在校赤脚医生学员收集300多个单验方，经过筛选编印作为补充教材。教师以兼职为主，还请有实践经验的学员教学。

这所赤脚医生学校广开课堂，因陋就简开设了教学门诊，建立简易病床和家庭病床，办小药厂，搞药圃，指导学员诊病、治病、防病，认药、采药、种药、制药，用药。教师讲什么及时实习什么，讲做结合，学用结合。两年来，学校组织学员先后到伏牛山、鸡公山采药，在校园种药几百多种，自制丸、散、膏、丹、片、针剂等，既提高了教学质量，又满足了当地防病治病的需要。学员学习一年以后，绝大多数人会防会治本县常见的近百种病，懂得基本理论知识；会采、种、制、用中

---

① 河南省滑县地方史志编纂委员会编《滑县志》，中州古籍出版社，1997，第584页。

草药；能够掌握一二百个针灸穴位；有的还会做外科小手术。农民群众对这种办学方式比较满意，他们说："过去我们农村青年上医校，好比錾子炸芝麻，熟了一个蹦一个，现在赤脚医生学校培养的医生为农村服务，我们选最好的去。"①

很多公社卫生院在培训赤脚医生时，也学习和采用县办卫校的做法。

沈丘县赵德营公社卫生院为大队和生产队培训赤脚医生和卫生员，大力推广新针疗法和土单验方，巩固和发展了合作医疗制度，受到了社员群众的欢迎。

有些队的合作医疗站不能巩固和发展的一个重要原因，就是没有很好地推广新针疗法和土单验方，形成医疗费用超支。有些赤脚医生和卫生员对"一根针、一把草"的重要性认识不足，存在着"新针疗法好是好，'泥巴腿子'学不了""打针吃药还不中，几把青稞有啥用"的思想。

针对上述问题，赵德营公社卫生院在培训中，通过政治学习，首先让赤脚医生学员认识到，推广新针疗法和土单验方治病，是落实毛主席伟大战略方针的具体行动，也是巩固、发展合作医疗的一项重要措施。在提高思想认识的基础上，他们根据少而精的原则，从农村常见病和多发病的实际情况出发，主要选学一些常用穴位的针灸技术和常用中草药的一般知识，并发扬理论联系实际的学风，边学习，边实践。几个月来，这个公社培训的赤脚医生和卫生员大体上"学会了50多个常用穴位的针刺技术，学会识别和应用100多种中草药"②。使新针疗法和土

---

① 河南省革命委员会卫生局：《坚持医学教育革命，商水县赤脚医生学校胜利前进》，《卫生革命简报》（第11期），1976年7月22日；河南省档案馆：全宗号J136，案卷号2893，第167页。

② 《赵德营公社卫生院培训"赤脚医生"和卫生员积极推广新针疗法和土单验方》，《河南日报》1971年11月14日，第3版。

单验方在这个公社普遍得到推广。

除了地方上培训赤脚医生之外，人民解放军医院也在为农村培养赤脚医生时，二者的培养内容大体一致。

人民解放军某部医院对驻地社队的赤脚医生进行培训、复训时，医院的医务人员向赤脚医生传授新医疗法、新针疗法和中草药知识，带领赤脚医生采集中草药，收集民间单方、土方、验方，教赤脚医生学习识辨中草药、掌握中草药的功能和使用方法。几年来，这个医院培训的赤脚医生，大都能识别和使用三四十种中草药，掌握八十个甚至上百个穴位，能运用新医、新针疗法、中草药治疗当地一般常见病、多发病。

医务人员在培训、复训赤脚医生时，十分注意帮助赤脚医生掌握当地季节性流行传染病的防治知识，帮助他们认清防病和治病的关系，使赤脚医生认识到只有认真贯彻执行预防为主的方针，防重于治，才能减少疾病，节约医药经费开支，巩固合作医疗。这批赤脚医生技术水平提高很快，大部分能医治当地的一些常见病和多发病，有时还能作一些小手术。从1970年下半年以来到1973年年底，这个解放军医院"举办了15期不同类型的技术培训班，先后在9个县为12个公社的161个大队，培训、复训了1021名赤脚医生和卫生人员"[1]。

20世纪80年代后，随着农村经济的发展，农民群众的生活水平不断提高，对赤脚医生的培训要求也相应提高。

例如，新乡地区卫生局明确要求各县卫生局、县卫校："从1981年起，凡有条件的县卫校，都要积极开办赤脚医生中专班。"凡参加赤脚医生中专班学习的学员必须是"政治思想好，热爱本职工作，具有相当初中以上文化程度，有五年以上医龄并经县卫校培训一年以上或未

---

① 《解放军某部医院利用各种时机举办培训班，帮助赤脚医生提高医疗技术水平》，《河南日报》1974年1月17日，第3版。

经县卫校培训，而有十年以上医龄，身体健康的在职赤脚医生。学员入学时要进行认真的考核考试，凡不合格的，学校一律不予接受"①。具体的考试、考核、录取的办法和细则，由各县自行确定。为此，新乡地区卫生局明确规定了《新乡地区赤脚医生中专班教学计划（试行）》②："一、培训目的要求：中专班分中医专业和西医专业，一般采用全国中等卫生学校的教材，要统一入学时间，以便于全区统一考核考试。学员结业后，主要科目要达到中级卫生人员水平，经地区统一考核考试，成绩合格者，发给中专证书，承认是农村的中级卫生技术人员。二、学制和时间分配：学制为一年半，共 74 周，其中理论学习 60 周。见习 4 周，假期 7 周，结业总结 3 周。具体的授课进度计划，由各卫校根据自己的实际情况，自行确定。三、每周按 36 个学时计算，共 2160 个学时。"中、西各专业的课程设置及学时分配见附表一和附表二。

附表一　中医专业课程设置及学时分配表

科　目	学　时	科　目	学　时
中医学基础	150	中医内科	240
中医诊断	100	中医外科	50
中医学	160	中医妇产科	90
方剂学	110	中医儿科	70
"内经"选读	100	针　灸	80
"伤寒"选读	100	卫生防疫学	60
"瘟疫"选读	80	政　治	120
西医诊断基础	100	体　育	120
"金陵"选读	70	自　习	360
共　计	2160		

---

① 新乡地区卫生局：《印发〈新乡地区赤脚医生中专班教学计划（试行）〉的通知》，新卫字［81］第 51 号文件，1981 年 6 月 8 日；新乡市档案馆：全宗号 88，目录号 5，案卷号 242，第 137 页。

② 《新乡地区赤脚医生中专班教学计划（试行）》，1981 年 6 月 5 日；新乡市档案馆：全宗号 88，目录号 5，案卷号 242，第 139 页。

附表二　西医专业课程设置及学时分配表

科　目	学　时	科　目	学　时
解剖及组织胚胎	160	儿　科	120
生理化学	120	妇产科	80
微生物及寄生虫	130	五官科	80
病　理	80	卫生防疫学	60
药　理	160	政　治	120
内　科	320	体　育	120
外　科	150	自　习	360
流行病及传染病	100	合　计	2160

不过，随着很多地方的集体经济走向滑坡，农村的合作医疗逐渐解体，一些地方新的培训农村医生的方式开始出现，内容也随之改变。

第三节　对赤脚医生的待遇

农村合作医疗制度是解决农民看病问题的好办法，赤脚医生是直接为本地农民群众的医疗卫生服务的。这种制度要可持续发展，关键是所在大队有力量解决合作医疗的基金和赤脚医生的报酬，使他们的经济所得相当于当地的队干部、民办教师或同等劳动力的收入水平，这样才能稳定这支队伍，才能有利于为农民群众的健康服务，有利于农村卫生事业的发展。对于农村不脱产赤脚医生的报酬，很多公社采取误工补分，实误实补的办法。一些大队采取固定工分加奖励的办法，收入一般都高于同等劳力。同时，在社会政治地位上给予肯定。

一　经济报酬

农村基层医疗卫生队伍担负着我国几亿农民的防病、治病和计划生育等第一线的繁重任务，如不认真解决他们的待遇问题，这支队伍就不会稳定，农村基层卫生组织就难以巩固，甚至停办。河南省各级政府很早就注意解决他们的经济报酬问题了。

农村卫生员的赤脚医生的前身，他们的报酬问题，1965 年前后，大部分地区采取的办法是："一、包干制，根据卫生员的工作量由生产队固定工分报酬，一次发给卫生员；二、误工补工，卫生员开会、学习和做卫生工作，按照误工的实际情况由生产队补记工分。"① 这个办法对于卫生员来说是比较有利的，他们在经济上不吃亏。之后，一些地方卫生员的报酬主要是记工分，待遇相当于一般同等劳力，并给予适当补贴。

在河南省广泛推行合作医疗、大量培养赤脚医生时期，各地纷纷采取措施，保证不脱产赤脚医生的经济收入问题。我们将几个县赤脚医生的待遇情况具体陈列于下，以供详细分析。

新乡县对赤脚医生的待遇一般是：根据本大队的经济状况，以及赤脚医生的技术高低、服务态度，由合作医疗管理委员会评定赤脚医生的待遇。具体是："1. 每年由大队拨给一个同等劳动力的工分给生产队，由生产队记工参加分红，另外，每月由大队补助个人 3 ~ 8 元。2. 外出进修学习，由大队照常记工分。另外，每月给予生活补助。3. 医药费与社员相同。"② 随着农村生产经营方式的改革，到 1984 年，全县的合作医疗站绝大多数改为承包到人、单独核算、自负盈亏的卫生所，社员看病出钱，这个办法也随之取消。

中牟县赤脚医生的报酬，一般是每月记 26 ~ 30 个劳动日。最多记到 39 个劳动日，其中 9 个劳动日作为夜间看病出诊的补助工分。女的待遇低于男的，相当于农村女社员的工分。另从业务收入中每月补助 3 ~ 5 元，少数医生达 10 元左右，最高的 14 元，也有个别大队

---

① 《怎样使不脱产卫生员巩固下来？》，《健康报》1965 年 6 月 5 日，第 1 版。

② 河南省新乡县卫生局：《新乡县卫生志》，1985 年 3 月编著，新乡市图书馆藏（未刊稿），第 66 页。

不给补贴的。①

汝南县赤脚医生的待遇是:"1. 按一般大队干部提成,解决粮款。2. 按本生产队头等劳力记工,随所在队分配粮、款、柴、菜等。3. 外出进修学习,由大队解决进修费并补助部分粮款。"②

虞城县对赤脚医生的经济报酬是:"1. 享受大队干部同等工分,拨给生产队,每年年终参加生产队分红,全记分。2. 每年由大队拨给一个同等劳力的工分给生产队,由生产队记工,参加分红。3. 每月参加10~15日的劳动,记15~20天的工分,由大队统一平衡。4. 外出进修学习,其学习费用,由大队支付,或补助部分粮款。5. 医药费与社员同。"③ 1978年之后,农村医疗制度由单一的合作医疗变为多种办医形式(大队办、集体联合办或个体经营),其经济管理多数属于单独核算,自负盈亏,农民谁看病谁交费。乡村医生的报酬由药品批零差价、诊断费和注射费中解决。

息县对赤脚医生的待遇是:"1. 一般和大队干部副职等同,个别享受主职干部标准。每年夏、秋两季,由大队按其标准拨给粮食和烧柴。2. 每年年终按赤脚医生所在队第三名社员的工分分红。3. 每月参加10至15天劳动,记15至20天的工分,由大队根据工作表现,统一平衡。4. 外出进修学习,由大队全供给或补助部分粮款。5. 医药费与社员同。"④ 1981年后,全县的合作医疗改为分片承包到人,原合作医疗资金作为铺底资金,实行单独核算,自负盈亏,谁看病谁付款。赤脚医生因防疫误工时,大队给一定的报酬。

---

① 《关于中牟县农村卫生情况调查报告》,1980年7月10日;河南省档案馆:全宗号J136,案卷号3171,第7~8页。

② 河南省汝南县卫生局编《汝南县卫生志》,西平县印刷厂1986年印(未刊稿),第178页。

③ 河南省虞城县卫生局编《虞城县卫生志》,河南省虞城县印刷厂1986年印(未刊稿),第170页。

④ 河南省息县卫生局编《息县卫生志》,1985年印(未刊稿),第135~137页。

汤阴县对赤脚医生的待遇是："1. 和大队干部一样，每年年终由大队给其拨一个大队干部标准的工分，从本小队分红（全记工）。2. 每年由大队拨给一个同等劳力的工分给生产队，由生产队记工参加分红。3. 每月参加 10 至 15 天的劳动，记 15 至 20 天的工分，由大队统一平衡。4. 外出进修学习，由大队全供给或补助部分粮款。5. 医药费与社员同。"① 1981 年后，全县的合作医疗站改为承包到人、单独核算、自负盈亏，社员群众谁看病谁出钱。赤脚医生的报酬由药品的批零差价来解决。

从以上材料可以看到，相对而言，赤脚医生的待遇还是比较高的，大都和队干部的经济收入差不多，还有补助，误工补贴也比较高。同时，外出进修时不误工分。另外，赤脚医生在学习期间，政府和学校还有补贴。1973 年 12 月，河南省政府要求各地、市采取县办卫校、培训班等形式，"将河南省十万赤脚医生的 70% 到 80% 轮训一遍，每期学习一般为一年，达到或基本达到中专水平"。省政府每年分配给各地、市培训赤脚医生的补助费，每人每年按 150 元作为预算，其开支范围包括："1. 赤脚医生培训期间伙食补助费：每人每月补助 7 元，放假期间不补；2. 医药补助费：每人每月 0.5 元，由学校（班）集中掌握使用；3. 教学行政费：每人每月 2.5 元，由学校（班）统一调剂开支，包括公务费、图书购置教学试验费、讲义费、实习、体育费等；4. 设备购置、其他等费，每人每年 30 元，包括设备补充、维修、雇用临时炊事人员等开支。下拨补助各地赤脚医生培训补助费要专款专用，不能挪作他用。"② 这些经费的开支，在经济上能够给予赤脚医生一定的保障，

---

① 汤阴县志编纂委员会编《汤阴县志》，河南人民出版社，1987，第 167~168 页。

② 河南省革委会财政局行字 [73] 24 号、河南省革委卫生局革卫字 [73] 115 号：《关于培训赤脚医生经费开支范围的规定》，1973 年 12 月 19 日；新乡市档案馆：全宗号 88，目录号 3，案卷号 146，第 34~35 页。

有利于赤脚医生的技能培训，有利于调动他们的学习积极性。

1979 年 12 月，卫生部、农业部、财政部、国家医药管理总局、全国供销合作总社联合发布了《农村合作医疗章程》（试行草案）。对赤脚医生的报酬问题进行明确规定："赤脚医生的报酬要体现按劳分配多劳多得的原则，可以采取工分或工分加现金补贴等方式，一般应相当于同等劳动力，技术水平高、服务态度好的也可以高于同等劳动力。"①

为了解决好赤脚医生的报酬，稳定乡村医生队伍，办好村卫生所，1981 年，国务院批转卫生部《关于合理解决赤脚医生补助问题的报告》（国务院转发［81］24 号文件），规定乡村医生报酬的解决办法："一是从乡、村（社、队）工副业收入和公益金中提取；二是从卫生所的诊疗业务收入或其他收入中解决；三是由地方财政给予适当补助。"②

根据国发［81］24 号文件规定的赤脚医生补助经费的要求，为贯彻执行这一精神，1981 年，河南省卫生厅和财政厅共同研究决定，每年拿出 600 万元作为乡村医生报酬补助经费，并于下半年拨专款 300 万元，要求各地列入当地财政支出指标。③

为了合理解决赤脚医生的报酬问题，根据国务院［81］24 号文件和有关规定，结合河南省的实际情况，1981 年 8 月，河南省卫生厅决定："在对赤脚医生进行考核后，原则上给以相当于当地民办教师的待遇水平，暂时达不到相当中专水平的，也根据当地实际情况以适当补助。补助费的来源：一是从社队工副业收入和公益金中提取；二是从卫生所的诊疗业务收入或其他收入中解决；三是由地方财政给予适当补助。对边远山区和贫穷队，补助可以多一点。补助费全部直接发给本

① 《加强领导，巩固农村合作医疗制度》，《健康报》1979 年 12 月 23 日，第 1 版。
② 河南省卫生厅医政处樊德祥：《不应把乡村卫生所当成副业办》，《中国农村医学》1985 年第 6 期，第 55 页。
③ 河南省革命委员会卫生局：《关于整顿乡村医生队伍，落实乡村医生报酬的请示》，1986 年 4 月 3 日；河南省档案馆：全宗号 J136，案卷号 3880，第 9 页。

人。实行合作医疗的大队，原来解决医务人员报酬的办法，仍可以继续进行。"①

1982年下半年，"河南省政府拨出现款三百万元，拨到各地、市、县，作为对乡村医生的一次性补助"。1983年，"卫生事业费在去年原有的基础上增加了14.09%（其中含有乡村医生补贴费），分灶吃饭，分切到各地、市、县财政部门，乡村医生补助款不再单独下达指标"。②同时，要求各地财政部门根据当地的财政收入支出情况，统筹安排解决好乡村医生的报酬。

这一时期，河南省乡村医生的报酬一般说来有以下几种形式：一是生产责任制还没有实行大包干，工分仍起作用的社队，大队仍坚持给乡村医生记工补助；二是经济基础比较好的社队，领导重视，工分仍起作用，大队每天除给乡村医生记工补助外，每月还给补助3~5元钱；三是底子较薄，没有工、副业收入的社队，大队缺乏公共积累，大部分采取从诊疗费中提取用于补助；还有些地区采取误工补助、误工补粮、任务补贴等办法。

很多地方积极采取有效措施补助赤脚医生。1981年5月，新乡地委决定，"地区财政每年暂拿50万，作为赤脚医生补助经费，列入卫生事业费内"。并要求社队企副业比较好和集体比较富裕的大队，"从公益金中提取一定比例，作为赤脚医生的补助费。从卫生所收入的诊断费、注射费、处理费或药品批零差价中提取一定的比例，用于赤脚医生的补贴"。③1982年10月，新乡地区财政局、卫生局又联合发出《关于

① 河南省卫生厅：《关于整顿我省农村基层卫生工作的报告》，1981年8月4日；河南省档案馆：全宗号J136，案卷号3307，第12~13页。
② 樊德祥、杨文献：《关于乡村医生发证与报酬问题的答复》，中华医学会河南分会：《中原医刊》1983年第1期，封三。
③ 新乡地区卫生局：《关于合理解决赤脚医生补助，调整农村基层卫生组织的报告》，新卫字[81]第44号文件，1981年5月8日；新乡市档案馆：全宗号88，目录号5，案卷号242，第121页。

赤脚医生补助费问题的通知》，通知各县财政局和卫生局，根据国发
[81] 24 号文件精神和省政府的规定，从 1981 年下半年开始，对赤脚
医生实行生活补助。享受补助范围的人员有：只限于经统一组织考核考
试，达到相当于中专水平，取得"乡村医生"证书的人员。① 对于暂时
达不到要求的赤脚医生，他们的报酬有两种：记工分和适当给予补贴。

卫生员、接生员进行防治疾病工作因而误工时，生产队大都给予
报酬。各地给予报酬的形式很多，主要有误工补贴工分；固定工分；
接生收入归己或药品批零差价归己等。不脱产卫生人员的报酬，采取
误工补分、实误实补的办法，是比较普遍的。所谓误工补分、实误实
补，就是相当于同等劳力在相同时间内的收入水平。如果群众同意，
也可以稍高于同等劳力在相同时间内的收入水平。也有结合当地实际
情况采取其他合理报酬的办法。所有这些办法，都经过社员群众讨论
和同意，做到干部、社员和不脱产卫生人员三满意。而从许多地方的
情况看来，只要卫生部门协同社队加强对不脱产卫生人员的领导，不
断提高他们的思想水平和业务能力，使之真正能为群众解决问题，从
而使社员群众和社队干部亲身体会到卫生员、接生员在降低发病率、
促进农业生产方面所起的作用，那么，不但工分报酬问题好解决，其
他方面也能得到社员群众和基层干部的支持。有了这样的群众基础之
后，赤脚医生的报酬，根据他们当赤脚医生的时间、工作表现（卫生
防疫工作）和技术水平的高低，由社员合理评定他们的工分。赤脚医
生是为全大队服务的，其工分待遇纳入大队统筹规定。如回生产队分
配的，差额部分由大队给予补贴（可从卫生站纯收入中解决）。同时，
男女同工同酬。在解决了经济报酬之后，赤脚医生没有后顾之忧，其

---

① 新乡地区财政局、新乡地区卫生局：《关于赤脚医生补助费问题的通知》，1982 年 10 月 19
日；新乡市档案馆：全宗号 88，目录号 5，案卷号 259，第 51～52 页。

队伍也稳定了。

1978 年后，随着农村经济体制的改革，农村实行联产计酬和责任田以后，赤脚医生的报酬也出现了新情况。洛阳市郊区四角楼大队根据本大队的经济条件和社员意见，他们对赤脚医生的报酬，规定了以下标准和办法：①赤脚医生不参加联系产量的生产责任制，可利用防病治病的空余时间采、种、制、用中草药，为合作医疗增加收入，扩大资金来源；农忙时带药箱和群众一同到田间，有病治病，没病参加劳动。②赤脚医生实行考勤记工制度，按实际上班天数，每天记 10 个工分；每人每月给三天假日，照记工分。③夜间值班每晚发补助费贰角，若遇抢救病人，如输液等特殊情况，每小时补助工分一分二厘，夜晚接生记 10 个工分，收费交医疗站。④为使赤脚医生的报酬能达到同等劳力的收入水平，安心搞好本职工作，采取"工分加补贴"办法，给赤脚医生每人每月补助现金 3～4 元。⑤为适应赤脚医生的工作需要，大队每月给合作医疗站发肥皂一条，三个月发毛巾一条，每人每月发电池两节。⑥根据按劳分配、多劳多得的原则，给担任医疗站负责人的赤脚医生每月补助 5 元。①

中牟县赤脚医生过去一般记 30 个劳动日，但在农村生产管理体制改变后的新情况下，赤脚医生的待遇普遍低于同等劳力，需要迅速加以解决。1980 年，经与赤脚医生讨论意见，"其待遇除基本劳动日（每月30 个）外，应视医生夜间工作情况，增加夜间应诊出诊补贴 3～10 个劳动日；同时，也实行'五定一奖'责任者，例如种药、制药、采药等均规定切合实际的劳动定额，超额部分奖励百分之五十，以调动赤脚医生的积极性。另外，从业务收入中补助 3～10 元，对于服务态度好、

---

① 洛阳地区卫生局：《四角楼大队赤脚医生报酬得到合理解决》，《河南赤脚医生》1980 年第 7 期，第 2 页。

技术好、贡献大的可以超过 10 元。赤脚医生普遍要求，像对待民办教师、代销员那样，国家给 5 ~ 8 元的定额补助"。[①] 这对赤脚医生队伍的稳定将起重要作用。

1983 年初，孟县的农村合作医疗站均改为乡村卫生所，实行村办或乡村医生集体承包两种形式，村民看病自己出钱，卫生所对本村群众一般免收诊断费和注射费，村里给每个医生每月发 5 ~ 10 元生活补贴，对搞卫生防疫、妇幼保健、计划生育实行实误实补，每月可领 3 ~ 5 元的劳务费。[②]

1983 年，郑州市南五里堡村卫生所实行个人承包责任制，房子和设备为村集体资产，每年承包人为集体交 1000 元房租。当时药品作价 2400 元，为承包基金，不承包时收回基金。卫生所人员的报酬村不再负担，从收入中解决。规定承包人可对外门诊，本村村民看病除药费照付外，其他挂号、注射、出诊等杂项全免。再扩大医疗项目和添置医疗设备，由承包人自行而定。[③] 实行独立核算，自负盈亏。

在医疗卫生工作改革中，1983 年 12 月，林县实行大包干后，根据乡村医生靠医疗业务收入无法维持生活，而广大农民群众又迫切需要防病治病的实际情况，经过基层干部和群众商量，将乡村医生的报酬来源规定为："从大队集体提留中补助一点，从卫生所业务收入中提留一点，同时分给责任田（原联合诊所人员不分给责任田）。"[④] 这样，全县绝大多数乡村医生的收入基本上能够达到或略高于当地同等劳力的收

---

① 《关于中牟县农村卫生情况调查报告》，1980 年 7 月 10 日；河南省档案馆：全宗号 J136，案卷号 3171，第 7 ~ 8 页。

② 孟县志编纂委员会编《孟县志》，陕西人民出版社，1991，第 507 ~ 508 页。

③ 河南省郑州市南五里堡村志编纂委员会编《南五里堡村志》，方志出版社，1999，第 424 页。

④ 《立足改革，加强管理，林县农村三级医疗卫生网越办越好》，河南省卫生厅：《卫生工作简报》（第 23 期），1983 年 12 月 8 日；河南省档案馆：全宗号 J136，案卷号 3500，第 124 页。

入水平。

赤脚医生长期战斗在农村防疫工作第一线，担负着疾病调查、防病治病、资料统计、疫情汇报、井水消毒、爱国卫生运动和卫生宣传等各项任务。由此每个赤脚医生全年大约防疫误工 70 天，对于他们的防疫误工，应该给予合理补贴。根据国务院〔81〕24 号和河南省人民政府〔81〕178 号文件精神，1984 年 6 月，河南省卫生厅规定："赤脚医生防疫误工补贴可按照各乡总人口每人每年一角五分，或按每个赤脚医生平均每月 6 元的标准，由乡政府统一筹集解决，由乡卫生院根据赤脚医生防疫任务完成好坏掌握使用。"①

据调查，按照省卫生厅规定的标准，对于赤脚医生因防疫误工造成的经济损失，一些县如郸城县比较认真地进行了补贴。②

赤脚医生的报酬能否落实到实处，关键还是在于各级党政领导的重视和支持，在于各级卫生部门和财政部门协商。但是，在落实农村经济政策的过程中，由于各地、市、县的财政收入和支出不一样，管理办法不一，对乡村医生报酬的解决办法也不一样，少数地方的赤脚医生待遇好些，收入相当于甚至稍微高于同等劳力的收入水平，多数地方待遇差些，低于同等劳力的收入水平。农村放宽经济政策后，实行联系产量的生产责任制，农民经营农副业的门路增多，收入增加。而赤脚医生常年防病治病，不能离开岗位搞农副业生产，不少大队又没有采取适当措施解决他们的报酬问题，赤脚医生与其他群众的收入相比差别不小。

随着农村分组作业、联系产量计酬等形式的生产责任制的推行，不少合作医疗站受到重大冲击。由于合作医疗无法联系产量计酬，难以继

---

① 河南省卫生厅：《卫生工作简报》（第 11 期），1984 年 6 月 6 日；河南省档案馆：全宗号 J136，案卷号 3619，第 4~5 页。

② 河南省卫生厅：《郸城县合理解决赤脚医生防疫误工补贴》，《卫生工作简报》（第 11 期），1984 年 6 月 6 日；河南省档案馆：全宗号 J136，案卷号 3619，第 5 页。

续筹集合作医疗基金，生产队缺少劳动力，就强行要回赤脚医生参加生产，或者赤脚医生不能参加生产队的计酬分配，收入受到影响，挫伤了他们的积极性。此外，由于集体土地包干到组，合作医疗药园基地被生产队要回去，医疗站的药源和经济收入受到很大影响。过去在整顿恢复合作医疗中，首先抓筹集资金、选好赤脚医生、合理解决报酬、配好药园基地等，而现在，分组作业、联产计酬责任制恰恰在这些最基本的方面冲击着农村合作医疗和赤脚医生队伍。

同时，生产队在生产、分配、管理等方面比过去有更多的自主权。生产队实行联系产量的生产责任制以后，超产奖给工分、现金或粮食。在粮食分配政策上，有些地区增加了工分粮的比例。而赤脚医生的劳动报酬，在许多社、队都是作为非生产性的工分来对待的。他们担负着医疗、防疫、计划生育等任务，从事家庭副业的时间没有在大田作业的社员群众多，因而不能同他们一样享受超产奖励。农业经营管理体制的这些改革，对合作医疗的集资方式、组织形式、赤脚医生的劳动报酬等，都提出了新问题。

很多社队把大队卫生所承包给赤脚医生，大队不再给工分，有的给少量粮款补贴；有些社、队的赤脚医生收入低于当地的同等劳力的水平；有的社队把赤脚医生当成副业人员，规定要上交副业款，交不上者不给报酬；还有的社队硬把赤脚医生固定在生产队作业组，实行几包几定挣工分，致使他们没有精力搞防病治病工作。由于赤脚医生担负的医疗卫生工作任务较重，不能同社员群众一起实行包工包产，得超产奖励，同时家庭副业也受到一定影响，他们的劳动收入与生产队同等劳力比相对减少。由于受过去合作医疗"三免"（免诊费、劳务费、注射费）的影响，加之有关部门的限制，赤脚医生诊断、劳务费一般只收5分钱，还有的不收注射费，收费标准偏低影响了一些赤脚医生的积极性。有的赤脚医生从医不能养家，只好以务农为主。有的地方近一半的赤脚医生弃医，造成不少大队缺医少药，社员看病很不方便。有的赤脚医生看一个病人要往返 10 多里，仅收诊断费、注射费各 5 分钱，药品利润 1 角左右，耽误半天时间收入两三毛钱。他们承包了责任田，往往刚到地里干活，病人家属就来请出诊。不去不合适；去，必然耽误农活，减产的损失要超过行医的收入。

1981 年，河南省密县曲梁大队赤脚医生肖振杰说："在我们公社甚至我们县，赤脚医生搞防病治病业务的时间，一般占其全部时间的60%～80%，参加农业生产劳动的时间只占 20% 左右。业务水平高、医龄长的赤脚医生，基本上以医疗为职业，很少或不参加农业劳动。"[①]这样，一个赤脚医生从事农业生产的时间就很有限，如果搞防病治病的收入不高，在田间的收入又受到影响，他的年终收入和其他同等劳力相比就不高了。

尽管国家明文颁布了《农村合作医疗章程》（试行草案），并对赤脚医生的报酬作了明确规定，但是，有些地区赤脚医生的待遇问题仍然没有得到很好解决。赤脚医生白天除防病治病外，还要采、种、制、用中草药，参加集体生产劳动，有时夜晚还要出诊，工作量很大，不仅不能得到固定的工分补贴和生活补贴，有的赤脚医生所得的报酬还低于同等劳动力的收入水平，尤其是女赤脚医生，同工不能同酬。

有些地方，赤脚医生和民办教师的收入差距很大，二者同样从事文教卫生工作，同样吃农业粮，参加集体分配。"文革"前和"文革"中，他们在政治、经济、生活等方面都是同等待遇。可是实行农业生产责任制后，有的地方政府很重视农村基础教育，"补助民办教师每月生活费 10 元。年终又补助 50 元。一年共计 170 元。县教育局

---

① 《河南赤脚医生》1981 年第 3 期，封四。

还亲自下各大队落实工分报酬，固定每人每年200多元，总计达到每月37元工资水平"。可是，"国家没有给赤脚医生一分钱补助。大队给赤脚医生的报酬也比民办教师少一半"。① 甚至有些大队还没有给赤脚医生工分。

有的地方，"赤脚医生中的原联合诊所医务人员的经济收入较1966年下降一半多"。赤脚医生的生活待遇差距拉的很大，"有的吃商品粮，领工资；有的记工分加现金补贴；有的误工记工，没有现金补贴；有的规定劳动日，因防病治病误工也不记工"。② 这样，收入低的赤脚医生们从事农村医疗防疫的积极性就受到很大挫折。

农村大队（村）卫生人员的报酬问题解决不好，乡村医生和卫生员的队伍就不能稳定，农村基层卫生保健工作就有落空的危险。必须面向基层，深入实际，发现和探索合理解决乡村医生和卫生员报酬的办法。1981年3月，国务院批转卫生部《关于合理解决赤脚医生补助问题的报告》，提出一些原则性建议，希望各地结合实际情况，妥善加以解决。

妥善解决赤脚医生的劳动报酬，是稳定这支队伍、巩固合作医疗的关键。针对农村各地实行生产责任制后出现的不同情况，1981年8月，有关人士提出以下几种解决赤脚医生报酬的办法：①在生产责任制比较稳定的地方实行由大队记工，回生产队参加分配。②定额记工加奖励，即根据赤脚医生平时完成任务的情况，一项一项地定出任务指标和工分指标，超额奖励，而未完成者扣工分。③固定工资或稻谷和工资加稻谷，其工资来源一般来自社队企业收入和合作医疗本身的业务收入，稻谷则由各大队统筹摊派，有的大队在包产到户以后，大队拿出一定量

---

① 《我们现在进退两难》，《健康报》1980年11月23日，第2版。
② 《关于当前卫生工作问题的报告》（1973年1月2日）；河南省档案馆：全宗号J136，案卷号2743，第163页。

的稻谷作为赤脚医生的劳动报酬。另外,每月补助伙食费几元,赤脚医生本人分有一部分责任田,他们的劳动报酬将高于同等劳力水平。④误工记工,加处方记工。⑤凡是包产到户或大包干的社队,允许赤脚医生承包责任田。⑥有些生产队责任制还不完善,赤脚医生报酬目前尚不能解决的社队,试行自负盈亏的办法,即将合作医疗站业务收入的全部或大部分作为赤脚医生的报酬,大队不另外给报酬。① 但是,在具体落实中还有很多困难。

为合理解决乡村医生报酬,发展河南省农村初级卫生保健事业,1986年,河南省卫生厅也提出要求:

(1)整顿乡村医生队伍,加强组织管理。各地要对乡村医生队伍普遍进行一次整顿,坚决取缔无证行医。在此基础上,以行政村为单位定编制、定人员,由乡卫生院和村民委员会在广泛征求群众意见的基础上聘任乡村医生。编制原则是:不足一千人口的行政村,一般配一到二名;一千人口以上的行政村,按千分之二比例配备。经过聘任的乡村医生,可以集体办卫生所,也可以个体承包或开业,但都必须组织起来,选任所长(或组长),在当地政府和卫生部门领导下,完成本村的医疗、防疫、妇幼保健、爱国卫生、计划生育等项工作,遵守国家和卫生部门的有关政策和规定。未经聘用而又持有"乡村医生"证书的,允许个体开业,承担防疫、妇女保健等一定社会性服务,但地方财政和村民委员会一般不再给经费补助。

(2)遵照国发〔81〕24号文件精神,为使乡村医生能得到相当于当地民办教师水平的待遇,建议从三个方面解决乡村医生的报酬:①根据《宪法》第二十一条关于鼓励和支持农村集体经济组织举办各种医疗卫生设施的规定,由行政村在集体工副业收入中提取一些,没有集体

---

① 《实行生产责任制以后怎样办好合作医疗》,《健康报》1981年8月20日,第1版。

工副业收入的，可由群众集体自筹一些资金。群众自愿筹集资金给乡村医生一定的报酬，是符合互助互利原则的，不能算作"乱摊派"。②由市、县财政根据乡村医生多少适当拨出专款给予补助，一般可按核定聘用乡村医生的名额，每人每月补助 10 元左右。这笔补助费由乡卫生院掌握，根据乡村医生完成防疫、妇幼保健等社会服务的多少、服务态度好坏等来确定分配数额，不搞平均分配。③从集体办卫生所或个体开业的业务收入中，自筹解决一些。①

但是，我国农村疆域辽阔，各地的经济发展很不平衡，很难找出一个"万灵"的办法，在执行中也出现各种问题和障碍。随着农村合作医疗的大范围衰退，农民群众又走向"谁看病谁出钱"的路子，乡村医生的报酬问题大都只能靠自己解决。

二　政治待遇

赤脚医生是农村不脱产的半农半医人员，担负着防病治病、宣传爱国卫生运动、指导两管五改、采种制中草药、妇幼卫生和计划生育等工作，他们不分昼夜，随叫随到，又要参加集体生产劳动。任务比较繁重。由于他们的辛勤劳动，赢得了农村群众和基层干部的尊重。在集体化时期，赤脚医生具有较高的社会地位和较好的政治待遇。

"赤脚医生"这个名词一出现，就受到大力推崇，给予很高的评价，这在当时政治环境下，和政府的大力推动和支持有关。1968 年，《红旗》杂志第 3 期发表《从"赤脚医生"的成长看医学教育革命的方向——上海市的调查报告》，高度评价赤脚医生的作用，应积极扶持。"'赤脚医生'是改变农村医疗卫生状况的尖兵，贫下中农需要这样一

---

① 河南省革命委员会卫生局：《关于整顿乡村医生队伍，落实乡村医生报酬的请示》，1986 年 4 月 3 日；河南省档案馆：全宗号 J136，案卷号 3880，第 8～10 页。

支新型的医疗卫生队伍。"在对赤脚医生的培养上，要给予积极支持。"医学院校的招生对象主要应是'赤脚医生'和卫生员。"① 随着农村合作医疗的发展，对赤脚医生作用的评价一直很高。1974年《红旗》杂志第7期又发表《进一步办好合作医疗》，高度评价合作医疗和赤脚医生，"是广大贫下中农依靠集体力量同疾病作斗争的伟大创举。赤脚医生队伍的壮大，对于巩固农村合作医疗和深入开展农村的卫生革命，发挥了越来越显著的作用"。②

"文革"10年间，各种报纸、杂志、电影、歌曲、文艺作品等，都对赤脚医生大加褒奖。在政策层面上，也给予赤脚医生很多优惠。除了在经济上待遇相当或略高于同等劳力的水平，一般情况下和队干部的经济待遇差不多，有的地方还给予定额补助。在政治上，也给予赤脚医生以较高的荣誉和地位。之后，在1981年，卫生部又高度评价了赤脚医生的作用，提出，"赤脚医生分布在我国广大农业地区，肩负着八亿农民卫生预防、疾病治疗和计划生育的繁重任务，是农村基层卫生工作不可缺少的力量。多年来，他们为保护农业劳动力，为我们国家的文明和民族的繁衍，作出了巨大贡献。赤脚医生是农村中的知识分子、技术人员和脑力劳动者"。③ 河南省也同样肯定对赤脚医生作用的定位。新乡地区卫生局在调整农村基层卫生组织、解决赤脚医生补助时，强调指出，"他们是农村的知识分子、技术人员、脑力劳动者"。④ 在经济上、政治上给予照顾。集体化时期，在农村乡土社会，绝大部分农村居民要

---

① 《从"赤脚医生"的成长看医学教育革命的方向——上海市的调查报告》，《红旗》杂志1968年第3期，第21、26页。

② 韦革：《进一步办好合作医疗》，《红旗》杂志1974年第7期，第74~75页。

③ 《稳定发展赤脚医生队伍的重要措施》，《健康报》1981年3月8日，第1版。

④ 新乡地区卫生局：《关于合理解决赤脚医生补助，调整农村基层卫生组织的报告》，新卫字〔81〕第44号文件，1981年5月8日；新乡市档案馆：全宗号88，目录号5，案卷号242，第121页。

么是文盲，要么是文化程度非常低。对于广大农民群众来说，赤脚医生有一些文化，同时有一定的医药卫生知识和技术，农民群众时不时地需要他们，因此，赤脚医生是比较受人尊敬的。一般群众觉得，"虽然做赤脚医生也不算多么的了不起，但是在农村，除了当干部，除了出去当兵，还能有什么比当赤脚医生更有出息的？许多大队的年轻男赤脚医生，他们都是大姑娘心中暗暗喜欢的人，想起他们来，她们心里就甜滋滋、痒酥酥的"。①由于有一定的影响力，有时候赤脚医生还会充当村里很多事情的"问事人"。

在管理方面，当赤脚医生的身份确定之后，一般保持不变。中央发布的《农村合作医疗章程》（试行草案）明确规定："赤脚医生要保持相对稳定。选拔、调动、撤换赤脚医生要经过合作医疗管理委员会或管理小组讨论通过，征得公社卫生院的同意，经公社审查，报县卫生局批准。"②

在地方上，政府也明确要求要保持赤脚医生队伍的相对稳定。1977年12月，河南省新乡地区革命委员会卫生局规定："生产大队不得随便免除赤脚医生，确需增减和调换赤脚医生时，要报经公社批准，县卫生局备案。"③河南省其他地方大都有相关规定。

加强管理，保持赤脚医生队伍的相对稳定，是办好合作医疗至关重要的问题。对此，1978年10月，河南省卫生局要求，"赤脚医生的选拔调换，必须经过大队提名，公社卫生院同意，公社党委批准，报县卫生局备案，公社卫生院应建立赤脚医生卡片"。④

---

① 范小青：《赤脚医生万泉和》，人民文学出版社，2007，第18页。
② 《加强领导，巩固农村合作医疗制度》，《健康报》1979年12月23日，第1版。
③ 河南省新乡地区革命委员会卫生局：《关于冬春整顿农村合作医疗的几个问题》，1977年12月25日；新乡市档案馆：全宗号88，目录号3，案卷号176，第12页。
④ 河南省革命委员会卫生局：《关于整顿及农村合作医疗的意见》，1978年10月24日；河南省档案馆：全宗号J136，案卷号3029，第37页。

到 20 世纪 70 年代末期，赤脚医生队伍比较混乱，河南省开始通过考核、考试的办法加强对赤脚医生的管理。1979 年年初，河南省加强了对赤脚医生的考核、培训工作。在上级的要求下，很多县办卫校、县和公社两级医院采取多种形式举办赤脚医生短训班、专科训练班、业务技术交流会，或让他们参加医疗队，边学边干，理论联系实际，进行培训提高。在此基础上，以县为单位对赤脚医生进行政治、业务考核，颁发证书。考核办法，由县统一命题，统一答案，考核业务技术。根据政治表现、实际工作能力和业务技术考核成绩，由公社党委和县卫生局共同审批，最后由县卫生局颁发赤脚医生证书，建立管理档案。河南省对合格赤脚医生的管理很规范，"对持有证书的赤脚医生，未经公社党委和县卫生局同意，不得随意更换"。对个别表现不好，或业务考核不合格者，县、公社制定培养计划，经过半年至一年的培养、考核后，"重新进行政治与业务技术考核，合格的补发证书，不合格的取消赤脚医生资格。对开后门进来的，既不懂医又不懂药，表现不好的，一律劝退回去"。① 对赤脚医生资格的严格把关，保证了赤脚医生的较高素质，有利于纯洁队伍。

1980 年 1 月，潢川县对全县赤脚医生普遍进行了一次考核，并颁发了赤脚医生证书。在这次考核前，县卫生部门印发了复习提纲，赤脚医生一边工作，一边复习。考核时，每个公社设立一个考场，统一考卷，统一时间。参加考试的 814 人，平均分数为 72.3%，及格的占 85%。② 同时，各大队党支部发动群众，对赤脚医生的政治表现、工作态度、参加劳动的情况进行鉴定。考核之后，县卫生部门对合格者颁发赤脚医生证书。对考核成绩优秀、平时表现很好的，给予物质奖励。本

---

① 河南省革命委员会卫生局：《关于加强农村合作医疗和赤脚医生队伍建设的几点建议》，1979 年 2 月 17 日，河南省档案馆：全宗号 J136，案卷号 3118，第 39～41 页。
② 《提高医疗技术，巩固和发展合作医疗》，《河南日报》1980 年 1 月 5 日，第 3 版。

大队也根据情况适当提高他们的工分待遇。对有些考核成绩虽不理想，但本人热爱此项工作，而且有培养前途的，准其继续在工作中学习，以待下次再考。对少数人不懂医药，服务态度不好的，取消其赤脚医生资格。

考核之后不久，潢川县卫生部门利用"抗大"医校又举办了一期学习班，吸收一部分考核成绩不太理想的赤脚医生到校进行复训，各公社卫生院也都采取多种形式举办短训班，组织赤脚医生学习业务

同一时期，新野县也对全县赤脚医生普遍进行了考核。县卫生局印发复习提纲，统一进行考试。在全面考核的基础上，"对831名考试合格的人员颁发了赤脚医生证书。对291名考试成绩较差、临床经验不多的发了试用证书，一年后再进行考核"。① 对于考核成绩很差，不适宜当赤脚医生的，做好思想政治工作，动员他们返队生产或做其他工作。

1980年，孟县对全县赤脚医生进行了考核发证工作。"全县共有679个赤脚医生，而符合条件发证的有547人。1982年，新乡地区卫生局对全县赤脚医生统一考核，对其中达到或相当于中级技术水平的赤脚医生由县卫生局发给'乡村医生证'，全县获证者490人，占原有赤脚医生总数的67.8%。"②

1980年7月，中牟县在稳定赤脚医生队伍时提出，"全县统一命题考试，配合公社、大队进行考核合格后，发给赤脚医生证，建立档案。此后，对于在册赤脚医生的调换，必须经公社批准，报县卫生局备案。否则，大队不能随意更换赤脚医生"。③

---

① 《提高医疗技术，巩固和发展合作医疗》，《河南日报》1980年1月5日，第3版。
② 孟县志编纂委员会编《孟县志》，陕西人民出版社，1991，第507~508页。
③ 《关于中牟县农村卫生情况调查报告》，1980年7月10日；河南省档案馆：全宗号J136，案卷号3171，第6~7页。

　　通过这次考核整顿，一些地方的赤脚医生队伍稳定下来，进一步调动了赤脚医生钻研业务的积极性。从技术层面上讲，赤脚医生队伍应当稳定，保持大队赤脚医生的相对稳定，是提高赤脚医生的工作积极性和提高医疗水平的重要条件之一。赤脚医生长期担任这一工作，会刻苦钻研医学技术，工作比较出色。如果他们的任职时间很短，会导致医学水平低，实践经验少，没有长远打算，医疗质量随之降低。赤脚医生中除确实不称职的要撤换以外，对好的和比较好的，要保持相对稳定，这样有利于提高医疗质量和巩固合作医疗。

　　到 20 世纪 80 年代初期，河南省对赤脚医生的管理进一步加强，资格认定更加规范化。

　　根据河南省关于"乡村医生"考核发证工作的意见，1981 年 11 月，全省试点县（市）"乡村医生"考核发证工作进行，由河南省统一命题对赤脚医生进行考核、考试，年底基本结束。各试点县（市）十分重视，各县（市）的县长、文委主任挂帅，亲临现场指导，县市卫生局长具体抓，成立了相应的办事机构；考核前，认真抓思想发动和复习辅导，有的县、市还进行预试。考题中 60% 在省发的复习题内；考试中纪律严明，监考认真，考场秩序良好。在政治考核的前提下，对 1966 年年底以前从事赤脚医生工作的（只参考考核），原则上考核成绩应在 60 分以上，对 1967 年元月至 1977 年 12 月底从事赤脚医生工作的（考核、考试均参加）考试成绩必须在 60 分以上并参考考核成绩，择优发证。[①]

　　根据河南省卫生厅的部署，乡村医生的面上考核考试时间，定于

---

　　① 河南省新乡地区卫生局文件，新卫字［81］231 号：《关于认真搞好"乡村医生"考核考试发证工作的通知》，1981 年 12 月 20 日；新乡市档案馆：全宗号 88，目录号 5，案卷号 246，第 146～147 页。

1982年3月份进行。按照河南省卫生厅豫医字〔81〕43号文件《关于"乡村医生"考核发证工作的意见》的有关规定，参加这次考核考试的只限于在大队合作医疗站或大队卫生所累计工作四年以上的在职赤脚医生（截至1981年年底计算），包括那些发证前恢复了大队卫生所的符合条件的人员。擅自脱离大队卫生所、个体单干的原大队赤脚医生可以参加考核考试，但不发给"乡村医生"证书和补助。何时回到大队卫生所，何时发证。发证后如果自动离开卫生所，经教育无效时收回证书。凡正在国家单位和集体单位的临时工、合同工均不能参加这次考核考试。

这次"乡村医生"面上考核和考试，均为书面考试，由各个地区统一命题、统一考试时间、统一答案要点，试题分中医、西医、妇幼保健和药师四个专业，河南省卫生厅对考试的深度和广度规定了一定的原则和标准。对有一技之长的骨科、口腔、眼科、痔瘘或从事X光、化验等小专业者，由各县具体制定考核考试办法。

对于这次考试，省卫生厅统一规定，凡有下列情况之一者不准参加考核考试：①三年内在政治思想、工作和作风上犯有严重错误者；②近三年内发生过一级责任事故者；③三年内有违犯计划生育政策者；④不接受和不完成计划生育、卫生防疫、妇幼工作者。

省卫生厅还要求，各县社成立"乡村医生"考核领导小组和"乡村医生"考核办公室，明确一位领导干部分管，抓好考核考试发证工作。

"乡村医生"考核和发证工作政策性强，关系到赤脚医生的社会身份的肯定、经济补贴的发放、赤脚医生队伍的稳定提高和农村基层卫生事业的巩固发展。国务院〔81〕24号文件、河南省政府〔81〕178号文件以及河南省卫生厅豫医字〔81〕43号文件均有明文规定和指示，各级党政领导和卫生行政部门都比较重视此项工作。

　　随着农业生产责任制的实行，农村出现了多种办医形式，有的地方继续办合作医疗，有的地方乡村医生、赤脚医生个人或集体对大队实行医疗承包，有的地方个人集资办村卫生所。面对这一新的形势，1980年9月，国务院颁布《关于允许个体开业医生问题的请示报告》的文件，允许符合一定条件的个体医生开业行医，即下列三种情况可允许开业：一是医生过去领有开业执照，现无工作，仍能继续行医者；二是因各种原因，目前未在国家或集体医疗机构工作的中医（包括民族医）、西医、助产士和牙科技工；三是一部分原在国家或集体医疗机构工作，现已退休的医生、助产士和牙科技工。凡属下列情况不得开业："一是现在国家或集体办的医疗机构工作的医务人员；二是国家培养的医务人员不服从分配者；三是农村生产大队的赤脚医生。但是某些经济贫困、群众居住分散的地区，成立医疗机构有困难，也可考虑根据当地的需要，允许经考核合格的赤脚医生个体经营，以解决群众的看病吃药问题。"① 卫生部将这个文件下发到各省、直辖市、自治区卫生行政部门，要求认真贯彻执行。

　　根据中央的精神，结合河南省的实际情况，1981年6月，河南省卫生厅制定了《河南省个体医生暂行管理办法》，允许少数适合开业的医生在国家规定的范围内开业，其中明确规定两种人不得申请开业，即"现在国家或集体办的医疗机构工作的医务人员"和"农村生产大队的赤脚医生"②，只有在"某些偏僻山区，群众居住分散，成立医疗机构又困难"的特殊条件下，"也可考虑允许经考核合格的赤脚医生个体经营"。③ 河南省人民政府原则上同意了省卫生厅的《河南省个体开业医

---

① 《允许符合条件的医生开业行医》，《健康报》1980年9月4日，第1版。

② 河南省人民政府：《批转卫生厅关于〈河南省个体开业医生暂行管理办法〉的通知》（1981年6月5日）；河南省档案馆：全宗号J136，案卷号3307，第4页。

③ 河南省卫生厅：《关于制定〈河南省个体开业医生暂行管理办法〉的请示》（1981年2月3日）；河南省档案馆：全宗号J136，案卷号3307，第4页。

生暂行管理办法》，"希望结合实际情况，研究执行"①。

这是在党中央提出的解放思想，放宽政策，把经济搞活这一总的思想指导下，卫生战线采取的一项改革措施。允许个体开业行医是一桩好事，对发展卫生事业、方便病人、保护人民健康是有利的。

河南省卫生厅制定的《河南省个体医生暂行管理办法》对赤脚医生不允许个体行医的规定，是将他们当作公办人员看待的，是对赤脚医生的社会身份和地位的肯定。但是，对赤脚医生的管理限制太多，不利于调动赤脚医生的积极性。从管理层面上讲，允许个体开业行医的政策影响了他们的情绪，给卫生行政部门带来了一些麻烦。

---

① 河南省人民政府：《批转卫生厅关于〈河南省个体开业医生暂行管理办法〉的通知》（1981年6月5日）；河南省档案馆：全宗号 J136，案卷号 3307，第 1 页。

第五章 赤脚医生群体对传统农村
合作医疗政策的回应

村卫生室（合作医疗站）是农村三级医疗卫生网的基础。各级党
政领导机关和卫生主管部门布置的各项农村卫生工作任务，只有通过
村卫生室才能真正落实，农村卫生工作才能搞好。我们通过分析赤脚医
生在农村乡土社会中的具体行为，从中探讨合作医疗政策的具体实施
情况。

第一节 赤脚医生群体的积极应对

在集体化时期，作为整个传统合作医疗政策的实际执行者，赤脚医
生群体积极响应党和国家的号召，努力学习，尽心尽力地为农民群众服
务，防病治病，为我国农村医疗卫生事业的发展做出了不可磨灭的贡
献，使我国广大农民获得了最基本的医疗卫生保障。

一 主动掌握医疗技术

由于城乡二元经济和社会结构的存在和固化，在当时农村，对于许
多农村知识分子来说，除了当兵、上大学、招工等（在农村的数量也

是极其有限）之外，其他出路是非常狭窄的，所以，从事农业生产、当农民种地是一种必然的职业选择。如果能够当上一个赤脚医生、民办教师或供销社的营销员，对他们来说是非常好的选择。特别是医生这个行当，一般的农村人认为，这是一门技术，农村的知识分子如果能有这样的职业，他们是十分珍惜的。所以，当有机会学习医学知识的时候，特别是由集体提供工分和学习费用，解除了经济上的后顾之忧之后，他们学习十分用功和刻苦。这样的例子举不胜举。

林县河顺公社杨家营大队赵铭甫，从小患小儿麻痹症，右腿有残疾。1970年初中毕业后，他决心自学中医。他废寝忘食地苦读医书，并趁夜间去向两位老中医请教。不论是寒冬酷暑，还是风雨雪冰，他从来没有因为腿不方便而间断过。1972年，赵铭甫当上了赤脚医生，从此，他刻苦学习的劲头更大了。白天，他在农村防病治病，边实践，边学习，虚心向一切有经验的医生学习。夜里认真学习有关医学书籍，常常学到大半夜。为了钻研和摸索治疗肝炎和肺结核的有效办法，他到处寻找相关书籍。买不到急需的《伤寒论》等书，他就向老中医借书抄写。几年来，"他抄写并精读了一些著名中医书籍，阅读其他书籍八十余本，还写了三十万字的读书笔记"。① 经过几年的勤奋努力和刻苦钻研，他的医疗技术水平大大提高。

很多赤脚医生在学习中医针灸的时候，为了探索针刺穴位的效果，冒险在自己身上做试验。有的甚至在自己健康的肌肤上切开伤口，让其感染发炎，来试验草药止血、消炎的效果。

赤脚医生李莲妞在学习中医针灸时，如饥似渴。她早起晚睡背诵针灸穴位，练习持针手法、指力，学用结合，学一点用一点。晚上睡不着觉，就在红薯上练习扎穴。手累了，停一会再扎，一直练到深夜。白

---

① 徐慧芳：《攻关不止的好青年》，《河南赤脚医生》1979年第9期，第3～4页。

天，除了生产，有空就不声不响地练起来。后来她又改在枕头上扎，在糠袋上练。经过一段艰苦练习，手腕、手指拿针灵活了。为了取得实际的体验，她又在自己身上扎。咬紧牙关，在自己的腿上扎，又在胳膊上扎。为了检验进针技术，她又动员别的卫生员，互相在身上扎。经过半个多月的时间，终于突破了进针这个关。张庄大队举办卫生员夜校，不管刮风、下雨，劳动再累，下工再晚，工作再忙，李莲妞从未间断过练习。①

1968 年，沁阳县山王庄公社盆窑大队张盛堂被推选为大队的赤脚医生后，刻苦钻研医疗技术。为了解老年气管炎、关节炎、高血压、小儿麻痹、麻疹等农村几种常见病和慢性病，他翻遍了所有能找到的医书，到处向老中医求教，虚心学习他们的经验。老农民阎尚永患了急性关节炎，剧痛难忍。为解除阎尚永的病痛，张盛堂废寝忘食地研究病情，配制药膏练习针灸。为了试验药性，他首先把药膏涂在自己皮肤上；为寻找穴位，他把针扎在自己身上，体验针感。经过半年的精心治疗，阎尚永的关节炎终于治好了。②

即使一些水平不太高的青年，原来没有医药知识，由于勤学好问，也能学到很多医疗知识。1971 年春，张小宇被推荐到大队当赤脚医生，她只有高小文化程度，对各种疾病的防治和药物知识一窍不通。张小宇白天结合病例虚心请教有经验的老医生，不会就学，不懂就问。晚上翻阅医学书籍和资料，学习理论知识，收集和筛选在群众中行之有效的单方验方，常常熬到深夜。后来大队党支部把她送到县卫校学习，强烈的求知欲望使她牺牲了休息时间，放弃了看电影、看戏的机会，夜以继日

---

① 张功朝：《农民自己的"小医生"——记卫生员李莲妞学针灸治病的经过》，《健康报》1965 年 11 月 13 日，第 2 版。
② 《赤脚医生的好榜样——记沁阳县山王庄公社盆窑大队赤脚医生张盛堂》，《河南日报》1974 年 4 月 18 日，第 3 版。

地学习钻研医药卫生知识和医疗技术。为了学会针灸，准确掌握穴位，她经常在自己身上练习扎针，体会针感。在短短一年时间里，她就掌握了常见病、多发病的预防、治疗知识和针灸技术，收集了四本民间验方。成为一个会治会防，既能诊病开药、扎针，又会接生、上环的多面手了。

商水县赤脚医生学校有一个学员，1977年12月才入校，基础较差，但他刻苦学习，劲头很大。上课认真听讲，下课认真复习，不懂的地方就虚心请教老师或询问同学，记不住的概念，就一遍又一遍地反复背诵，短期内收效显著。学校抓住这个典型，大张旗鼓地进行宣传，对全校学生的学习起到了很大的推动作用。①

长垣县"抗大"式卫生员培训班的学员王启昌，认字不多，医学基础差，但他大练针灸基本功，先在白萝卜上练习刺扎，后在自己身上作针刺试验，也叫别人在他身上练习针扎。通过刻苦练习，他能够应用针灸治疗牙痛、头痛、腰痛等20多种农村常见病。②

1969年元月，博爱县革委会开始举办赤脚医生学习班。学习班的技术课以针灸为主，兼学拔罐、按摩、土单验方等。许多赤脚医生站出来让别人先在自己身上扎针练习。"刘洪有主动要求12个人在自己身上找比较难扎的重要穴位，反复扎了数十针。他说：'学时多受痛，将来才能更好地为贫下中农服务。'"③ 学习班的赤脚医生理论联系实际，一边积极学习，一边认真实践。他们建立了七个门诊部，为农民群众免费治病。在风雪天，他们组成医疗服务队，上山下乡，登门送医，使很多病人恢复了健康。通过刻苦学习，学员们的医疗技术都有很大提高，一

---

① 《商水县赤脚医生学校采取有力措施提高教学质量，培养又红又专的赤脚医生》，《河南日报》1978年6月26日，第3版。

② 《长垣县认真执行毛主席"把医疗卫生工作的重点放到农村去"的指示 大办"抗大"式卫生员培训班》，《河南日报》1968年12月19日，第3版。

③ 《为贫下中农培养自己的医生》，《河南日报》1969年3月27日，第3版。

般都能掌握几十个穴位的针灸技术，并能诊断治疗农村一般常见的疾病。

有的赤脚医生在搜集民间验方之后，还能够加以创新。新野县王集公社白滩大队的赤脚医生，他们积极学习防治疾病本领，搜集了二百多个土单验方，大大提高了医疗水平。有些土单验方有迷信色彩，他们就吸取其精华，剔除其糟粕。例如，"蛤蟆墨医治带状疱疹很有效，但流传蛤蟆必须是端阳节清晨捉住的才有效。他们经过试验，破除了迷信，什么时候捉的都可以使用"。① 他们在学习使用土单验方时，很注意多发病、常见病的防治问题。他们在学针刺疗法时，还学了人体构造的知识，在扎针的穴位和深浅程度等方面都掌握得比较好。土单验方的大量使用和赤脚医生业务水平的提高，使医疗费用大大降低，群众减少了疾病，增进了健康水平。

有的赤脚医生经过反复试验，还取得一定的科研成就，局部针灸麻醉的试验成功就是一个例子。郾城县皇玉大队赤脚医生师国珍在多年的针灸、电疗实践中，发现两个相近穴位之间导电后有麻木无疼感。经过反复实践，终于找到了规律：按神经、经络的分布将针横刺于皮下，接通电源，15 分钟后两针之间麻醉无疼。为了尝试一下针感和麻醉程度，师国珍在他的左膝下内侧，按神经和经络的分布将针横刺于皮下，接通电源 20 分钟后，按手术的常规消毒，用手术刀在两针之间切了个长 5 厘米、深 2 厘米的口子。经试验效果很好。这为针灸局部麻醉找出了路子。两年来用此方法摘除了几个皮肤良性小瘤，效果都很好。②

通过刻苦学习，有的赤脚医生的医疗水平达到一定程度，还能治疗一些大医院都不能治疗的疑难杂症。郾城县李集公社老集大队赤脚医

---

① 《学好本领为人民》，《河南日报》1972 年 8 月 22 日，第 3 版。
② 师国珍：《实践出真知》，《河南日报》1974 年 6 月 18 日，第 3 版。

生李九寨，为 55 岁的社员王志英成功摘除颈部一个二斤多重的瘤子。王志英颈部的瘤子已经长了 43 年了，为了这个病，她先后到几个大医院治疗，医生说：神经、血管密集，又有食道和气管，不敢动手术。赤脚医生李九寨主动登门为她治疗并做了切除手术。之后，经过 26 天的精心护理，王志英获得痊愈。① 内黄县大里村大队村民何甲贵 20 年前得了胃病。进过几个大医院，花了许多钱还是没治好，基本失去了劳动能力，成了个"废人"。1968 年底，大队的赤脚医生经常到他家了解得病的原因，观察疾病特征。为了治好病，他们集体研究治疗措施，专门为病人配制了一个药方。此后，由赤脚医生司作文等坚持每天给病人针灸、送药。无论是寒风逼人，还是大雪封门，从不间断。1969 年，又经过一个冬天的治疗，病人的胃病已完全治好了，几年来一次没有发作。②

很多赤脚医生勤学苦练，其学习精神十分可嘉。在洛阳市郊区瀍河公社马坡大队，赤脚医生马丽叶苦练针灸，满腔热忱，事迹动人。她除了认真学习有关针灸书籍外，还勇于实践，"在自己身上找准穴位大胆试扎，细心探索各种穴位的针感。她的双手、脸上、胳膊上、腿上扎的针眼密密麻麻"。③ 由于勤学苦练和刻苦钻研，马丽叶很快掌握了常用的针灸疗法，医疗技术提高很快，群众赞扬她是"贫下中农的好闺女，群众的好医生"。

卢氏县官坡公社徐家埫大队赤脚医生史秀兰，被群众称赞为"山区人民的贴心医生"。为了解除病人的疾苦，史秀兰学习针灸。她对照针灸挂图，照着镜子，在自己身上反复试扎，掌握针灸要领后，才给病人扎针，效果很好。她又举办全大队卫生员学习班，把自己身体当标

---

① 《毛主席医疗卫生路线的又一胜利》，《河南日报》1969 年 8 月 21 日，第 3 版。
② 何甲贵：《赤脚医生和贫下中农骨肉亲》，《河南日报》1974 年 6 月 26 日，第 3 版。
③ 《苦练银针为人民》，《河南日报》1973 年 7 月 17 日，第 3 版。

本，叫大家练针灸。①

在学习业务技术上，有的赤脚医生在农忙之余，见缝插针，坚持学习。封丘县后运墙大队的不脱产卫生员，他们坚持隔天学习一次卫生知识技术，秋麦大忙天，大家歇晌，他们不歇晌，坚持学习。他们把生产空隙、饭前饭后的时间都利用起来，起早点、晚睡点，见了医生就问点，就这样通过勤学苦练，他们"都熟练掌握了中暑、疟疾、伤寒、肠炎、痢疾等农村常见传染病、多发病的简易处理和消毒隔离、外伤包扎处理等技术"②。此外，为了学针灸，他们还采取在自己身上试刺的办法练习技术。

孟津县朝阳公社阎凹大队的赤脚医生阎玛瑙，1965 年 3 月，被选拔当上卫生员之后，他认真学习业务，积极主动，不怕困难，不管刮风下雨一样坚持到三里以外的游王村去学习，从来没有间断过。在学习针灸和注射时，这个大队的赤脚医生首先自己扎自己，互相扎，互相学。每人都在自己身上扎有 20 多针，学习熟练后才给社员群众扎。这样，全组的赤脚医生学会了肌肉与皮下注射，有的还会静脉注射。他们全组一般都掌握了伤寒、疟疾、痢疾、肠炎等 10 多种常见病的防治知识，30 种常用药物知识和 30 个针灸穴位的应用。同时还学会了农药中毒、中暑的急救处理，以及井水消毒，粪便管理等卫生知识。③

即使是一些年龄较大的老年赤脚医生，他们学习技术的劲头也很大。1969 年秋，南阳县大庄大队办起了合作医疗，蔡光文担任赤脚医生时已是 60 多岁的人了。他努力钻研中医理论，拜当地知名的老中医为师，并认真总结自己数十年来用中草药治病的经验，努力提高医疗技

---

① 《山区人民的贴心医生》，《河南日报》1975 年 10 月 12 日，第 3 版。

② 李文芳：《懂得了为人民服务的道理以后》，《河南日报》1965 年 10 月 30 日，第 3 版。

③ 《决心当一个红色卫生员》，《河南日报》1965 年 11 月 3 日，第 2 版。

术水平。他还学习了西医《内科诊断学》《药物学》等，同时比较熟练地掌握了针灸、推拿疗法。他动员医疗站的其他人白手起家办针剂室，不懂技术就在干中学。蔡光文先后到当地医院参观学习，虚心向人请教，经过多次实验，闯过一道道难关，终于掌握了酒精提取和蒸馏提取两种制针剂的操作技术。"一年多来，制出菊花、红花、鱼腥草、荆芥穗及复方当归等十余种共一万多支中草药注射液。经鉴定，这些注射液质量完全合乎标准。"①

通过具体的实践，赤脚医生学习治病的本领很有效。这样，他们能够结合病人的情况，学习实际医疗技能。1960年，马美兰高小毕业，大队领导就让她当不脱产的卫生员。她一直坚持在实践中学习治疗小伤小病的技术。为了很快把治病的本领学到手，她购买了医学书籍，开始自学。白天跟社员一起下地干活，晚上就抽空学习。农忙少学，农闲多学。不懂的地方用笔画住或记在笔记本上，趁到公社卫生院或联合诊所开会时，向医生请教。采取边学习边治病的办法，在实践中学习医疗技术。为了多学治病技术，她还经常趁着领病人到卫生院看病的机会，看医生怎样诊断，用什么药，然后记下来，边学边用。这样，在实际工作中，采取用啥学啥，边学边用的办法，马美兰学会了很多为社员群众治病的本领。②

在部队医疗队举办的赤脚医生学习班上，学员学习十分努力。1977年3月，空军郑州医院医疗队在培训赤脚医生时，老师用心教，学员刻苦学。根据农村卫生防病治病的需要，教育赤脚医生学习医学知识。在业务学习上，"学员们每晚自习到深夜，第二天一早很多同志就又对照模型细心体会课堂学习的要领，加深记忆，还有不少同志星期天不休

---

① 南阳县县委通讯组：《救死扶伤见精神——记南阳县大庄大队赤脚医生蔡光文》，《河南赤脚医生》1977年第12期，第23页。
② 马美兰：《在实践中学习治病的本领》，《河南日报》1965年9月9日，第3版。

息，复习课程"。①

1980 年后，在全国实行家庭联产承包责任制之后，河南省的农村合作医疗走向滑坡。即便如此，赤脚医生学习的积极性仍然很高，1983年，河南省某县举办赤脚医生函授教育。"当我们发了关于举办函授的通知之后，差不多所有的赤脚医生都要求参加学习。"② 出席率的高低，直接影响到教学质量。参加学习的赤脚医生，一般出席率都在 90% 以上。实践证明，赤脚医生通过函授学习，效果良好。

广大赤脚医生不脱离农业生产，生活于农民群众之中，他们同农民群众血肉相连。因此，赤脚医生在学习医疗技术的时候，群众需要什么，他们就学什么，比较尽心尽责。"他们能中能西，能医能药，能防能治。他们对病人体贴入微，对技术精益求精。"③

二　积极提高思想政治觉悟

赤脚医生们在主动学习和掌握医疗技术的同时，还积极参加政治学习，努力提高思想觉悟，公社和大队在选拔赤脚医生时，一般都要经过社员群众的同意，党支部批准。各地公社和大队选拔的做法大体相同，都十分重视他们的条件，其条件大都是："一要成分好，是贫下中农子弟；二要有中小学文化水平；三要思想进步，劳动积极，在群众中有威信；四要精力充沛。"④ 一些出身于医学世家或有一定医疗卫生知识的人也被选为赤脚医生。据此，大部分赤脚医生来源于贫下中农，他们思想纯朴，乐意参加思想政治学习，积极提高思想觉悟。

---

① 空军郑州医院：《抓纲治国　把农村卫生革命进行到底》，《河南赤脚医生》1977 年第 11期，第 17 页。

② 《举办函授教育，提高赤脚医生水平》，《中国农村医学》1983 年第 3 期，第 1~2 页。

③ 《赤脚医生赞》，《人民日报》1976 年 6 月 26 日，第 1 版。

④ 董绵国：《关于农村不脱产初级卫生人员几个问题的探讨》，《健康报》1964 年 12 月 9 日，第 2 版。

　　封丘县后运墙大队的赤脚医生们十分认真地进行思想政治学习。他们定了一条规矩，"有了啥问题，就带着啥问题学习毛主席著作，如遇到有的同志工作不积极，就学《为人民服务》《纪念白求恩》；碰到困难就学《愚公移山》；有的人工作散漫了就学《反对自由主义》；遇到了思想问题，就学《放下包袱，开动机器》。半年来，以上几篇文章有的学了二十来遍，有的学了五六遍"。[①] 通过学习，他们懂得了为人民群众服务的道理，政治热情高了，工作时遇到困难时态度也积极多了。

　　郑州市半工半读卫生学校的学员，通过教育之后认识到："只有实行合作医疗制度，才能使农村医疗卫生工作真正为贫下中农服务，同时也是我们医护人员思想革命化的最好途径。我们决心到农村去，到贫下中农中间去，实行合作医疗制度，全心全意为贫下中农服务，当一辈子赤脚医生，做一辈子贫下中农的贴心人。"[②]

　　通过思想政治学习，很多赤脚医生的觉悟提高很多，即使社会地位提高之后，其本色仍然保持不变。辉县卫生局副局长徐泽明，原来是一名赤脚医生，虽然他地位变了，"但坚持赤脚本色不变，为贫下中农服务的态度不变，保证每年参加农业集体生产劳动不少于二百天"。[③]1972 年，李宪芝也曾经当过赤脚医生，他担任领导职务之后，仍然主动到卫校担任教课。经常深入赤脚医生中间了解情况，勉励他们做好工作，巩固发展合作医疗。[④]

　　巩县社沟大队防治所的全体赤脚医生狠抓世界观的改造，明确了

---

① 李文芳：《懂得了为人民服务的道理以后》，《河南日报》1965 年 10 月 30 日，第 3 版。

② 蒋慕文、王金梅等：《坚决拥护实行合作医疗制度　到农村去做贫下中农贴心人》，《河南日报》1968 年 12 月 19 日，第 3 版。

③ 徐泽明：《在华主席统帅下为农业学大寨贡献力量》，《河南赤脚医生》1977 年第 2 期，第 17～18 页。

④ 李宪芝：《亲切的关怀，巨大的鼓舞》，《河南赤脚医生》1977 年第 1 期，第 45 页。

农村赤脚医生怎样为农民群众服务的问题。

这个防治所共有 7 名赤脚医生。实行合作医疗之初，医疗作风比较陈旧："病人来了我就看，病人不来我就闲。"特别是对慢性病人，因为不好治，往往推出门不管。

为了转变医疗作风，他们学习"老三篇"，学习毛主席的《在延安文艺座谈会上的讲话》，学习毛主席关于"把医疗卫生工作的重点放到农村去"等一系列重要指示，彻底解决为什么人的问题。通过学习，他们决心遵照伟大领袖毛主席的教导，全心全意为农民群众服务。"为什么人的问题，是一个根本的问题，原则的问题。""一定要把立足点移过来，移到工农兵这方面来，移到无产阶级这方面来。"①

"文革"结束后，赤脚医生坚持政治学习的作风仍然没有改变。焦作市郊区东冯村大队合作医疗站的赤脚医生在每天早上 7 点到 8 点的时间内，坚持每周一、三、五学政治，二、四、六学业务。在政治学习时间里，"我们学习毛主席的《论十大关系》和华主席的重要讲话，还逐篇认真学习《毛泽东选集》第五卷"。②

思想觉悟提高以后，很多赤脚医生能够自觉做到清正廉洁，一尘不染。夏邑县何路口大队共产党员、赤脚医生何茂昭当上赤脚医生后，有人总想利用他掌管医疗的权力，弄点珍贵药品。一次，一个干部对他说："我的亲戚有病，需要维生素针剂，你给弄两盒。"茂昭意识到这是想利用职权在医疗室开后门，便说："合作医疗有制度，不经医生诊断，不能随便拿药，干部应该带头执行。"为这事，那个干部很不满意，有人也劝茂昭不能太死心眼了，要讲讲面子，照顾点，不然以后工作不好做。后来，茂昭找那位干部谈心，谈到"党的干部为贫下中农

---

① 《改造世界观，为贫下中农服务》，《河南日报》1970 年 6 月 19 日，第 3 版。
② 焦作市郊区东冯村大队合作医疗站：《抓纲治国见成效》，《河南赤脚医生》1978 年第 1 期，第 14 页。

操心跑腿是本分,决没有丝毫搞特殊化、享受照顾的权力。共产党员应该做遵守规章制度的模范"。

何茂昭对别人的特权思想敢于抵制,对自己要求更严。他当赤脚医生多年,从不利用权力搞特殊。他患重病,合作医疗站的其他赤脚医生给他取好药,他不吃。对自己是这样,对家庭、亲戚也是这样。何茂昭还十分注意从日常生活中的小事做起。他在医疗室铺着一张旧床,冬天有人劝他用医疗室的资金买个草苫子铺上,何茂昭说:"医疗室的资金是用来给贫下中农治病的,分文也不能动。"①

在多次的政治思想教育之后,很多赤脚医生都有"为人民服务"的思想觉悟,而且言行一致,表里如一。镇平县牛王庙大队赤脚医生王明奇认为:"要当好赤脚医生,首先要有为人民服务的思想,心红才能手巧。"② 一年冬季,杨营公社魏营大队女社员余梅兰右腿粉碎性骨折,医院建议截肢,以免引起败血症危及生命。可是余梅兰坚决不让锯腿。他用了5天时间,跑到陕西省商南县石岈子大队找土单验方,又走访了9位老中医。经过反复试验,终于制成了一种排脓力很强的外科药。他亲自给余梅兰洗疮、擦脓、上药,坚持半年的治疗,排出了13块碎骨片。

通过思想政治教育,赤脚医生大都能够遵守党的医疗卫生政策,积极从事农村卫生工作,在政治上和党中央积极保持一致,具有对党和政府的教育心存感恩的心理。新郑县观音寺公社全体赤脚医生表示,"就拿我们这些人来说吧,过去多数是大小队卫生员和公私合营诊所的学徒,政治思想和文化水平低,业务能力差,很需要学习政治,学习文化,学习业务知识。当上赤脚医生后,各级党组织就根据

---

① 《拒腐防变》,《河南日报》1975 年 6 月 18 日,第 3 版。
② 《坚持赤脚　坚持革命——南阳地区赤脚医生代表会发言摘要》,《河南日报》1976 年 8 月 4 日,第 2 版。

我们的特点，千方百计地培养和教育我们。定期带领我们学习毛主席关于卫生革命的重要指示和党在卫生工作方面的各项方针政策，提高我们贯彻执行毛主席革命卫生路线的自觉性。在业务上，各级党组织采取办训练班、开业务会、搞病案专题讲座、到大专院校和大医院实习培训等多种形式，提高医疗技术。使我们逐步掌握为人民服务的本领，我们才能够把为人民解除病痛的强烈愿望变成自觉的行动。如果没有党的领导、关怀和培养，我们就不会有现在这样的政治觉悟和业务能力"。①

三　自觉参加集体生产劳动

在传统合作医疗时期，赤脚医生是农村不脱产的医务人员，参加集体生产劳动是他们的分内之事。"锄不用要生锈，人不劳动要变修。"当时主流意识形态认为："赤脚医生只有坚持参加农业集体生产劳动集体分配，坚持赤脚本色，才能贯彻落实毛主席的革命路线。"赤脚医生应当"经常参加集体劳动，保持劳动人民的本色，在实践中提高防治技术，全心全意为贫下中农治病"。赤脚医生要做到劳动、看病两不误，随叫随到。只有通过参加农业集体生产劳动，才能和农民群众的关系更密切。农民群众才热爱赤脚医生，关心合作医疗站。这样，赤脚医生才会受到欢迎。

赤脚医生要求经常参加集体劳动，如果有人单纯地提高医疗技术，一味地追求一技之长，强调"技术第一"，放松农业集体生产劳动，不为群众登门送药治病，被认为是错误的行为，"学会技术看好病，群众尊敬又欢迎，这是一生一世的铁饭碗"是受到批判的错误思

---

① 新郑县观音寺公社全体赤脚医生：《赤脚医生全靠党培养》，《河南赤脚医生》1977年第12期，第17~18页。

想。"如果这样继续下去，就会越滑越远，脱离贫下中农，脱离无产阶级政治。"①

在这样的社会环境下，很多赤脚医生能够严格要求自己，在做好防病治病的同时，积极参加农业集体生产劳动。

淮阳县曹河公社曹河大队赤脚医生张清祥，积极为农民群众防病治病。他身患高血压和坐骨神经疼，却从未因病影响过工作。"他身不离劳动。出诊的时候，走到哪里，干到哪里。冬天，和社员一起削岗平洼；夏天，和社员一起割麦打场。全大队村村户户踏遍了他的脚印，块块田地洒满了他的汗水。"② 张清祥的努力得到了社员群众和上级领导的充分认可，他当赤脚医生9年，年年出席地、县赤脚医生积极分子代表大会，多次受到社队党组织的表彰和社员群众的赞扬。

王兴兰是鹿邑县新集公社李楼大队的赤脚医生。她担任赤脚医生以来，始终保持劳动人民的本色，积极参加集体生产劳动。有人关心地劝她："兴兰呀！看你慌的那个劲儿，咱队几百口人哪差你一个人呀，俺们紧紧手就有了！你就是不劳动，大家也不会说啥。"王兴兰回答说："赤脚医生参加劳动是密切联系群众，反修防修的重大措施。赤脚医生最大特点是赤脚，如果忘了劳动，还怎么保持劳动人民的本色。参加劳动，使她加深了与贫下中农之间的感情。"③

赤脚医生要看病、要采药，要开会，还要做分管的工作，哪有时间参加劳动？对很多赤脚医生来说，唯一的办法是多辛苦一点。"白天我就把药箱背到田里去，群众有病就在田里看，既不影响我劳动，也不影

① 《"赤脚医生"应当经常参加集体劳动》，《河南日报》1969年10月20日，第3版。
② 淮阳县县委通讯组：《赤脚干革命 心似火样红——记淮阳县赤脚医生张清祥同志》，《河南赤脚医生》1977年第11期，第23~24页。
③ 《蓬勃向上的春苗》，《河南日报》1976年6月24日，第3版。

响病人的治疗。要是打针、换药、出诊，只要不是急病、重病，我就和大家约好，尽量移到晚上。"① 这样，既参加了劳动，又帮病人看了病，矛盾解决了。

赤脚医生积极主动地坚持参加集体生产劳动，为了做到劳动和防治疾病两不误，南阳地区某些地方的赤脚医生采取的办法是：每天由一名医生值班，其余四人到各队劳动。急症病人随喊随到，慢性病人早、中、晚约好时间巡诊；在出诊时带上粪筐，一边防病治病，一边拾粪积肥。搞好群防群治，腾出时间参加集体生产劳动。② 他们还帮助生产队培训了不脱产的卫生员，通过学习和实践，使他们逐步学会了种药、认药、用药、针灸，对小伤小病能及时防治，这样，赤脚医生也就有更多的时间参加农业集体生产劳动。

民权县尹店公社胡坑大队赤脚医生为了实现参加集体生产劳动和防病治病两不耽误，形成了巡回医疗和门诊轮换的组织制度，赤脚医生参加农业集体生产劳动、巡回医疗、门诊值班，每月轮换三次。

对于实行"轮换制"，很多赤脚医生积极响应。一个赤脚医生认为，"开始，天天在卫生室围着病人转，感到没有时间参加农业集体生产劳动，时间一长，身子懒了"。实行"轮换制"之后，他积极参加农业集体生产劳动，两年多的实践，他感觉到"和贫下中农在一起劳动，我们还可以掌握他们的健康状况，又能摸到一些传染病的发病规律，在防病治病工作中就能变被动为主动。去年9月，我在和尚楼村干活时，发现三天内六人患中毒性痢疾，社员群众有些恐慌。我和社员们一起分析疫情，立即对村内的几口水井消毒灭菌，全村老幼服马齿苋汤进行预防，迅速扑灭了痢疾的传播"。同时，由于实行"轮换制"，和农民群

---

① 覃祥官：《勤勤恳恳为人民服务》，《中华医学杂志》1974年第11期，第670页。
② 《坚持赤脚，坚持革命——南阳地区赤脚医生代表会发言摘要》，《河南日报》1976年8月4日，第2版。

众经常在一起劳动，"接触多了，感情更深了"。①

在交通不便、群众居住分散的山区，光送医送药就忙得不得了，哪有时间参加劳动？为了有较多的时间参加农业集体生产劳动，桐柏县城郊公社河坎大队的赤脚医生采取了三项措施。

第一，加强赤脚医生自身的思想政治建设，每月规定六个政治学习日，学习毛主席著作，解决思想认识问题。

第二，广泛发动群众，开展群防群治。在大队党支部的领导下，赤脚医生坚持培训生产队卫生员，帮助他们抓好爱国卫生运动和用中草药防病措施，使他们逐步学会种药、认药、用药、针灸和防病治病的一般知识，对小伤小病能及时防治。冬春季节，预防"流感""流脑"，就给群众熬"三根汤"喝；夏、秋季节预防疟疾，就喝"马鞭草汤"。这样，杜绝了主要传染病的发生。使全大队社员群众的发病率大为下降，使他们摆脱了"天天有人找，跟着病人跑"的被动局面。

第三，建立轮流值班、分片巡诊的责任制。每天留一名赤脚医生在医疗站附近的生产队，病人来了就取药，病人走了就参加劳动。其余三名赤脚医生分片巡诊，定队劳动，急症病人随叫随到，慢性病人约定早、中、晚三个时间定点送医送药。凡是劳力集中的农田基本建设工地，都有一名赤脚医生跟班劳动，坚持始终，保障劳动力的健康。

三年来，这个大队的赤脚医生"平均每人每年参加农业集体生产劳动达一百八十天，做到了防病治病与生产两不误"②。受到农民群众的一致赞扬。

无独有偶，栾川县草庙河大队是一个深山区，三百多口人散居在七

---

① 民权县尹店公社胡坑大队赤脚医生闪玉田：《贯彻十一大路线　坚持实行轮换制》，《河南赤脚医生》1977年第12期，第7~8页。

② 桐柏县城郊公社河坎大队合作医疗站：《山区赤脚医生也能坚持参加农业集体生产劳动》，《河南赤脚医生》1977年第12期，第8~10页。

沟八岭。该大队的赤脚医生程西京经常翻山越岭为社员群众防病治病，同时坚持参加农业集体生产劳动。他肩背药箱，手拿劳动工具，和社员群众一起参加农业集体生产劳动，积极防病治病。

为了保证参加农业集体生产劳动的时间，程西京建议党支部把学习、劳动、防病治病的时间作统一安排。一般情况下，看病都放在饭前、饭后。农忙季节，坚持全日参加劳动。看病放在田间地头和晚上。巡回医疗期间，带着劳动工具，有病治病，无病人就劳动。

程西京把参加劳动变为自觉行动。每天不管再忙再累，他都要挤出点时间参加劳动。有时出诊回来，哪怕离吃饭还有一个小时，也要到地里干一会儿。在卫生室值班，也总要抽空到附近地里干一阵子。

根据不同季节，程西京组织群众上山挖药，熬大锅汤，人人服用，使常见病、多发病的发病率不断下降。同时，他还为各个生产队培训卫生员，一般的病都可以在本队治疗。这样，使他腾出更多的时间参加农业集体生产劳动。①

赤脚医生不仅要做好防病治病工作，还要和农民群众一起，积极参加农业集体劳动。

为了确保如此，很多地方还订立了劳动制度，做到肩不离药箱，身不离劳动，哪里有农民群众劳动，哪里就有赤脚医生，就有药箱，做到有病治病，无病劳动，及时为农民群众服务。赤脚医生坚持参加农业集体生产劳动，同社员群众朝夕相处，能够使赤脚医生对社员们的健康状况了解得更清楚，能够更好地为群众防病治病。

四　尽心为病人服务

医生所从事的是救死扶伤的事业，这就要求医生必须具有严肃认

---

① 《坚持"赤脚"，亦农亦医——赤脚医生程西京参加农业集体生产劳动的事迹》，《河南日报》1975 年 12 月 13 日，第 3 版。

真的科学态度和高度负责的工作作风，医务工作者在医疗工作中能否对病人负责，这是衡量他医德好坏的重要标志。正常医德的核心就是为人民群众的身心健康服务，发扬救死扶伤的人道主义。医生有了全心全意为病人服务的高尚医德，就会对病人如亲人，热情、细心地诊治；替病人着想，对病人负责；痛病人之所痛，急病人之所急，使病人早日恢复健康。

从病人的角度讲，他们痛切感到疾病的危害。如果一个医生真心实意地为病人服务，想病人所想，急病人所急，发扬救死扶伤的人道主义精神，病人及其家属会真切地感激他们，视他们为亲人。群众非常推崇那些为民解除病痛的良医，用最美好的语言颂扬他们"济世活人"的美德。

医生治的是病，待的是人，其职责是为人民群众防病治病，所服务的主要对象是有病痛、伤痛以至有生命危险的病人。因此，医务人员在自己职业道德上负有特别重大的责任，是生死所寄、性命攸关的，直接关系着人的健康和生命的安危。这个特定的服务对象和工作宗旨，要求医务人员必须具备特殊的道德风尚和职业素质，这样才能履行救死扶伤的崇高职责。

在传统合作医疗时期，在当时的氛围下，很多赤脚医生以白求恩为榜样，以"毫不利己、专门利人"的精神要求自己。榜样的力量是很大的，模范是"辅导者、教师和促进者"①。很多赤脚医生积极地为病人服务，对患者热情、和蔼、亲切。他们不分白天夜晚，不论远村近邻，身不离药箱，病家随叫随到。吃饭时，饭碗一推就走；睡觉时，被子一掀就去，常常夜晚也要出诊。

农忙季节，他们把药箱背到田头，边劳动，边看病。对不能很快治

① 列宁：《苏维埃政权的当前任务》，人民出版社，1975，第29页。

好的病人，妥善安排，什么人该打针，什么人该吃药，什么时间去看病，他们心里都有一本账。有的赤脚医生为了抢救病人，不顾疾病传染，不嫌脏，口对口地给病人进行人工呼吸；有的赤脚医生不仅给病人治疗，还帮助病人做饭，倒屎倒尿。

1964 年 12 月，有些地方培养的农村不脱产初级卫生人员在农村卫生工作中就发挥了很大作用。他们尽管水平不高，但也承担了一部分治疗工作，一般的小伤小病能够就地处理。有些地区的保健员还协帮医院进行一部分治疗工作。病人去医院看病回来后，保健员按医嘱给病人注射和投药（药品是病人带回来的），并帮助观察病情变化，大大方便了群众。而且，只要是社员找，不分白天黑夜，风里来雨里去，他们帮助请医生、抬送病人，成为大队、生产队干部和社员的卫生参谋。不脱产初级卫生人员在农村卫生工作中发挥了很大作用，"既有利生产又方便群众，受到了社队干部的欢迎，受到了群众的欢迎，也受到了基层卫生机构的欢迎"。①

之后，随着各地农村合作医疗的广泛普及，赤脚医生在各方面积极为群众服务，起到了越来越大的作用。

确山县朱古洞公社五道庙大队赤脚医生张小宇，尽心尽力为农民群众服务，不论是大雨如注的深夜，还是寒风凛冽的隆冬，她坚持送医送药上门，八年如一日，曾多次被评为县、社卫生战线的先进工作者。

这个大队有几家五保户，小宇怕他们头痛脑热的没人知道，就利用巡诊的机会经常去看望他们，有时帮助他们做饭，拆洗被褥，打扫卫生。一次，五道庙三队的五保户吕大娘得了痢疾，不能起床。小宇就日夜守护在老人身边，给她做饭、烧茶、喂药、洗衣服，端屎端尿。吕大

---

① 董绵国：《关于农村不脱产初级卫生人员几个问题的探讨》，《健康报》1964 年 12 月 9 日，第 2 版。

娘激动地拉住小宇的手说："小宇，你待俺真比亲闺女还好哇！"

一次，五道庙一队社员郝兰菊是双胞胎难产，当时正下大雨，不能转院，张小宇寸步不离守在产妇的身旁，对产妇采取多种措施后终于使婴儿生下来了。可是，第二个婴儿生下后全身发紫，嘴唇紧闭，发生严重窒息，小宇立即意识到这是由痰阻造成的。她毫不犹豫地抱起婴儿口对口猛吸几下，一股腥臭的"羊水"吸进她嘴里，婴儿"哇"的一声哭了，婴儿得救了。[1]

卢氏县官坡公社徐家埝大队赤脚医生史秀兰同样是一个尽心尽力为群众治病的典型。1973年，老农民赵玉坤身患重病。史秀兰配制草药，亲自煎熬好，让老人服下，守护观察到深夜，病情稍有好转才回家。多年来，史秀兰不分昼夜，风里来雨里去，走门串户，登门送医送药。1974年腊月的一天傍晚，史秀兰冒着大雪去高沟口出诊，返回时已近深夜。病人家属再三挽留，她惦记着后村有个重病人等待打针而坚持走。山上到处一片白雪，根本显不出路来。小路崎岖，掉进山沟是很危险的。她两手摸地一步一挪地下了坡，到后村病人家里按时打了针。史秀兰多年来，没在病人家吃过饭，没有收过病人任何礼物。被群众称赞为"山区人民的贴心医生"。[2]

济源县宋庄大队的赤脚医生赵永令把病人当亲人，尽力抢救的事迹也显示了他高尚的医德。社员郑泽荣70多岁，得了急性心力衰竭，手脚发凉，心脏停止跳动，没有气息。赵永令赶紧抢救，整整做了一个多钟头的人工呼吸，病人的心脏才又跳动起来。一连两天两夜，赵永令没有离开病人的家，真比病人的孩子照看得还好。后来，赵永令还三天两头到病人家来看望、治疗。一个多月的时间，赵永令不知费了多少心

---

① 确山县县委通讯组：《贴心医生张小宇》，《河南赤脚医生》1979年第2期，第5~7页。

② 《山区人民的贴心医生》，《河南日报》1975年10月12日，第3版。

血，终于治好了郑泽荣的病。①

沁阳县山王庄公社盆窑大队张盛堂在担任赤脚医生期间，他尽心尽力为农民群众防病治病。不论是烈日炎炎的盛夏，还是大雪纷飞的寒冬，他很少吃过一顿应时饭，睡过一次囫囵觉。一天上午，社员陈凤英高血压病突然复发，需要一种"扁蓄"配药。医疗室没有，张盛堂就头顶烈日，上山寻找。当他找到这种药时，天已经很晚了，顾不上回家吃饭，向陈凤英家跑去。陈凤英家里人见张盛堂给她寻来了"扁蓄"，都十分感动。②

原阳县蒋庄公社河沟北沿大队赤脚医生杜兴武不论刮风下雨，不论寒冬深夜，随叫随到，主动登门为农民群众送医送药。他采用针灸和中西医结合的疗法，治好了一些疑难病。女社员李顺秀得了重病，卧床不起，他就一天几趟到她家出诊，经过一个月的治疗，使李顺秀恢复了健康。③

吕汉青是通许县孙营公社赵龙门大队的党支部书记兼赤脚医生。他十年如一日，勤勤恳恳地为群众服务，尽最大努力防病治病，把病治好。他随身带着听诊器和银针，工作到哪里，就在哪里为社员治病。群众满意地说："汉青领着俺大队干社会主义，我们一百个放心。"④

由于赤脚医生生活在群众之中，他们对病人的情况十分了解，能够及时对病人就诊。鹿邑县新集公社李楼大队八个自然村，几百户社员群众，谁得的啥病，有啥困难，赤脚医生王兴兰都清清楚楚。常常有这种

---

① 郑泽荣：《合作医疗的好处说不完》，《河南日报》1974年6月26日，第3版。
② 《赤脚医生的好榜样——记沁阳县山王庄公社盆窑大队赤脚医生张盛堂》，《河南日报》1974年4月18日，第3版。
③ 《赤脚医生顶大用》，《河南日报》1976年5月21日，第2版。
④ 《全心全意为贫下中农服务——记通许县孙营公社赵龙门大队党支部书记兼赤脚医生吕汉青》，《河南赤脚医生》1977年第3期，第25~26页。

情况：人们得了病还没来得及找她，她自己就来了。①

商丘地区宁陵县赵村公社王庄大队的卫生员李宪芝对全大队一些老病号，住哪村哪队，叫啥名字，得的啥病，什么病在什么条件下会有什么变化，都了解得清清楚楚。②

在治疗过程中，一般情况下赤脚医生不论白天黑夜，刮风下雨，早找早到，晚找晚到，积极热情地为广大农民群众服务。

济源县王屋公社林山大队有18个生产队，72个自然村，分布在方圆40里的深山密林里。林山大队汤洼医疗站的赤脚医生张红，当赤脚医生八年来，他经常身背药箱，走村串户，出没在崇山峻岭之中。不分白天黑夜，无论是大雨倾盆，还是大雪封山，总是随叫随到。③

登门施治历来是中医传统的行医方式，从扁鹊、华佗、孙思邈、李时珍等医药神手，到民间众多郎中，无不救死扶伤于堂中舍下。一般情况下，赤脚医生也对病人送医送药上门，并设立家庭病床，对病人十分方便。一些年老、体残、行动不便的病人，看病十分困难。赤脚医生不抱怨，不推诿，对病人体贴入微，常常在病人缺乏照顾的情况下，为患者送药、煎药、喂饭、喂水、端屎、端尿、梳头、洗身。他们的这种行为和作风使病人、家属以及四邻都非常感动。

许多慢性病人欢迎送医送药上门，特别是那些被慢性疾患缠身下不了床，子女参加集体生产劳动无暇照顾的老人，更把送医送药上门的赤脚医生当成自己的贴心人。一般情况下，送医送药上门和设立家庭病床密切联系在一起，便于赤脚医生们就近就医。设立家庭病床有两种方式，一种是设在赤脚医生的家里，另一种是设在病人的家里。家庭病床

---

① 《巡诊千家，一尘不染——记赤脚医生王兴兰的事迹》，《河南日报》1975年6月18日，第3版。

② 《红色卫生员李宪芝》，《河南日报》1969年6月25日，第3版。

③ 济源县县委通讯组：《山村的好医生——记赤脚医生张红同志》，《河南赤脚医生》1978年第3期，第3~4页。

有近有远。对赤脚医生来说，送医送药上门和坐在医疗室等病人上门求医相比，无疑是辛苦的。但赤脚医生通过送医送药上门，能够密切同患者和群众的接触，增强了解，加深感情，促进医疗服务质量的提高。所以，送医送药上门的方式，是传统农村合作医疗时期赤脚医生行医的一大特色。

原阳县官厂公社朱庄大队赤脚医生葛治国，多年来一面劳动，一面行医，给社员看病，为当地群众解决了很大问题。哪个社员有病，他知道后，便自动找上门去。全村的病号，他按病情的轻重缓急排队，什么时候谁该打针、扎针、吃药，他都能够按时找到病人的家里。1968年春季传染病流行，"全村35个病号，他昼夜不停地给打针、扎针，提着水壶给送药"。①

鹿邑县城郊公社程庄大队赤脚医生程延备，经常送医送药上门，积极为病人服务。有一次服药防疫，有一个孩子因为怕吃药跑到姥姥家去了，他发现后便顶风冒雪，到五六里外的李湾送药。②

实践证明，送医送药上门，设立家庭病床，其好处是大大方便了患者，节省了费用，减轻了农民群众的经济负担。患者在家中接受治疗，不离开亲人的爱护、关照，不脱离正常的生活环境，饮食可口，心情舒畅，因而也有利于治疗。

在旧社会，医生中很多人是讲吃讲喝讲收礼的。有的医生不管病人多急，切完脉，看完病，不管天早天晚，就得等着吃饭，没有几个像样的菜就打发不过去。除了合理的诊费、药费应该支付之外，这些吃喝费用对一般农民来说是一个额外负担。

在传统农村合作医疗时期，不但要求赤脚医生按时到各大队巡回

---

① 张耀先：《俺贫下中农欢迎这样的"土大夫"》，《河南日报》1968年9月20日，第1版。
② 《贫下中农的贴心人——记鹿邑县城郊公社程庄大队"赤脚医生"程延备》，《河南日报》1969年3月27日，第3版。

医疗，还要求不能吃病家饭，收病家礼品。如果赶上吃饭时，吃饭还要给留粮留钱。如果在这方面有问题，可能会被上纲上线，犯了"资产阶级思想路线上"的错误，"受到腐蚀"。"吃吃喝喝、拉拉扯扯是地主资产阶级的腐朽作风，吃一顿饭是小事，但资产阶级的侵蚀则往往是从生活上打开缺口，向无产阶级进攻；贫下中农的感激心，也往往会被阶级敌人利用为向我们施放糖弹的手段。""毛主席要求我们学习白求恩同志毫不利己专门利人的精神，我们却要病家招待，这不是对己有利，而增加了群众的负担，不利于群众吗？"因此，赤脚医生是否吃病家招待饭、收病家礼，被认为"实质上是一个有没有树立起全心全意为人民服务的大问题"①。吃一顿饭看起来是件小事，其实不然。"今天吃一顿，明天吃一顿，长期下去，我们的赤脚医生慢慢地就会脱离劳动，脱离群众，把技术作为向党和人民要荣誉闹地位的手段，走到旧医生的老路上去。"② 因此，有的地方把赤脚医生不准请吃不准受贿，不优亲厚友，作为一项纪律规定下来，"作为每月生活会、每季小整风的一项重要内容来检查"。③

赤脚医生为群众解除一些病痛，群众总是出自内心的感激，常常要给他们送点东西，或者要请他们去吃饭。群众的心情是可以理解的。但是在这方面，很多赤脚医生能够坚持做到多年来不吃病家饭，不收病家礼。

吉林省扶余县赤脚医生刘汉讲，"前年，我在外地开会时，给一个不孕症的妇女治好了病。这个同志为了感谢我，给我寄了一件的确良衬衣。接到后，我马上寄了钱，并回信说：'你的心意我领了，给你治好

---

① 《医生该不该吃病家饭受病家礼》，《健康报》1965 年 3 月 27 日，第 4 版。
② 北京市顺义县红寺大队党支部：《不"吃请"做得对》，《中华医学杂志》1975 年第 9 期，第 617 页。
③ 《认真学习理论，促进卫生革命》，《赤脚医生杂志》1975 年第 7 期，第 10 页。

病是我应该做的。我们应共同感谢毛主席，感谢共产党。'我经常向医疗站的几个同志讲：'吃顿饭看起来是小事，但越吃越馋，吃在嘴上，变在心上，会吃掉赤脚医生的本色。'"在他的影响下，几年来，"我们医疗站的几个同志都坚持不在病家吃饭，不收病家礼物"。①

刘汉的事迹在河南省同样屡见不鲜。南阳县大庄大队赤脚医生蔡光文处处严格要求自己。几年来，他给社员看病，从不接受人家的烟酒招待。有一次，社员孙文义的母亲患胃出血，脸色苍白，病情很严重。蔡光文一连抢救了三天三夜，使病人转危为安。孙文义十分感激，给蔡光文家送来了两只羊腿。蔡光文让拿回去，但孙文义扔下羊腿就走。蔡光文一把拉住他，执意不要，孙文义只好把羊腿又拿了回去。②

鲁山县杨村公社井泉大队的赤脚医生不仅坚持勤俭办医，而且他们给自己规定：经济上不借支公款，医药上不偏向亲友，不吃群众的饭，不收群众的礼。赤脚医生蔺展章、霍国顺抢救、守护病人胡廷堂三天三夜，坚持轮流回到自己家里吃饭。胡廷堂非常感激，病愈后送礼表示感谢，又被他们婉言谢绝。③

鹿邑县新集公社王兴兰自担任赤脚医生以来，从未用自己所掌握的权力徇私情，不管是个人或亲属朋友用药，都严格按合作医疗制度办事。④

很多赤脚医生不但尽心尽力为病人治病，还积极地为病人着想，帮

---

① 刘汉：《破除资产阶级法权思想，保持赤脚医生革命本色》，《赤脚医生杂志》1975年第7期，第4页。

② 《贫下中农的贴心医生——记南阳县大庄大队赤脚医生蔡光文的事迹》，《河南日报》1975年6月18日，第3版。

③ 《一场争夺医疗卫生阵地的斗争——鲁山县杨村公社合作医疗在两条路线斗争中巩固发展》，《河南日报》1975年6月24日，第3版。

④ 《巡诊千家，一尘不染——记赤脚医生王兴兰的事迹》，《河南日报》1975年6月18日，第3版。

助病人解决经济问题。为了减轻社员群众看病的费用开支,有的大队卫生组和本地供销部门联系,代收废品,如杂骨、头发、破鞋底、破鞋帮、旧棉絮等,用废品代药费。卫生员收了废品,由大队卫生组统一售给供销社,统一记账。以后社员看病就可不拿现钱。商城县千金山大队乱冲生产队女社员胡俊菊得了胃病,卫生员给她治好后,需要药费1角8分,胡俊菊给了卫生员彭仁华一把头发、两块青铜、一双破鞋底。她说:"现在有了卫生员,不值钱的东西也值钱;卫生员帮俺想得真周到。"① 宝丰县观音堂公社北水峪大队南水峪村李聚既是医生,又是收购员。他本着自力更生的精神,艰苦奋斗,勤俭办医,能少花一个钱,就少花一个钱。李聚为了筹集经费,"把生产队存的七斤羊毛,拿到供销社卖了6元8角9分钱,作为卫生室的基金,又亲自动手,把一所破房子修了修,找了几样东西,作为医疗器械"。就这样,一所卫生室开始办了起来。他看到供销社收购烂鞋、干骨头、破麻绳。之后,便在看病的时候,顺便把这些废物收集起来。不少社员群众看病吃药,只给他找些废品就解决了药费。不仅为国家积累了财富,而且也减少了群众的开支。②

为了减轻社员群众的经济负担,少花钱治好病、不花钱也治好病,不少大队组织赤脚医生和卫生员到山上采挖药材卖掉,再买回成药。附近没有药材的大队或生产队,就组织群众和卫生员上山打柴、烧窑、搞短途运输等,增加收入装备保健箱,尽量不让集体多开支。

商城县不少社队的赤脚医生处处为农民着想。他们上山采挖药材,自己配置常用小成药,实行看病记账和以废品代药钱等办法,千方百计让病人少花钱或不花钱。

---

① 《有了为人民服务的思想,就有为人民服务的办法 商城县不少卫生员千方百计让农民治病少花钱》,《河南日报》1965年10月30日,第3版。

② 《"贴心医生"勤俭办医》,《河南日报》1969年5月13日,第3版。

赤脚医生和卫生员们常用的西药，除成品外，例如红汞、龙胆紫等都是自己配置，使药品成本费大大降低，减轻了病人的经济负担。对于其他一些轻微的小伤小病，需要涂点红汞、紫药水或使用针灸疗法时，都不收费。

五 积极参加卫生防疫和爱国卫生运动

我国古代人民已经深刻认识到预防的重要性了，"消未起之患，治未病之疾，医之于无事之前"。新中国成立后，以"预防为主"和"卫生工作与群众运动相结合"成为医疗卫生事业的重要方针。农村实行合作医疗后，从公社、生产大队到生产队形成了一个比较完整的医疗预防网，农村的卫生防疫事业由合作医疗站的赤脚医生负责，"防"是赤脚医生的工作重点。为了落实"预防为主"的方针，各地在开展卫生防疫和爱国卫生运动时，赤脚医生们深入发动社员群众，经常向群众宣传卫生知识、传染病和多发病的危害以及防治方法，使广大群众能自觉地接受各项预防措施，大搞环境卫生、茅池化，水井消毒、预防农药和食物中毒，采集中草药，搜集土单验方。赤脚医生实行土法上马，群防群治，努力掌握各种传染病的发病规律，主动把药送到家门等方面，发挥了不可缺少的积极作用，收到了良好效果。

舞阳县从1959年就开始培训不脱产卫生员，使每个生产队都有了一名不脱产的卫生员。这批卫生员利用多种形式，积极向群众宣传卫生防疫知识，和群众一起开展除四害讲卫生运动，想方设法改善农村卫生条件。许多卫生员积极参加水井改良、粪便管理、灭杀蚊蝇等活动。他们背着喷雾器，挨门逐户进行药物喷洒。个个水井都做了消毒处理。不少女青年卫生员带头担粪、修厕所、改建猪圈。[1]

---

[1] 《舞阳大批卫生员活跃在生产第一线》，《河南日报》1965年9月24日，第3版。

在 1964 年，有些地方的农村卫生员在卫生防疫工作中就发挥了很大作用。他们一般能够积极完成规定的任务，经常宣传卫生知识，发现传染病及时报告，对疟疾病人按规定送药看服，实施饮水消毒，发动群众除四害，指导群众讲卫生，给社员群众急救治疗小伤小病。"封丘县李庄公社朱砦大队的五名保健员，对疟疾病人进行正规治疗，全部八天八次送药看服。从五月底到年底，他们对十二个污水坑，坚持七天喷洒一次药；对十三眼水井定时投药消毒。封丘县的冯村公社，全部依靠保健员来进行疟疾抗复发治疗。"① 农村不脱产保健员在此时已经成为卫生部门的得力助手。同时，这些地区的农村疫情报告基本上达到了既快又准的要求。有的地区，疫情从发生地点到达地区医院不超过 12 小时，这就为及时扑灭和防治传染病创造了有利条件。他们在医生的指导下，承担了从组织群众、维持秩序到注射接种的几乎全部工作。此外，保健员在除四害、讲卫生、宣传卫生知识、帮助群众培养卫生习惯等方面也做了不少工作。②

在农村合作医疗普及时期，各地的赤脚医生更是积极主动地参加农村的防病治病和爱国卫生运动，成为一批"爱国卫生运动骨干力量"③。

李文芳是封丘县后运墙大队卫生员组长，在改良水井时，队里没有铁丝，他们就把家里的铁丝拿出来。没有石子，他们就用架子车到曹岗集去拉，为了赶活，有时饭都顾不上吃，尽力在水井上修成了水泥井栏。"在井水消毒方面，我们从 5 月份以来，不管孬天好天，从来没有

① 张勋朝：《坚决贯彻两条腿走路的方针，河南为农村培训了三十万不脱产的保健员》，《健康报》1964 年 12 月 9 日，第 1 版。
② 董绵国：《关于农村不脱产初级卫生人员几个问题的探讨》，《健康报》1964 年 12 月 9 日，第 2 版。
③ 林县采桑公社党委通讯组：《大力开展爱国卫生运动》，《河南赤脚医生》1978 年第 5 期，第 3 页。

间断过，白天生产忙，就夜间去消毒。"由于水源保护得好，1965 年，"全队未发生一例伤寒和痢疾"。①

新乡县秦村营大队在大搞"两管五改"过程中，十分注意预防疾病的工作。根据季节特点，赤脚医生在每年春末秋初，坚持进行水井及污水坑、沟消毒，每半月一次大扫除，集中沤肥。铲除房前屋后的杂草，填平污水坑。同时，用中草药煎汤，预防传染病服药 6000 多人次，从而大大降低了各种疾病的发病率。多年来，脑炎、伤寒、麻疹等传染病极少发生。"一般的常见病、多发病也较一九七六年下降百分之八十左右。这个大队日出勤劳力占总劳力的百分之九十五以上。"② 由于社员患病率大大下降，出勤率提高很多，粮食产量得到增长。

1971 年，河南省原阳县沙岭村成立农村合作医疗站后，赤脚医生李进富、申志强、李天亮三人负责医疗站工作。在上级卫生部门的指导下，"他们带领卫生员打防疫针、送预防药，做到了不误时、不漏人，甚至送药到手，看服到口，不咽不走。对工作认真负责。小儿麻痹、霍乱、伤寒等传染病得到了有效控制，有的已基本绝迹。沙岭村民对这一时期他们的工作成绩至今不忘"。③

陕县陕石公社的赤脚医生、卫生员经常利用群众的劳动休息时间，在田间、地头、饭场积极宣传卫生知识，定期讲卫生课。他们搜集 80 多个有较好疗效的土单验方汇编成册，发给各村队组织群众学习。他们每年根据春夏秋冬季节特点，普遍煎服中草药，开展卫生运动、预防疾病。因此，多年来，流脑、乙脑从来发生，其他传染病大幅度下降；一

---

① 李文芳：《懂得了为人民服务的道理以后》，《河南日报》1965 年 10 月 30 日，第 3 版。
② 王含玉：《"两管五改"使秦村营卫生面貌大变样》，《河南赤脚医生》1979 年第 6 期，第 3～4 页。
③ 李书钊主编《沙岭村志》，2005 年印刷（未刊稿），第 135 页。

般疾病也大大减少。"1969 年，医疗站每天看病三十多人次，到 1974 年每天已经减少至四五人次。"①

在开展防病治病的过程中，很多赤脚医生深入群众，积极主动。郭长河是开封县罗王公社邱堤寺大队的赤脚医生，1974 年担任赤脚医生以来，为了贯彻预防为主的方针，郭长河经常利用街头饭场宣传卫生知识，一次又一次发动社员搞环境卫生，加强粪便管理，进行水井消毒。为使社员吃水方便、卫生，在党支部的支持下，他带领代销员、机械手成立了打井小分队，为本大队社员打小压井 80 多眼。有了压井，社员们的胃肠道传染病的发病率大大降低。②

沁阳县木楼公社冷庄大队是一个有名的穷队，集体经济单薄。本大队的赤脚医生刘志奎很热心于合作医疗事业，他"把自己卖自行车和猪钱 180 元，投给了合作医疗，后又自己脱坯，自己动手为医疗站盖房，自己填坑开荒种植了二亩多药材田，自己备料、自挖自垒搞两管五改，改良水井、改造厕所，全心全意为农民群众防病治病，把医药送到床头、田间"③。

济源县河头大队赤脚医生李菊仙经常深入田间地头，家庭院户，发动群众打扫院子、街道，搞好环境卫生。同时，她还从老中医和有经验的群众中，收集了一些预防疾病的土单验方，根据不同季节容易发生的疾病，采取熬"大锅药汤"组织群众服用的方法加强预防。每次熬成"大锅药汤"后，就由各生产队的卫生员趁劳动休息时把药汤送到田间地头，让社员服用；或趁大家下工吃饭时，将药汤送到饭场。这样做简单省事，还不影响生产。

---

① 《石门沟大队合作医疗越办越好》，河南省革命委员会卫生局：《卫生革命简报》（第 11 期），1975 年 4 月 17 日；河南省档案馆：全宗号 J136，案卷号 2848，第 165 页。
② 《河南赤脚医生》1980 年第 8 期，第 1 页。
③ 新乡地区革命委员会卫生局：《关于当前合作医疗情况的调查报告》，1976 年 11 月 10 日；新乡市档案馆：全宗号 88，目录号 3，案卷号 156，第 23 页。

几年来，这个大队"坚持每年集体服用'大锅药汤'二十多次，收到很好效果。全大队共十五个生产队，二千八百余人，未喝'大锅药汤'前，一般传染性疾病的发病率在百分之二十左右，现在下降到千分之五。特别是1973年春季，一例'流感'也没有发生"①。有力地促进了当地的农业生产。

封丘县戚城公社铁炉大队党支部认真贯彻执行"预防为主"的方针，正确处理"防"与"治"的关系，把工作重点放在预防上，积极开展爱国卫生运动，搞好防病工作。赤脚医生和卫生员对当地的一些常见病和流行病，年年调查，掌握这些病的发病规律。然后根据不同季节，用自采、自种的中草药熬大锅汤，让社员服用，做到发病季节未到，预防措施先行，掌握了预防疾病的主动权，使常见病、流行病发病率大大降低，"疟疾1975年比1974年下降了70.5%，1976年比1975年又下降37%，流脑、伤寒、麻疹等传染病自1974年以来，均未发生。"② 赤脚医生的有效行动，有力地保护了社员群众的健康。

有些赤脚医生治病与防病一肩挑，两方面都兼顾。伏牛山区嵩县车村公社明白川大队赤脚医生刘汉英，在给群众治病的同时，还根据本地多发病、常见病的发病规律，组织群众开展除害灭病的爱国卫生运动。他利用休息时间，把收集起来的防治疾病的土单验方，编成顺口溜向群众宣传。每年季节性传染病发生前，刘汉英还坚持把预防药包成包，送到社员群众家里，熬成汤送到工地，做到没病早防，有病早治。③

---

① 济源县河头大队赤脚医生李菊仙：《大锅药汤防病好》，《河南日报》1973年5月16日，第3版。
② 封丘县戚城公社铁炉大队党支部：《坚持采、种、制、用，巩固发展合作医疗》，1977年8月12日；新乡市档案馆：全宗号88，目录号3，案卷号174，第87页。
③ 《赤脚医生刘汉英》，《河南日报》1973年6月26日，第3版。

在传染病的发病季节，潢川县各大队坚持由赤脚医生和卫生员在发病前向群众发放预防药品和开展预防注射，坚持无病早防，有病早治，一旦传染病发生，就控制首例病人，做到早发现、早报告、早隔离、早治疗，防止蔓延。这样，使一些传染病的发病率大幅度下降。[①]

为了消灭蝇蛆，减少传染病，宝丰县观音堂公社北水峪大队南水峪村李聚查看书本，收集土法，经过反复试验，用猫眼草、苦胆木叶、桃叶混合捣烂撒入粪池，有效地消灭蝇蛆的滋生。[②]

新县田铺公社何铺大队在预防肠道传染病时，赤脚医生们的做法是：①大力向群众宣传、贯彻上级对卫生工作的重要指示，大会动员群众，大讲除四害、讲卫生的好处，不讲卫生的害处，会后在田间、场院、住户广泛进行卫生知识的宣传，做到家喻户晓，人人皆知，提高广大社员群众搞好爱国卫生运动的自觉性。②大队组成一个由大队干部、赤脚医生、生产队卫生员三结合的"两管五改"（管水、管粪，改良水井、厕所、畜圈、炉灶、环境）专业队，统一改建和管理全大队的水井、厕所。进行井台加高，井口加盖，增设了公用桶，这样就防止了污染水井。对不符合卫生要求的厕所，全部改建了一遍。并且建立健全了粪管制度，对人粪尿、牲畜粪、家禽粪、草木灰、垃圾等各种肥料，均由集体收集，统一管理，统一使用，统一记分。并做到日产、日清，及时进行无害化处理。③开展群防群治，用中草药预防肠道传染病。这个大队种了一百多亩药田，五六十种中草药。夏秋季节，赤脚医生们上山采一百多种中草药。每年夏秋两季，他们和卫生员一道用自采自种的中草药熬成大锅汤，送到田间、地头社员群众手上进行服药，预防肠道传

---

① 《坚持预防为主，积极办好合作医疗》，《河南日报》1972年1月9日，第3版。
② 《"贴心医生"勤俭办医》，《河南日报》1969年5月13日，第3版。

染病及"乙脑"。另外，为了加强饮水卫生工作，赤脚医生们还在社员家庭水缸里长期放入贯仲和生石膏，以达到缸水杀菌的目的。①

地方性甲状腺肿（简称地甲病）是我国北方一种常见的地方病，分布较广、病人较多、危害较大。其症状和危害是：脖子粗大，病者体力减退，呼吸困难，体力劳动时心跳气短，对生活、学习和劳动影响很大。更为严重的是，地甲病还能威胁到第二代的身体健康。成人得了地甲病，所生第二代有些成了矮、傻、呆、聋、哑的地方性克汀病患儿，地甲病区流传着"一代发（甲状腺肿），二代傻（克汀病），三代四代断根芽"的说法。当时，国内外防治地甲病的方法很多，但向人体补充一定量的碘化物是最基本的防治手段。

在防治地甲病的斗争中，赤脚医生发挥了巨大作用。1976年，甲状腺肿病在河南省辉县流行。"县委采取现场练兵、办轮训班等办法，培训了以赤脚医生为主体的五百多人的防治队伍。他们依靠这支队伍，做到防病治病不漏掉一个人，迅速赶走'瘟神'。"②确保几十万劳动大军精力充沛地投入治山治水的斗争。

赤脚医生深入家家户户，向群众宣传防治地甲病的常识，做好碘盐保管和使用方法的指导工作，是保证"甲防"效果的重要一环。例如，群众家中存放碘盐的器具应以密闭的缸或陶罐最为适宜。有些病区的赤脚医生，总结出"盐有罐，罐有盖，盖下加棉垫"的存放经验，有效地减少了碘质的挥发；有些病区的赤脚医生对社员群众家中和代销店的碘盐，坚持进行含碘量的定期简易测定，一旦发现含碘量不足，即随时补加碘化钾，以使碘盐保质保量。③

---

① 韩光奎：《我们是怎样预防肠道传染病的》，《河南赤脚医生》1977年第6期，第26页。

② 《我国北方防治甲状腺肿取得很大成绩》，《河南日报》1976年7月22日，第1版。

③ 孙建纯：《充分发挥赤脚医生在"甲防"工作中的作用》，《赤脚医生杂志》1979年第8期，第1~2页。

1968 年，通许县孙营公社半截楼大队办起农村合作医疗之后，赤脚医生积极采取措施，开展卫生防疫工作，各种传染病大大下降。我们从下面的统计表中可以看出具体情况。

1972～1976 年通许县孙营公社半截楼大队各种传染病情况统计表

	伤寒	流脑	乙脑	白喉	痢疾	百日咳	肺结核	麻疹	新生儿破伤风	小儿麻痹	疟疾	黄疸肝炎
1972 年	×	×	×	×	51	16	3	×	×	×	84	16
1973 年	×	×	×	×	32	5	2	×	×	×	69	11
1974 年	×	×	×	×	14	1	2	×	×	×	35	4
1975 年	×	×	×	×	5	×	1	×	×	×	3	1
1976 年	×	×	×	×	8	1	×	×	×	×	1	×

资料来源：《河南赤脚医生》1977 年第 6 期，第 16 页。

此外，赤脚医生们还兼顾宣传计划生育和节育科学知识，推广综合节育措施，因人制宜做育龄夫妇的节育技术指导，同时为了方便社员群众，还把避孕药、具送上门。[1]

第二节　赤脚医生群体的负面回应

赤脚医生作为传统合作医疗政策的实际执行者，其贡献是有目共睹的。但是，由于处于"文革"特殊时期内，传统合作医疗政策受到"左"倾的影响，具有一定的历史局限性，赤脚医生的行为也不可避免地带有那个时期的烙印。因而，赤脚医生对合作医疗政策的负面回应也是存在的。

---

[1]　国务院计划生育领导小组副组长、办公室主任栗秀珍：《赤脚医生要在计划生育工作中做出新贡献》，《赤脚医生杂志》1979 年第 5 期，第 1 页。

一　落后的理念和行为对赤脚医生的负面影响

旧社会的医生总是把技术当作"摇钱树，铁饭碗"，是为"钱"、为"吃"而工作的。旧社会有句俗话："馋学艺，懒出家。"那时，认为当医生"吃好的，喝好的"，"我无求于人，人家有求于我"。很多地方存在请医生吃饭和给医生送礼的旧风陋俗。旧社会，得了病，请医生吃饭，给医生送礼，是出于无奈。在形式上，请客送礼是"谢"医生，实际上是怕医生"留一手"。所以，是渗透着劳动人民的无奈和辛酸的。

在传统农村合作医疗时期，有的病家对赤脚医生也有请客、送礼的现象，有的是为了感谢医生；有的则是因旧习惯的影响不得不这样做；也有极少数人是别有目的的，他们通过请客送礼的方式，拉拢赤脚医生，多吃多占。

俗话说："吃人家的嘴软，拿人家的手短。"如果赤脚医生吃了这些人的饭，收了这些人的礼，遇事就拉不开情面，坚持不了原则。这样，就会在政治上犯错误。

在赤脚医生队伍里，也的确有一些医德不怎么好的人。他们对上级、熟人、送礼者格外恭维，就诊时十分认真和周到；对其他人就敷衍塞责，漠不关心，十分冷淡，工作马马虎虎，粗枝大叶，甚至拿人命当儿戏。

一个引人注意的问题是，一些赤脚医生开始认为接受病家的招待或礼物是生活小事，发展到后来成为谁家有好饭好菜招待，就乐意到谁家去看病；谁家的礼送的多送的厚，于是也就礼尚往来，给谁家的病人服务得尽心，用好药好针。

从表面上看来，医生吃病家饭、收病家礼的问题是一件小事。但是事情是不断地在发展着、变化着。生活中的小事，可以发展成为政治上的大事。这也是小和大的辩证关系的一个方面。习以为常后，在看病中逐渐发展到吃病家饭、收病家礼，感到这是病人对自己劳动的一种"报答"。有时为了"回报"别人给予自己的"好处"，在工作中也就看人下药，无原则地满足了一些人的要求。

有时还认为谁吃病家饭多、收病家礼多，谁就在群众中威信高、受群众欢迎。由于讲吃讲喝，因而出诊时就琢磨，谁家招待得好就去谁家，谁家吃得不好就不大情愿去。

"某某医生出诊不早不晚，总赶上吃饭时间。"① 很多社员群众对赤脚医生白吃病家饭是不满意的。温县南张羌大队一个赤脚医生经常收病人礼物，"1975 年春节收礼 20 多次，收肉 20 多块"。②

医生白吃病家饭、收病家礼，看起来事不大，长期下去，不但会使思想变质，对群众的确十分不利。这种习惯不但增加了病家的经济负担，更重要的是耽误了他们及时治病，影响了生产。

另外，个别赤脚医生不坚持原则，以药送人情，看人下药，甚至损公肥私。有的赤脚医生不安心工作，带着"骑着马好找马"的思想当赤脚医生，开始时工作还比较热情，技术学到手以后，一心想外出找工作。还有个别赤脚医生是带着不干活或少干活的思想进了卫生队伍。③

在有些合作医疗站，少数赤脚医生对合作医疗不热心，不积极，得过且过，做一天和尚撞一天钟，其责任心不强，他们的某些做法与合作医疗的性质已经不相符了。其表现为：忽视药品质量，甚至以次顶好，

① 《医生该不该吃病家饭收病家礼》，《健康报》1965 年 3 月 27 日，第 4 版。
② 温县革命委员会卫生局：《温县整顿农村合作医疗取得显著成绩》，新乡地区革命委员会卫生局：《卫生工作简报》（第 7 期），1975 年 5 月 4 日；新乡市档案馆：全宗号 88，目录号 3，案卷号 151，第 64~65 页。
③ 河南省革命委员会卫生局：《卫生革命简报》（第 5 期），1977 年 6 月 26 日；河南省档案馆：全宗号 J136，案卷号 2934，第 148 页。

还以歪理哄人。出售的药品有些已经过期几个月，病人要求退换，他们却说："不妨事，有效期过后还可继续使用好长时间。"许多中草药发霉、生虫、变质。一剂中药，十三味中便有七味生虫、发霉。当询问时，他们说："中药生虫不碍事，有的药生点虫质量还更好呢！"许多粉剂药物剂量不够，只要处方上有粉剂，不管剂量多少，均给一牛角勺（约1克），可是计价时，却以处方剂量为准。① 诸如此类，举不胜举，群众很有意见。

由于不负责任，一些地方的中药存在严重问题，如采药不按季节，存放发生霉烂，去杂、去劣不严格。卖给病人的药当切不切，当炮制不炮制，司药人员以手代秤，药量不准确，甚至还以假充真，以劣充优。病家反映说，"现在不是中医大夫看不透病，而是中药质量差治不好病"②。有的赤脚医生的思想、技术不适应合作医疗的发展，重治疗轻预防，重医轻药；有的赤脚医生闹不团结，互不服气，工作不配合，别人看过的病，自己不看。鲁山县杨村公社有的医疗站，"赤脚医生不送医送药，当'坐堂先生'。有的闹不团结，等等"。③ 1975年，温县的合作医疗站，"闹不团结的有26个大队，占整顿队的23%，南张羌大队周×××和任×××分别负责正骨和透视，工作不配合，互相刁难。周说透视结论不准确，任说你正骨我不透视，结果把焦作市三个骨折病人推走"。④

有的农村干部滥用职权，选择赤脚医生不是任人唯贤，而是拉裙带

---

① 姚晖等：《不能给农村合作医疗抹黑》，《河南赤脚医生》1979年第12期，第3~4页。

② 韩培基、王伯顺、马建敏：《为啥中药治不好病?》，《河南赤脚医生》1980年第6期，第32页。

③ 《杨村公社整顿合作医疗》，河南省革命委员会卫生局：《卫生革命简报》（第22期），1975年7月5日；河南省档案馆：全宗号J136，案卷号2849，第112页。

④ 温县革命委员会卫生局：《温县整顿农村合作医疗取得显著成绩》；新乡地区革命委员会卫生局：《卫生工作简报》（第7期），1975年5月4日；新乡市档案馆：全宗号88，目录号3，案卷号151，第64~65页。

关系，"甚至把毫无医药知识的人硬塞进合作医疗站充当赤脚医生"。①造成一些赤脚医生的技术水平比较低，甚至出现严重的医疗事故。

有的赤脚医生服务态度不好，组织纪律性比较差，群众请不到，找不着，叫不理，群众称他们是流逛蛋、老滑头，在群众中影响很坏。仅以温县为例，黄庄公社郭李庄大队赤脚医生×××，去年一青年社员看红薯育苗，半夜一氧化碳中毒，有人曾经三次去叫他抢救，他执意不去，后来支书去叫才勉强到现场，不进行抢救叫转院，结果死于转院途中。武德镇公社新村大队×××工作责任心不强，打针经常化脓，1974年曾打针化脓7例，其中给阎三太爱人打针双侧化脓，住院月余，花钱100多元。赵堡公社大黄庄大队赤医私事多，经常不在医疗站，群众说："医疗两个人，经常锁着门，要药没有药，常年不见人。"由于赤脚医生不负责，导致合作医疗站丢失物品。赵堡公社南保封大队中药布袋丢了12个，竹帘、脸盆、暖水瓶、茶缸也丢失了。药品霉烂的现象也不少。岳村公社牛凹大队几年来药品霉烂、过期失效价值60元。有的赤脚医生平时学习不够，对自己的任务不明确，工作不落实。少数赤医错误认为搞治疗是自己的业务，搞卫生防疫是额外负担，干扰"预防为主"方针的落实。温县北冷公社大保封大队赤脚医生×××就是一个例子。他的服务态度不好，责任心也不强。经常不在医疗站，群众到处找不到。夜间不出诊，躺在屋里睡觉，外边锁着门。同时，他在防疫工作上欺上瞒下，"几年来防疫数字没登记，不记载，向公社汇报完全是估计、编造"。②

---

① 本刊特约评论员：《把赤脚医生的业务水平再提高一步》，《赤脚医生杂志》1979年第1期，第2页。

② 温县革命委员会卫生局：《温县整顿合作医疗试点工作总结》；新乡地区革命委员会卫生局：《卫生工作简报》（第3期），1975年1月17日；新乡市档案馆：全宗号88，目录号3，案卷号151，第27页。

二　少数赤脚医生私心太重，唯利是图

在农业集体化时期，由于某些大队对合作医疗站管理不善，或选拔赤脚医生不当，造成一些赤脚医生贪污多占，有的赤脚医生私心太重，唯利是图，尽管数量不多，但影响很坏。

有的赤脚医生擅自提高药品价格，违规操作，牟取暴利，许多药品的价格比国营药店的售价高。例如，"1500 单位的破伤风抗毒素，国营药店每支 0.25 元，而有的医疗站却以 0.30 元或 0.35 元出售"。[①] 这些赤脚医生按批发价从国营药店进药，再以零售价卖给社员群众，从中赚取近一半的高额利润。平舆县和店公社小吴庄大队合作医疗室的某些人，盗用大队之名，行私人行医之实，大肆贪污盗窃，牟取暴利。根据省、地"关于加强物价工作的通知"精神，组织人员对小吴庄大队医疗室药品价格进行检查，查出的问题是很严重的，其事实是：①擅自提价，牟取暴利。该卫生室在 1970 年 6 月至 1973 年 6 月三年的时间内，药品基本上未执行国家规定的统一价格，把全国统一零售的西药价格平均提高 70% ~ 80%，多数药品价格提高一倍以上，有的提高四倍。中药抽查 31 张处方，错价率为 100%。其中偏高处方 30 张，多收款六元三角二分，偏低处方 1 张，少收款五分。社员吴成取一服中药按统一零售价，应划价一角八分，实收八角，多收六角二分，提高三点四倍。根据该卫生室保存现有药品发票（不完全）统计，仅药品一项牟取非法利润 3492.87 元。②兽药人用，危害群众。这个卫生室治病用药，也是降低质量，减少数量，兽药人用，欺骗和危害群众。一支 40 万单位的盘尼西林针，按规定成人一次打完，儿童两次。而他们竟不择手段一支用数次。更为严重的是私自配药。把

[①]　姚晖等：《不能给农村合作医疗抹黑》，《河南赤脚医生》1979 年第 12 期，第 3 ~ 4 页。

粗制的兽用药品改为人用，把兽用敌百虫配葡萄糖和阿托品针给小孩打虫用，直接危害群众身体健康。③合作医疗变成副业门路。该大队合作医疗室的某些人私自提高药品价格，牟取暴利，而大队不仅置之不理，反而从中提取资金。从1970～1973年，大队向卫生室提取1020元，用于盖房、电费等杂项开支。④财务制度不严，药品管理混乱。这个卫生室采购药品是漫天飞。为了游山玩景到北京、唐山、张家口等地，买药数量少，费用开支大。他们连请客送礼的费用都加在药品价格上，加重了群众负担。管药的会计贪污900余元（已退赃200元）。药品管理更为混乱，进药无账，出药无据，看病无处方，报销无单据。①

有的赤脚医生还到处招摇撞骗，骗取钱财。邓县某大队合作医疗站的一个医生，他标榜自己能治疗癌症，一包药、一支针剂，少则要三五元，多则30元以上。这些药品大多是他自己配制的，也未经过上级主管部门的批准。十东大队有个女社员，长期有病卧床不起，因求医心切，就请这位医生诊治。他说，这个女社员是患了癌症，需用他自制的"特效治癌注射剂"治疗。于是，这个社员就借了30元钱，买了一支。结果注射后不但不治病，病情反而加重了。② 这类事情，其他地方也出现过。

由于医疗站的手续管理混乱，导致一些赤脚医生浑水摸鱼。温县城关公社张王庄二大队一名赤脚医生，基本上没账，有时也没处方，开支混乱。1974年，"合作医疗筹集资金500元，给社员报销50多元，存药折款100多元，贪污40元，买背包、大小提包、书籍、电池等杂项

---

① 河南省平舆县革命委员会生产指挥部文件：《关于和店公社小吴庄大队合作医疗室擅自提高药品价格的通报》，1975年1月5日；河南省档案馆：全宗号J136，案卷号2867，第108～110页。

② 宿文礼、王百纯：《农村合作医疗急需整顿》，《河南赤脚医生》1979年第12期，第3页。

开支就达 200 多元。其中买书籍开支 40 元，用电池 72 节开支 17 元多"①。

有一些大队的赤脚医生贪污、挪用情况比较严重。1975 年，在温县管辖范围内，"发现贪污挪用的 22 个大队，占整顿队的 14%。贪污挪用的赤脚医生有 24 名，占整顿原有赤医 343 名的 7%。贪污的手段有：收基金不入账、服大锅药收款、烧处方、不开处方、自己和家属用药不算账、杂项开支自用、售自种中药收款、自用现金、高价售药等。大保封大队赤脚医生贪污 241.93 元。新村大队×××贪污 184.45 元，××× 贪污 135 元，陈沟大队×××用维生素 B_1 针冒充'补血药'，每盒收款 20 元"。②

据 1974 年底的调查，温县北冷公社大保封大队的合作医疗站账目不公布，手续极混乱。六年来，换过五人兼管会计，未公开过账目。少数赤脚医生趁机贪污 240.68 元，挪用 34 元，药费欠账、借款 280 余元。丢失物品严重，中药布袋 20 个就丢了 14 个，上级分配的医疗专用布私自转卖给私人。③ 其中两名赤脚医生犯下严重的错误："梁保山采用各种手段，贪污 211.93 元。他在 1973 年 11 月至 1974 年 2 月间，负责两个多月会计手续，乘机贪污基金、大锅药收款，烧处方、售药不开处方，自己家用药不交钱，购鞭炮自己家用而在医疗站报销，盗窃医疗站槐木板。在县医院实习期间，偷盗医疗器械。挪用社员欠款 10 元。

① 温县革命委员会卫生局：《温县整顿农村合作医疗取得显著成绩》；新乡地区革命委员会卫生局：《卫生工作简报》（第 7 期），1975 年 5 月 4 日；新乡市档案馆：全宗号 88，目录号 3，案卷号 151，第 63 ~ 64 页。

② 温县革命委员会卫生局：《温县整顿农村合作医疗取得显著成绩》；新乡地区革命委员会卫生局：《卫生工作简报》（第 7 期），1975 年 5 月 4 日；新乡市档案馆：全宗号 88，目录号 3，案卷号 151，第 64 ~ 65 页。

③ 温县革命委员会卫生局：《温县整顿合作医疗试点工作总结》；新乡地区革命委员会卫生局：《卫生工作简报》（第 3 期），1975 年 1 月 17 日；新乡市档案馆：全宗号 88，目录号 3，案卷号 151，第 26 ~ 29 页。

本人欠医疗站药费 35.48 元,长期不还。1974 年冬,公社卫生院免费发给该大队敌敌畏 1 公斤杀灭过冬蚊子,竟售给小队 1 市斤,贪污了收款。"另一个赤脚医生斐世德,"贪污防治气管炎经费 17.85 元,挪用 12 元。1972 年元月至 10 月份,公社卫生院分 5 笔拨给该大队防治气管炎经费 107.15 元,由裴经手,负责疗效观察。购药支出 77.30 元,裴贪污 17.85 元,挪用 12 元至今未还。剩下的白果、杏仁 8 斤左右,被老鼠吃掉。剩红糖 3 斤,送了人情。本人欠医疗费、借款 46.05 元,长期不还"。①

其他地方的赤脚医生同样存在这样的问题。封丘县的李庄公社的一个大队,"全年收合作医疗费 400 多元,赤脚医生的工资用了 120 元,医生吃喝拉拢花了 180 元,群众的挂号费、注射费、出诊费也归医生所有,队里还给他计双工分。另一个大队医生私自抬高药价,一支链霉素要 2 元,打一支安乃近要 8 角,还假造单据,贪污公款。收买拉拢干部"。②

有的赤脚医生贪污、乱拉合作医疗经费。鲁山县杨村公社杨村大队一味追求收入、扩大业务范围、增加盈利。这个大队医疗站的人不是贪污,就是私占合作医疗基金。"一个兼管经费的赤脚医生贪污合作医疗基金达三千一百多元之多,其余的人借支长期不还合作医疗费达两千多元。贪污、借支的款数等于大队一年的合作医疗经费。双龙店大队的赤脚医生和大队干部任意侵占合作医疗经费。一个赤脚医生采取收款不记账、烧处方等手法,贪污合作医疗费七百多元,借支合作医疗费最

---

① 温县革命委员会卫生局:《温县整顿合作医疗试点工作总结》;新乡地区革命委员会卫生局:《卫生工作简报》(第 3 期),1975 年 1 月 17 日;新乡市档案馆:全宗号 88,目录号 3,案卷号 151,第 26~29 页。

② 封丘县李庄公社:《关于整顿、巩固、发展合作医疗的几点体会》,新乡地区革命委员会卫生局:《卫生工作动态》(第 20 期),1971 年 11 月 12 日;新乡市档案馆:全宗号 88,目录号 3,案卷号 118,第 136 页。

多者一个人达八百元，长期不还。甚至有的赤脚医生和投机倒把分子勾结起来，倒卖药品，拿到暴利，坑害群众。"①

个别赤脚医生发财思想严重，不安心于农村，甚至违法乱纪。"某大队两名赤脚医生，一个参加了盗窃，一个窝赃，使合作医疗无法再办。"②

在农村经济体制转变前后，由于农村合作医疗站转型，赤脚医生存在的问题更为突出，少数赤脚医生贪污腐化、捣卖药品。1978 年 4 月，"博爱县一个赤脚医生几年来贪污青、链霉素二千多支；新乡县一个赤脚医生贪污挪用二千多元，破坏了合作医疗声誉"。③

为了追求收入，有些承包、开业的医生开大方、多打针、多收费，甚至乱收费。病人一时付不出钱就欠账。因而有些农民得大病仍要"三靠"：靠借债、靠补助、靠欠账。有些农村大队的医疗点，看病无记录，发药无处方，收费无收据，管理相当混乱。

在传统农村合作医疗时期，由于采、种、制、用中草药成为发展合作医疗的一个因素，各地方医疗站大都制造中草药，不少地方存在所制药品不合规格的现象。为了加强对医药生产领域的管理，1979 年，国务院批转卫生部、国家计委、国家经委、化工部、农业部、商业部、总后勤部、国家医药管理总局的《关于在全国开展整顿药厂工作的报告》（国发［79］144 号文件），要求各地区、各部门加强对药厂整顿工作的领导。

《报告》明确指出，药品是用于防病治病的，必须严格保证质量，

---

① 《杨村公社整顿合作医疗》，河南省革命委员会卫生局：《卫生革命简报》（第 22 期），1975 年 7 月 5 日；河南省档案馆：全宗号 J136，案卷号 2849，第 111～112 页。
② 新乡地区革命委员会卫生局：《关于当前合作医疗情况的调查报告》，1976 年 11 月 10 日；新乡市档案馆：全宗号 88，目录号 3，案卷号 156，第 25 页。
③ 新乡地区革命委员会卫生局：《关于当前合作医疗情况和意见的报告》，1978 年 4 月 10 日；新乡市档案馆：全宗号 88，目录号 3，案卷号 176，第 10 页。

药品的生产、供应、使用必须具有高度的计划性。为了尽快改变我国医药生产混乱落后状况，亟须对所有的药厂和生产的药品品种进行一次全面整顿。经省自治区直辖市卫生局、医药管理局、商业局、农业局审查批准的药厂，由省自治区直辖市革委会发给"制药企业凭照"，并由省自治区直辖市医药管理局、商业局、农业局归口统一管理。整顿后，除按医药主管部门的统一规划，经有关部门批准新建的药厂外，不得擅自开办药厂。①

但是，有的地方不顾上级的政策和法规，继续擅自开办药厂，以牟取利润。1979 年 11 月，沁阳县西向公社向三大队第六、第九生产队未经批准，"私自办起了两个阿胶厂，第六生产队生产出成品 720斤，出售 80 斤，剩下 840 斤。第九队生产出 450 斤，出售 5 斤，剩下445 斤"。经调查发现："两个生产队的生产厂房都是占有民房，卫生条件较差；两个队都没有技术人员，临时雇用人指导生产；产品都不合格。"② 社、队办药厂，擅自生产药品的现象，在其他地区相当普遍。

除了社队违规制造药品外，一些赤脚医生为了牟取利润，也制造不合格的药品出售给病人。孟县缑村公社缑村大队赤脚医生薛子敬，原在四联大队任赤脚医生，1980 年 5 月回缑村大队医疗站工作。他利用在医疗站工作之便，以盈利为目的，制售伪劣药品，骗取钱财，在社员群众中影响很坏。1980 年 6 ~ 7 月，薛子敬自制三种药品，药品制成后，"交给四联大队医疗站赤脚医生薛某某（会计兼司药）代售。薛告诉有的病人到别处买买试试。买不到四联大队医疗站有这种药品，结果有的

---

① 《认真开展整顿药厂工作，改变医药生产混乱状况》，《健康报》1979 年 9 月 16 日，第 1版。

② 沁阳县工商行政管理局、沁阳县社队企业管理局、沁阳县卫生局：《关于西向公社向三大队第六第九生产队擅自生产阿胶的通报》，1980 年 4 月 15 日；新乡市档案馆：全宗号 88，目录号 5，案卷号 210，第 34 ~ 35 页。

病人或家属到县医院、县医药公司四处寻找"。薛子敬在四联大队工作
期间还倒卖药品从中赚钱。1979 年 3 月，江苏省一个药贩带 76 斤假天
麻，薛将该药全部买下让四联医疗站会计将钱付给卖药的暂不下账，以
后陆续售给公社卫生院或一些大队医疗站。经核算后，"赚钱 210 余元。
薛子敬分了 110 元，其余的分给四联医疗站会计"。① 薛子敬私自制售
伪劣药品，又倒卖假药，不仅完全违反《药政管理条例（试行）》，而
且挪用贪污合作医疗经费，其性质是严重的，危害了病人的身体健康，
在群众中影响很坏。

三　农村经济体制转型后赤脚医生的负面回应

　　1978 年以后，农村实行家庭联产承包责任制，农业生产迅速出现
了大好形势，我国集体经济走向衰落，建立在集体经济基础之上的合作
医疗制度和赤脚医生群体也面临崩溃，农村卫生工作没有跟上，不少大
队合作医疗站出现瘫痪状态。当时，农村恢复了自留地和家庭副业，赤
脚医生因为工作忙，走不开，跑不远，无时间搞。靠上级，管不了；靠
地方，有困难。过去，文教、卫生都是平举，随着民办教师待遇问题的
解决，而赤脚医生的报酬一直没能落实。论报酬，很多地方的赤脚医生
赶不上民办教师。他们一无补助、二无照顾。有些赤脚医生上有老，下
有小，家庭负担重。凡是体现物质利益原则，妥善解决赤脚医生报酬的
地区，赤脚医生队伍一般比较稳定；反之赤脚医生的思想动荡，非常
苦恼。

　　处于大的社会转型时期，很多赤脚医生"对有些问题理解不透，
心情很不平静"。他们不知道自己的出路在何处，不了解赤脚医生的发

① 河南省新乡地区卫生局文件，新卫字［80］第 127 号：《转发"孟县卫生局关于缑村大队
　赤脚医生薛子敬制售伪劣药品的情况通报"》，1980 年 10 月 19 日；新乡市档案馆：全宗号
　88，目录号 5，案卷号 210，第 58 页。

展方向。例如，"医疗系统对全国一百几十万赤脚医生将如何统筹安排？三十岁担任赤脚医生的人，此时已有四十多岁了，再过十年，都快成老头子了，还是个赤脚医生吗？"有的赤脚医生埋怨说："我们是耗子掉在风箱里，几头受气。不给干部吃好药，干部骂；工分没处拿，老为报酬打官司；辛辛苦苦没黑没明地干，社员还说我们是躲太阳；回到家里婆娘骂，就因为管不到家里、地里的事，反正是吃亏。"①

对农村合作医疗政策在新形势下所出现的问题，领导部门还没有明确的解决办法，而是由各地随意"因地制宜"。有的大队随便撤换赤脚医生；有的不给记合理报酬，让收诊断费、注射费去小队买工分；有的和社员群众一样分配劳动任务，实行劳动小包工。对此，很多有志于农村医疗卫生事业的赤脚医生感到心情彷徨，思想不稳定，工作和学习不安心，更谈不上巩固和提高业务技术。"近来我学习业务时，心情总不十分舒畅，原因是我们赤脚医生的任免权在生产大队。有些大队任免赤脚医生时，不是任人唯贤而是任人唯亲。这就使我考虑到，虽然我学习得很用心，将来一旦大队免去赤脚医生职务，我的这些心血岂不白费了，不如用这时间搞点家庭副业为妙。"② 赤脚医生队伍不稳定，势必影响农村的防病治病工作。

白天，赤脚医生们除了在大田里劳动外，还要参加医院召开的会议，搞预防接种；晚上，他们还要为群众治病、打针、送药和做计划生育的工作。许多赤脚医生任务重，工作多，但是还赶不上同等劳力的收入，更赶不上当地民办教师的待遇。有时候，"他们的收入比一般社员还少"。③ 有的赤脚医生抱怨说，"看病几十年，没有抽烟钱"，"当医生

---

① 《十名赤脚医生的心里话》，《健康报》1980 年 1 月 20 日，第 3 版。

② 河南省社旗县朱集公社卫生院张忠吉：《我的几点简单意见》，《河南赤脚医生》1981 年第 4 期。

③ 李洪斌：《努力学好技术，干一辈子农村卫生工作》，《健康报》1981 年 3 月 22 日，第 1 版。

几十年，不如代销点的售货员"，"中医生，西医生，不如当个临时工"。①

由于报酬问题没有解决好，经济收入较低，以至于赤脚医生与同等劳力相比收入差距拉大，甚至有的人生活发生困难，挫伤了平时钻研业务、提高技术的积极性，导致他们不安心工作。特别是分了责任田之后，一部分赤脚医生的心思更是不放在大队诊所上。不少赤脚医生改了行，不少人迫不得已弃医务农，埋头于种责任田，有的人外出做生意、搞副业，有的人当了民办教师，或者从事其他工作。甚至有些地方不少经过一再复训的赤脚医生也不干了。农村曾经一度出现"农民治病无人管，卫生防疫无人抓"的现象。据新乡地区汲县、修武、延津、封丘40个公社238个大队的了解，1980年8月，"只有医生没有药品和既无医又无药的大队有45个，占19%。在这些地方巫医神汉、野医、卖假药的又多了起来"。②

有些地区的合作医疗站因收费很低，根本维持不了赤脚医生的生活。赤脚医生看到民办教师每年有寒暑假和星期天休息，而他们几乎每天看病出诊跋涉，逢年过节都是同样，尤其是在晋升方面更不一样。民办教师只要是成绩优秀或者合格的，上面给了指标，就可以转为公办教师。可是，赤脚医生的技术水平，尽管在全县、全区排头几名，也不能转为国家和集体医生。因此，赤脚医生大都不安心农村的卫生工作，都想改行，当一名民办教师，可以争取转为公办教师，要不干脆回家从事劳动生产。

随着农村经济体制的改革，部分大队卫生室实行了个人承包合同

---

① 《关于当前卫生工作问题的报告》，1973年1月2日；河南省档案馆：全宗号J136，案卷号2743，第163页。

② 王景太：《提高思想认识，总结推广经验，在新形势下把农村合作医疗进一步办好——王景太同志在新乡地区合作医疗、赤脚医生代表会议上的报告》，1980年8月24日；新乡市档案馆：全宗号88，目录号5，案卷号213，第23页。

制，村委与卫生室签订个人承包合同，规定赤脚医生全年必须完成各项卫生防疫、妇幼保健、计划防疫和计划生育任务，卫生室的各项收入及村民委员会的防疫补贴和防疫劳务费作为赤脚医生的报酬。这种个人承包制在一定程度上起到了调动赤脚医生的积极性、方便群众就医的作用。但是，实行个人承包后，有的大队卫生室和赤脚医生又出现了一些问题。我们以河南省商水县石漱村卫生室为例来加以分析。

卫生室承包给个人后，不能严格执行收费标准，药价偏高。经过对卫生室 2664 张处方的划价全部考核发现："划价错位占 33.78%，其中划价偏高 422 张，占 46.89%，多收金额 98.41 元。例如 1983 年 6 月份的处方中，有 3 张处方的药价超过一倍多。"划价错误的原因，主要是赤脚医生对价格政策的严肃性认识不足，有片面追求业务收入和个人报酬的倾向。另一原因是医药公司的调价通知单只发到乡（中心）卫生院一级医疗机构，村卫生室看不到，不能及时调价。

滥用抗生素药物比较突出。"有抗生素药品的处方占总数 74.7%，且绝大多数是两种抗生素同时使用。例如 1983 年 6 月处方 459 张，有 38.3% 两种抗生素联用。少数处方甚至三种以上抗生素同时使用。"值得一提的是，绝大部分是抗生素针剂，几乎很少使用片剂及其他剂型。滥用抗生素的结果是，增加了细菌的耐药性，造成抗生素药物的浪费。

普遍使用大型输液和各种针剂。85.92% 处方有大型输液和各种针剂，其中大部分使用量相当大，"仅 1983 年 6 月份输液 80 瓶，库存仅仅 4 瓶，查到处方消耗 6 瓶，其他 70 瓶无消耗处方根据"。

增加群众不合理的经济负担。由于滥用抗生素针剂，把可以口服的片剂改用注射剂，增加病人注射费的开支。"这个卫生室注射费收入占全部业务收入的 29.16%。"用药不合理尤其多种抗生素混合使用，提高处方平均单价值，造成群众经济负担过重。

削弱了妇幼保健和卫生防疫工作。"1983 年出生婴儿 28 个，全部在石湫中心卫生院、县人民医院分娩，卫生室不再做新法接生及产后访视，基本不搞围产期保健及妇女病查治。"①

通过对石湫村卫生室的剖析，可以看到农村基层医疗机构实行个人承包后，不能忽视可能出现的问题，尤其是价格政策和滥用抗生素及各种针剂方面的问题值得重视。而且村卫生室普遍存在看病收费无处方，无收据，不登记，出了问题无法查证。同时，还有的村委会规定乡村医生每年向集体交一定的利润。为了完成指标，挣大钱，某些乡村医生随意抬高收费标准，增加收费项目，农村医疗卫生防疫工作的数量和质量下降很多。

---

① 河南省商水县卫生局王兴仁：《加强对个人承包村卫生室的管理——对 2664 张处方的分析》，《健康报》1984 年 12 月 27 日，第 3 版。

第六章　对合作医疗政策和"赤脚医生"群体的历史性反思

劳动力是生产力中最活跃的因素，保障劳动者的健康是发展社会生产力的基础。每个人从出生、发育成熟直到晚年，要经历生、老、病、死的过程，都离不开医疗卫生的服务。因此，医疗卫生事业是保障人类生存发展的伟大事业，直接关系到人民群众的身体素质、国力的强弱和民族的延续，是保障社会物质生产和人的生产绝对不可或缺的工作。劳动力的卫生保健工作搞不好，发展社会生产力是不可思议的。劳动力的卫生保健工作搞不好，发展社会生产力是不可思议的。在我国的人民公社时期，农村合作医疗、赤脚医生是直接保护农业劳动力的，对实现农业现代化有着重要作用。马克思指出，医生的服务是为了"能保护健康，保持一切价值的源泉即劳动能力本身"。"在任何情况下，医生的服务都属于生产上的非生产费用。可以把它算入劳动能力的修理费。"① 医生不直接参加生产过程，但在一定条件下又非有不可的辅助费用。医疗卫生事业要按客观规律办事，包括自然规律（人的生老

---

① 马克思：《关于生产劳动和非生产劳动的理论》，《马克思恩格斯全集》（第二十六卷第一册），人民出版社，1972，第159页。

病死），经济规律（劳动力是生产力的主要因素），社会发展规律（如
人类生存的目的，社会制度对人类生存的制约作用，社会革命的目的等
等）。

我们探讨这一制度的成败得失、利弊是非，对于现行的新型农村合
作医疗制度的创办和可持续发展，保障我国广大农民群众的身体健康，
都有十分重要的借鉴作用和理论与现实意义。

第一节 传统农村合作医疗和赤脚
医生制度的特点

人民公社时期，传统合作医疗制度实行近 20 年，经历了风风雨雨，
具有自身的很多特色，就其主要方面而言，主要有三点。

一 传统农村合作医疗和赤脚医生制度保障的重点是门诊和小病

传统农村合作医疗和赤脚医生制度重点保障的是农民群众在大队
或生产队卫生室的门诊或小病，这是第一大特色。在人民公社时期，由
于政府的大力推动和群众的迫切需要，我国绝大多数农村地区建立了
合作医疗制度，大量培养赤脚医生队伍，我国农村基层（大队、生产
队）大都建立了合作医疗站（大队卫生室、村卫生室），公社建立公社
卫生院，从本辖区的农村居民中筹集合作医疗基金，提供医疗卫生服
务。社员群众的小病小恙在大队或生产队卫生室就诊，比较大一些的疾
病到公社卫生院或县医院就诊，享受相应的医药费减免的待遇。这种制
度能够使本地农民群众小病不出村、大病不出乡（人民公社），大体上
能够使他们得到最基本的医疗卫生保障。

二　医疗费用低廉

传统农村合作医疗和赤脚医生制度的第二大特色是医疗费用低廉。在人民公社时期，我国绝大多数农民群众的经济收入不高，他们用于治疗疾病的投入十分有限，所缴纳医疗资金的份额很少，每人每年仅一两元，就诊时再支付几分钱的诊断费。因此必须艰苦创业，勤俭办医。千百年来，我国劳动人民在同各种疾病的长期斗争中，创造和积累了丰富的用土药、土方防治疾病的经验，这是祖国医学遗产的一个重要组成部分。俗话说："单方治大病。"农村合作医疗兴办起来后，党中央和地方领导号召大力开展以"三土"（土医生、土药房、土单验方）、"四自"（自采、自种、自制、自用中草药）为中心的防病治病的群众运动，各村和大队大都积极采、种、制、用数量众多的中草药，大量采用土方、单方、偏方治病。中草药药源丰富，土方、单方、偏方、针灸、拔罐等简单易行，疗效快。另外，这些方法易于掌握，花钱少。大搞中草药，大力推广新针疗法，这就大量节约了医药费用，有效地解决了医疗经费不足的问题。凡是坚持自力更生，大搞中草药和新针疗法的合作医疗站，都能得到很好地巩固和发展。这种建立在自力更生、勤俭节约基础上的合作医疗制度，使农民群众在就诊时支付的医药费不多，大大减轻了社员群众防病治病的经济负担，使大多数人能够负担得起。过去，他们缴一年的基金，不及进城看一次门诊的费用。在农村有少数困难户，因为无钱治病，只好小病挨、大病拖，小病挨大，大病拖坏。有的人本来经济不困难，也因病造成困难。实行合作医疗后，农民在村卫生室看病，小病自然可以解决，重病也能解决一部分困难。一个人生病众人帮，花钱很少，这样，绝大多数人能够从中受益。

在群众性地推广土单验方、采种制用中草药、普及医疗卫生知识以后，农民群众对于一般的小疮小伤、伤风感冒、风火赤眼、肚胀腹泻之类的小病，"都能够自己用土药治好。节约了合作医疗站的药品和资金"。①

实践证明，搞土医生、土药房、土单验方，采、种、制、用中草药工作搞得好，是巩固合作医疗制度、减轻群众负担、方便群众的一项重要措施。土药房由赤脚医生具体管理。社员向土药房交药不计工，吃药不拿钱，这样既满足了群众的需要，又节省了大队医疗费的开支。博爱县磨头公社10个大队，队队种有中草药，"共计一百六十三亩，每人平均种药一厘九，二仙庙、陈庄等五个大队由于采、种、制、用中草药开展的好，已不再向集体和社员收筹医疗金，社员实行了看病免费"。②

土医生由社员群众推选，每个土药房配备土医生一至二人，这些土医生来自群众，和农民群众血肉相连，处处为群众着想，为巩固合作医疗打算，尽量做到治病少花钱，不花钱也治病。许多土医生除掌握一般多发病、常见病的医疗技术外，还学会了战地救护止血、包扎、固定、搬运四项技术。

"三土"办医，能够扩大药源，节省药费开支，"充分发挥了广大群众的智慧，医学卫生知识得到了大普及，有力地巩固了合作医疗制度"。③

运用中草药制成的丸、散、片、针剂治疗常见病，多发病的效果究竟如何呢？实践证明其效果大都较好，其花费也是十分低廉的。内黄县石盘屯公社胡张村社员胡麦玲得气管炎病多年。"赤脚医生一个心眼为贫下中农着想，他们坚持用土单验方治疗，还把中草药制成了针剂，给我每天打一次针。真灵验！咳嗽、气喘逐渐见轻。经过一段时间的精心

---

① 《发掘民间土单验方 普及医疗卫生知识》，《河南日报》1969年6月15日，第3版。
② 新乡地区革命委员会卫生局：《关于当前合作医疗情况的调查报告》，1976年11月10日；新乡市档案馆：全宗号88，目录号3，案卷号156，第24页。
③ 《车村公社自力更生坚持"三土"办医》，《河南日报》1970年8月9日，第3版。

治疗，只花了很少的钱，病就基本上治好了。"① 全家老少很高兴，非常感谢赤脚医生。"社员郭大娘患高血压偏瘫，用自制的复方降香注射液穴位封闭一个疗程就恢复了健康；去年用白头翁针治疗肠炎、痢疾五十多例，有效率达 80% 以上；五加皮针治疗风湿痛、神经痛；开喉片治疗急慢性咽炎、扁桃体炎，都取得了满意效果；用自制的黄连素、黄芩素，穿心莲等，基本上代替了抗菌药。过去，每年购买抗生素药品就得开支 2000 多元，现在每年开支 100 多元就够了。"② 这样的例子当然很多。

三　赤脚医生的服务态度好，方便群众

在人民公社时期，传统合作医疗和赤脚医生制度的经济基础是农业集体经济，合作医疗站的运行和赤脚医生的报酬依靠大队和生产队的集体经济，大队和生产队能够比较有效地提供医疗基金，保证赤脚医生队伍较高的工分。各个集体组织在年终决算时将合作医疗基金一次性划拨给有关单位，并且大都是专款专用，这种筹资方式回避了挨家挨户征收合作医疗资金的麻烦和矛盾，高效快捷，保证了社员群众筹集医疗资金的顺利进行，使广大农民群众都能参加到合作医疗中去。作为合作医疗制度的实际执行人，赤脚医生群体和合作医疗经费没有直接关联，他们既不用关注医疗资金的筹集问题，也不用操心购置药品的费用来源。他们的经济收入和报酬主要靠大队和生产队补助的工分，他们对患者的诊治不和经济直接挂钩，收取患者的挂号费、注射费等，尽管数量很少，也归生产大队所有，成为合作医疗站的公有资金。在这样的管理制度下，赤脚医生没有逐利的空间和手段，在诊断疾病时也不必过于

---

① 胡麦玲：《赤脚医生真办大事》，《河南日报》1974 年 4 月 18 日，第 3 版。
② 温县北冷大队合作医疗站：《坚持中草药"四自"，巩固提高合作医疗》，1977 年 8 月 20 日；新乡市档案馆：全宗号 88，目录号 3，案卷号 174，第 94 页。

考虑盈亏。赤脚医生群体的工作只是给农民群众防病治病，和一般意义上的农民相比，是另一种生产劳动方式，他们的医疗行为没有营利性质，农村合作医疗纯粹是大队集体在医疗卫生方面开办的福利性服务，赤脚医生只是这种福利的分配者。另外，赤脚医生们大都来自贫苦劳动人民的家庭（贫下中农出身），有较高的政治思想觉悟，有勤俭持家和热爱劳动的良好习惯。同时，他们大都是土生土长的农民，生产和生活在具有浓厚的宗族、姻亲、熟人关系的乡土社会中，和农民群众之间和谐、平等，相互了解和信任，感情十分融洽，对农民群众有朴素浓厚的感情，为父老乡亲服务就是分内之事，因此大都能够尽职尽责地为农民群众服务，热心、周到、服务态度好。

在没有办农村合作医疗以前，在许多地区，不少生产队无医无药，群众生了病只好跑几里路或几十里路到公社医院或县医院医治，上诊所看一次病，就得花半天或者一天的时间，有时候一人生病需要几个人陪送，耽误很多功夫，很不方便。特别是在山区，道路难走，遇上雨雪天气，治病更加困难。许多病人得不到及时治疗，有的还会使小病变成大病，既影响健康又不利于生产。农村合作医疗站普遍兴建之后，乡村大都有了比较固定的医疗点和卫生服务人员，大多数农民群众的小伤小病可以随时诊治，溺水、中毒事件能够随时救治，大病和急病能够快速转到大医院。尽管合作医疗站的条件和设备比较简陋，但具有十分便利的特点；赤脚医生的业务水平比较低，由于他们生活在群众中，具有"快捷"的优越性。农民群众患大病急症之人毕竟是少数，大量的常见病、多发病倒是经常困扰着他们。在乡土社会中，有了赤脚医生后，这些困难就能够得到比较好的解决。另外，病人在就诊时花费很少，简单方便。大多数赤脚医生还能够随叫随到或登门服务，提供送医送药、换药、注射等及时。因此，大多数农民群众在患小伤小病时乐意在本地医疗站就诊，不大愿意到公社卫生院或县医院就诊，并可避免小病不治疗拖成大病。这对广大农民群众来说十分便利。赤脚医生的服务态度好，方便群众，这成为合作医疗制度的第三大特色。

第二节 传统农村合作医疗和赤脚 医生制度的积极作用

人民公社时期我国农村合作医疗和赤脚医生制度，是我国广大农村居民为了保障自身的身体健康和卫生保健，依靠集体力量解决看病吃药问题而创办的一种制度，它与集体经济基础相适应，是广大农民群众的集体福利事业。合作医疗、赤脚医生的发展，推动了农村医疗卫生事业的发展。

一 初步解决了农民的看病吃药问题，有利于农业生产

在人民公社时期，农村合作医疗站的普及和赤脚医生的大量培养，使我国农村缺医少药的状况有了很大改善。据兴办合作医疗前的1967年统计，"新乡地区基层大队卫生室、联合诊所、接生站组和个体开业的机构，共有1541个，各类人员3694人"。经过10多年推行合作医疗制度后，"全区办起的大队医疗站达到4842人，较1967年增长了3.14倍，赤脚医生14950人，增长了4.5倍，每个大队医疗站平均为3.05人。另有生产队卫生员24369人，接生员3322人。赤脚医生中，相当于中级卫生人员水平的有5000左右"。[①] 新乡县、孟县、沁阳县等有些合作医疗站还依靠集体经济，增添了显微镜、蒸馏器、消毒锅、小型X光机、牙科治疗机，开设了简易病床。医疗设备的增加进一步提高了防

---

① 王景太：《提高思想认识，总结推广经验，在新形势下把农村合作医疗进一步办好——王景太同志在新乡地区合作医疗、赤脚医生代表会议上的报告》，1980年8月24日；新乡市档案馆：全宗号88，目录号5，案卷号213，第20页。

病治病的能力，初步解决了广大农民群众的看病吃药问题。

就河南省而言，基本上每个大队都有自己的医疗站，农民有了自己的医生，因此，社员群众的小伤小病、一般的常见病、多发病，在本大队都可以及时得到诊断和治疗，而且医药费的支付比实行合作医疗以前大大降低。据温县徐堡四大队调查，该大队950人，医疗站有3名赤脚医生，1969年实行合作医疗以来，实行大队、小队、社员三级筹集，每人每年交一元五角。以1977年为例，平均每个社员年看病5.8次，每次二角三分五厘，每人每年医疗费为一元三角三分。全队一年支出医药费1128元，如果本队没有医生，病人外出看病，全年就诊的4799人次，仅挂号费、注射费就得花去全队医药费的1/3，而这些费用在大队医疗站则全部免费。沁阳县常平公社九渡大队，是个山区大队，方圆70华里，过去没医没药，一有重病人队里要派五六个劳动力抬送20多里才能到公社卫生院，因而不少病人因贻误时机而耽误了抢救机会。实行合作医疗以后，大队培养了自己的赤脚医生刘其华，现在他既会用西药，又会用中药，还会针灸、按摩，又能制药，一般病人都可以做到早期发现，及时诊断治疗，群众反映看病很方便。农村合作医疗的实行，赤脚医生的积极努力，加强了防治疾病的工作，社员群众患病减少了，出勤率提高了，有利于生产发展。以汲县安都公社斜道大队为例，"1969年全队就诊3950人次，发生各种传染病236人。1975年，就诊3051人次，较1969年下降22.75%，传染病72人，下降69.4%。1979年就诊2120人次，较1969年下降46.7%，传染病43人，下降81.7%。出勤率平均提高20%以上。粮食总产量1969年为29万斤，1979年94万斤，增长2.24倍"。①

---

① 王景太：《提高思想认识，总结推广经验，在新形势下把农村合作医疗进一步办好——王景太同志在新乡地区合作医疗、赤脚医生代表会议上的报告》，1980年8月24日；新乡市档案馆：全宗号88，目录号5，案卷号213，第20~21页。

实行合作医疗后，"赤脚医生经常给大家宣传计划生育的好处和如何计划生育"。[①] 河南省的许多大队建立了妇产室，做到接生、上环、取环不出大队。还对部分成年妇女进行了妇科病普查，对 12 岁以下儿童进行了驱虫服药。采用新法接生，为保护妇女和儿童健康做了大量工作，有利于妇幼卫生和计划生育工作开展，对农业生产的发展也是有利的。

二 有利于推行疾病预防工作

在农村，预防接种防疫的工作量很大，单独依靠各地乡卫生院的专职人员不可能完成。如果依靠当地的个体医生，由于其责任和利益不一致，在数量和质量方面也不能保证。农村合作医疗政策实施后，农村赤脚医生的经济报酬主要是工分，他们和农民群众的利益是一致的，这支医疗卫生队伍比较稳定，任务相对明确，自然能够按时按质按量完成上级布置的任务，这就从根本上改变了以往乡村医生中普遍存在的片面追求经济收入、重治轻防的弊病。河南省的赤脚医生们和卫生员一起，努力贯彻"预防为主"的方针，积极开展预防季节性流行病，搞好预防接种、开展卫生防疫、预防传染病，还带动社员群众开展"两管"、"五改"（管水、管粪，改厕所、畜圈、水井、炉灶和环境卫生）活动，做到有病早治，无病早防，改变了一些社、队的卫生面貌，控制了一些疾病的发生和流行。他们每年都能比较好地完成十几种、七千余万人次的预防接种和亿万人次的预防服药任务。同时，赤脚医生们对于改善农村医疗卫生、移风易俗也发挥了巨大作用。过去，在我国一些边远地区，巫医、神汉往往利用缺医少药的情况搞封建迷信活动，对病人敲诈勒索，谋取钱财。办起合作医疗之后，打击了巫医、神汉的迷信活动。

---

① 《合作医疗的好处说不完》，《河南日报》1974 年 5 月 17 日，第 3 版。

赤脚医生结合防病治病，经常向群众宣传防病治病的重要性和防病知识，使广大群众自觉地起来移风易俗，同迷信和不卫生的习惯做斗争，社会风尚和精神面貌发生了深刻变化。经过他们的努力，河南全省一些常见病和传染病的发病率逐年降低。"博爱、遂平基本消灭了丝虫病；原阳县基本消灭了布氏杆菌病；辉县、光山、嵩县基本控制了甲状腺肿病"。[①] 有效地保护了广大群众的身体健康，支援了工农业生产。仅以1979 年为例，"新乡全地区完成 800 万人次的预防接种任务，100 万人次的疟疾预防服药，清除垃圾 3800 万车，改良厕所 5400 多个，水井1600 多个，畜圈 57000 多个，急性传染病大幅度减少"。[②] 有些大队的合作医疗站，把贯彻预防为主方针、搞好卫生防疫列为巩固发展合作医疗的一项重要措施。他们既搞治病，又搞防病，每年冬春季要搞几次预防服药，赤脚医生和卫生员一起把药送到社员群众的手里。夏秋季他们亲自动手灭蚊灭蝇，检查每家每户的环境卫生，组织卫生清扫专业队，建立卫生公约，改良水井、厕所、畜圈、炉灶，初步达到农村的卫生要求，社员群众的健康水平和精神面貌都有了显著提高。

三　有利于挖掘祖国传统医学

在传统农村合作医疗时期，群众性的采、种、制、用中草药运动得到广泛开展，为发掘祖国医药宝库做出了贡献。在当时的情况下，必须坚持自力更生、勤俭办医，大搞中草药、中西医结合等原则，合作医疗才能得到巩固与发展，既能保障社员群众的身体健康，又能减轻他们的经济负担，促进农业生产的发展。在赤脚医生的带动下，各地群众积极

---

① 《我省十多万赤脚医生苗壮成长》，《河南日报》1975 年 6 月 26 日，第 1 版。
② 王景太：《提高思想认识，总结推广经验，在新形势下把农村合作医疗进一步办好——王景太同志在新乡地区合作医疗、赤脚医生代表会议上的报告》，1980 年 8 月 24 日；新乡市档案馆：全宗号 88，目录号 5，案卷号 213，第 21 页。

采、种、制、用中草药，河南省大部分农村社队开辟了药材地，由赤脚医生和药农负责种管。这既给合作医疗提供了一定的资金，又为防病治病提供了药品，有利于中医药的发展，有利于中西医的结合。"随着合作医疗的发展和中草药的普遍使用，赤脚医生和卫生员成了农村防病治病的骨干力量，一般伤、病都能在大队医疗站治。"① 这样，去公社卫生院或县医院看病的人数大为减少。实行农村合作医疗以来，部分赤脚医生用中西医两种方法，治疗急腹症和一些疑难病症，提高了医疗防疫工作的质量，有利于中医和中西医结合的新疗法得到广泛应用。几千年来，广大劳动人民在长期同疾病做斗争的实践中，创造积累了一些简便易行、行之有效的土方、单方、验方。农村实行合作医疗后，赤脚医生把分散在群众中的土方、单方、验方及时发掘和汇集起来，为发掘祖国的医药宝库做出了贡献。

四　加快了乡村医生的培训

传统合作医疗时期，各地大都建立了赤脚医生的培训基地，加快了农村医学教育的步伐。早在 20 世纪 50 年代初，我国就开始着手培养农村基层不脱产卫生员（保健员）和接生员，随着农村县、社、队三级医疗卫生保健网的形成和发展，不脱离农业生产的赤脚医生队伍大幅度增加。"到 1983 年，全国农村共有赤脚医生 127.9 万人，农村卫生员和接生员 192.8 万人。"② 并在全国大多数大队建立了卫生机构。随着合作医疗的推行，为了提高赤脚医生的技术水平，按照卫生部和河南省的统一安排，河南省的赤脚医生队伍不断成长壮大，到 1975 年，"已发

---

① 鲁山县革命委员会卫生局：《鲁山县杨村公社卫生院调查报告》，《赤脚医生杂志》1974 年第 1 期，第 7 页。
② 《人民卫生事业的巨大发展》，《健康报》1984 年 9 月 20 日，第 1 版。

展到十二万多人，生产大队都有两至四名赤脚医生"。① 各县都建立了卫生学校，作为培训赤脚医生的基地。以新乡地区为例，从 1974 年建立县卫校以来，全地区"共培训 12938 人，相当于赤脚医生总数的86.5%，经过县卫校培训一年的赤脚医生，一般都掌握了中西医两套防治技术，会处理农村常见病、多发病。同时，各县卫校也有了发展，平均每校有房屋 75 间，专职教职工 214 人，有的还开设了门诊，建立了实验室"②。为进一步培训和提高赤脚医生的业务水平、办好合作医疗创造了有利条件。在这些赤脚医生当中，有不少人刻苦钻研，勇于实践，经过一段时间的培训，具备了初步的中、西医知识和技能，能治疗一些常见病、地方病。许多赤脚医生还学会了针灸和普通的外伤手术，甚至有些人"还能做一般下腹部手术或治疗疑难病症"③，从而成为出色的农民医生。事实说明，在农村合作医疗制度下，赤脚医生对于改善农村医疗卫生条件、缓解农村缺医少药的局面，发挥了一定的积极作用。

五　获得国内外一致肯定

由于党中央十分重视农村的医疗卫生工作，特别是毛泽东发出"六·二六"指示之后，大批城市医务工作人员上山下乡，到农村、边疆。从 1965 年开始，农村合作医疗在我国遍地开花，培养了大批不脱产的农村医疗卫生人员。"卫生工作中人力、物力、财力的重点逐步放到农村，一个适合我国农村情况的医疗卫生网正在形成。"④

---

① 《我省十多万赤脚医生茁壮成长》，《河南日报》1975 年 6 月 26 日，第 1 版。
② 王景太：《提高思想认识，总结推广经验，在新形势下把农村合作医疗进一步办好——王景太同志在新乡地区合作医疗、赤脚医生代表会议上的报告》，1980 年 8 月 24 日；新乡市档案馆：全宗号 88，目录号 5，案卷号 213，第 21 页。
③ 《我省十多万赤脚医生茁壮成长》，《河南日报》1975 年 6 月 26 日，第 1 版。
④ 《卫生战线的深刻革命——纪念毛主席"六·二六"指示十周年》，《人民日报》1975 年 6 月 26 日。

1968 年 12 月，《人民日报》发表了题目为《深受贫下中农欢迎的合作医疗制度》的文章，称赞湖北省长阳县乐园公社举办的农村合作医疗"是一件新事物"，"解决了农村群众看不起病，买不起药的困难"。由于毛泽东的亲笔批示，这篇文章在全国的影响很广。此后，《人民日报》大量报道各地举办合作医疗的情况和经验，我国广大农村地区掀起了举办合作医疗的热潮。

在毛泽东的批示下，1968 年 9 月，《红旗》杂志第 3 期发表题为《从"赤脚医生"的成长看医学教育革命的方向》一文，《人民日报》立即全文转载了这篇文章。此后，各地农村积极培养自己的赤脚医生。

20 世纪 70 年代是传统合作医疗在我国农村地区的繁荣时期，各个地方的生产大队大都建立了合作医疗站，赤脚医生群体遍及我国农村地区。"到 1977 年底，全国赤脚医生数量达到 150 多万名。"[1] 与此同时，生产大队、生产队的卫生员、接生员的数量也大增。"'赤脚医生'（人员）也与合作医疗（制度）、农村'保健站'（机构）一起，成为解决中国农村缺医少药问题的三件法宝。"[2]

随着农村经济体制的改革，联产承包责任制在农村实施，赤脚医生群体逐渐减少。1985 年 1 月 25 日，《人民日报》刊登了《不再使用"赤脚医生"名称，巩固发展乡村医生队伍》的文章，此后，"赤脚医生"这个特殊的称谓被取消，"乡村医生"开始在农村出现。

在人民公社时期，我国广大农村十分贫穷落后，为了解决农民群众的医疗卫生问题，如何养得起为农村医疗卫生服务的大批医生，关系到医疗成本问题。我国广大农民群众自己培养的赤脚医生，其数量庞大，而且绝大多数是本村人。赤脚医生在行医诊疗时仍然不脱离集体的农

---

[1] 罗平汉：《新中国民生 60 年》，福建人民出版社，2009，第 112 页。
[2] 《中共党史资料》2006 年第 3 期，第 143 页。

业生产劳动。在其行医过程中，赤脚医生尽量使用中草药、土单验方和针灸疗法，成本十分低廉，甚至没有成本，这就大大降低了医疗资金，即使在农民十分贫困的情况下，也完全能够支付得起。尽管赤脚医生们的医疗水平普遍不高，但是也能解决农民群众的基本医疗问题，这对于建立覆盖面广泛的农村基层医疗卫生制度十分有利。其结果，正是由于在农村建立了合作医疗和赤脚医生制度，才使我国广大农民群众有了最基本的医疗卫生保障。在中国政府的主导下，合作医疗和赤脚医生制度的投入很少，但其效率较高，公平性较强，对于解决我国农村缺医少药的局面，发挥了十分重要的作用。

赤脚医生队伍对于开展我国农村医疗卫生事业，发挥了很大作用。据世界银行的调查，"仅设置'赤脚医生'一项，就将中国的医护人员比率提高了一倍；人民公社晚期每个农村居民享受到的医疗护理水平，在其他国家约需数百美元才能达到，而实际上，公社社员的医疗开支人均只有 7 美元"。[1]

1949 年，我国的人均寿命仅有 35 岁左右，而到 1976 年，国人的人均寿命达到 68 岁。人民公社时期的合作医疗和赤脚医生制度，由于其积极作用的充分发挥而得到充分认可。我国前卫生部部长崔月犁说："在农村尚未解决温饱的条件下，能解决看病吃药的难题，这在古今中外前所未有，是伟大的创举。"[2] 1978 年 3 月 5 日，五届全国人大第一次会议通过的《宪法》明确规定："国家逐步发展社会保险、社会救济、公费医疗和合作医疗等事业，以保证劳动者享受这种权利。"[3] 这样，我国以国家根本大法的方式肯定了农村合作医疗的重要地位。因此，合作医疗制度和赤脚医生群体在我国广大农村医疗卫生保健中发

---

① 辛逸：《试论人民公社的历史地位》，《当代中国史研究》2001 年第 3 期，第 36 页。
② 陈国才：《"苦惯了"的毛泽东》，《广东党史》2008 年第 5 期，第 49 页。
③ 王培英：《中国宪法文献通编》（修订版），中国民主法制出版社，2007，第 153 页。

挥了重要作用，其功不可没。

传统农村合作医疗的作用，使大多数农民群众收益；由于赤脚医生的奉献，得到农民群众的真心拥护，因此获得了良好的口碑。合作医疗是好是坏，事实最有说服力。

夏邑县李楼西队社员群众张振荣讲："前年冬天的一个夜里，我生孩子后得了产褥热，流血不止，发高烧40多度，浑身打战。俺大队赤脚医生知道后，随即背着药箱到俺家，一面给我治病，一面鼓励我坚强起来，树立战胜病魔的信心。经过几天治疗，我的病轻了。可是事不巧，70多岁的母亲又病倒了。这时，赤脚医生不用请，天天送医上门，送药到口，从不间断。一天，赤脚医生冒雨到俺家，路上滑倒了再爬起来，弄得浑身泥水。赤脚医生就是这样的精心治疗，把俺娘的病治好了，我的病也好爽利了。想到这，俺从心眼里热爱合作医疗。"①

淮滨县杨寨大队社员群众陈士青讲：1972年秋季的一天夜里，"我忽然觉得肚里一阵阵抽肠般的疼，于是就止不住地拉了一夜，脸色焦黄，两眼下陷，病情十分危险。就在这个时候，赤脚医生小陈，踏进了屋子。他见我病成这个样子，就急忙检查，还不住地说：'都怨我腿脚不勤，几乎出了问题。'接着就告诉我：'这是急性肠炎，抓紧治还不要紧！'说罢，就给我端便盆，帮助烧水、烫针、挂吊针，输了他们自制的盐水。后来，他又给我精心治疗，服药打针。第三天，我就完全恢复了健康，又参加了集体生产劳动。我总想：要不是有了赤脚医生，我还能活着吗？赤脚医生太好了"。②

夏邑县李楼东队社员群众孙桂兰说："要说合作医疗和赤脚医生的好处，那真像天上的星星，数也数不清。前年八月，俺进良生下来六天

---

① 张振荣：《不许攻击合作医疗》，《河南日报》1976年10月13日，第3版。
② 陈士青：《"赤脚医生真是好"》，《河南日报》1976年8月4日，第2版。

头上，突然得了破伤风，眼看就不行了。大队赤脚医生闻讯赶来进行抢救。赤脚医生没黑没明地守在孩子身边，经过几天打针和药物抢救，孩子终于清醒过来了。赤脚医生和俺一样高兴，又是喂水，又是喂汤。俺总想，要不是大队办起了合作医疗，有了咱自己的医生，进良这孩子早就没命了。"①

很多赤脚医生还不怕艰难困苦，努力为群众服务。遂平县任马庄大队赤脚医生王大根几次往返深山，采集病人急需的中草药，制成"活络丹"，配合针灸，治好了老贫农任丙坤的瘫痪病。任丙坤恢复健康后，逢人就说"赤脚医生顶大用"。②

传统农村合作医疗的有效性，也受到国际舆论的赞扬。我国的合作医疗和赤脚医生制度，是在人民公社时期国家十分贫困的情况下，为解决农村缺医少药的局面，由群众创办的在医疗卫生方面的合作。国家在这方面的支出是十分有限的。我国卫生事业支出占国家预算支出的比例，"恢复时期是1.52%，1983年增长到3.25%"。③同有些发达国家相比，我国是低了。各国卫生支出的内涵不同，但我国的支出比重小是事实。尽管如此，这些有限的财政预算，分配到农村合作医疗方面的资金更是有限。合作医疗的资金主要是靠集体和社员群众个人集资。尽管国家对传统农村合作医疗和赤脚医生群体的投入很少，但其收益却是很高的，使我国农村广大农民获得了最基本的医疗卫生保障，赤脚医生群体为广大农村提供了低水平、广覆盖的医疗卫生服务，他们承担着农村小伤小病的诊治、计划免疫、妇幼保健、卫生宣传以及计划生育和爱国卫生运动的技术指导等基层卫生工作任务，适应了我国当时经济发展的水平，因此被国际舆论称赞为"以最少投入获得了最大健康收益"

① 孙桂兰：《赤脚医生就是好》，《河南日报》1976年3月27日，第3版。
② 《合作医疗越办越好》，《河南日报》1976年8月4日，第2版。
③ 《健康报》1984年12月13日，第3版。

的"中国模式"。他们的积极努力，"为实现世界卫生组织提出的《2000年人人享有卫生保健》的宏伟目标，做出了卓有成效的贡献。因此受到国际上的好评，成为发展中国家效仿的榜样"。[①]一些到中国农村访问的外宾赞赏我国农村的医疗卫生制度，他们说，中国农村三级医疗卫生网的建立，在农村确实发挥了效用。1980年，"世界卫生组织向各国介绍推广了我国建立农村三级医疗卫生网的经验，在我国开办讲习班，组织十几个国家派人参加学习"。[②]1982年6月，14个国家的卫生部长、计划部长、高级卫生官员和4个国际组织的代表，为了探讨发展初级卫生保健的策略和途径，在我国山东省掖县进行现场考察研究。国际初级卫生保健区间讨论会分析了中国初级卫生保健的经验，认为"尽管资源有限，收入不多，初级卫生保健也能够成功地进行，'2000年人人享受有卫生保健'的目标是可以实现的"[③]。世界卫生组织和参加会议的各国代表，赞赏我国农村基层卫生工作的政策和做法。会议原则通过的总结性文件指出：中国的经验，提供了重要教益，可供其他国家借鉴。

第三节　传统农村合作医疗和赤脚医生制度的缺陷

一　集体经济基础差，合作医疗基金筹措困难

我国传统农村合作医疗的资金来源十分有限，主要是在集体年终分配时统一扣除的部分基金，还有群众筹集的少部分基金。有的大队基

---

① 《我国农村三级医疗卫生网受到国际上的好评》，《健康报》1984年10月4日，第3版。
② 《我国农村建成三级医疗卫生网》，《健康报》1981年7月9日，第1版。
③ 《中国初级卫生保健经验提供重要教益》，《健康报》1982年7月1日，第1版。

金筹集单纯依靠大队公益金，大队经济好了就办合作医疗，否则就被迫停办。由于我国大多数农村地区处于相对贫困状态，合作医疗资金提留的额度较低，但支付却难以控制，导致对农民的补偿力度较低，很多地区的合作医疗站入不敷出，只能春合秋散，惨淡经营，或者负债经营。农村的严重贫困限制了合作医疗的发展及其巩固，阻碍了赤脚医生技术的提高和诊治的成效。

由于集体经济基础比较差，筹集医疗资金难以落实，1976 年年底，在新乡地区，"某公社三十四个大队，因筹不起资金，有十一个已经停办，九个大队底子很薄，只有十几元、几十元的存药，连治疗小伤小病的药品都缺少。几年来，这些大队合作医疗多是时办时停，几上几下，上级督促时，凑几个钱办起来，过不久又停了"。①

由于社员收入很少，加上自然灾害，一些大队的群众无力缴纳合作医疗基金。"汝南县官庄公社李波屯大队的五个生产队就有四个队入不敷出，一个劳动日仅一角五分左右，其中郭西生产队，1977 年麦季收入共 2152 元，而支出高达 5421 元，还欠贷款 9100 元。"②

合作医疗能不能办好，主要问题是经济问题。好多地方的合作医疗春办秋停，时办时停，不是群众不愿意，不是干部不关心社员群众的疾苦，也不是卫生部门怕麻烦，而的确是医疗资金筹集困难。不要说集体福利事业，即使是国家福利事业，没有钱也是办不成的。筹集一点钱几个月就花光了，不停又怎么办呢？有些穷队的农民群众一年分得的现金本来就很少，解决吃饭穿衣问题是第一位的，其次才能顾得上防病治病。小河没有水大河干，集体公益金也常常捉襟见肘。

---

① 新乡地区革命委员会卫生局：《关于当前合作医疗情况的调查报告》，1976 年 11 月 10 日；新乡市档案馆：全宗号 88，目录号 3，案卷号 156，第 25 页。

② 河南省革命委员会卫生局：《关于我省农村合作医疗情况的报告》，1978 年 10 月 24 日；河南省档案馆：全宗号 J136，案卷号 3029，第 4 页。

许多事实说明，大队合作医疗站停办之后，医疗室的命运有二：要么解体，要么承包给个人。赤脚医生群体涣散，或转变成个体医生开业。卫生室承包后，个体开业的医生一般只看重经济收入、哪里赚钱就在哪里干。在一些贫困边远的地区，原来的赤脚医生有能力的外出行医，无能力的改了行。新乡地区的某大队合作医疗站，"兄弟二人担任赤脚医生，哥哥转业当了木匠，弟弟私自外流，使合作医疗停办二年之久"。① 有些大队由于赤脚医生流动性大，参军、招工、出嫁、转业等，但又未能及时补充或培养新生力量，影响了合作医疗，有些村又出现无医无药的局面。集体办医被个体行医取代以后，三级医疗保健网受到了很大影响。

个人行医，大多数人是看重治病，忽视防疫，因为尽管防疫的社会效益比较高，但是治病医疗收入高，经济效益明显，大多数医生还是热衷于治病。这样一般人不愿意干农村的预防、接种工作，导致农村的卫生防疫工作无人抓，疾病疫情无人管，一些传染病在农村明显回升。

农村经济体制改革后，人民公社集体经济解体，农村生产经营方式转型，家庭联产承包责任制广泛推行，这就使传统的农村合作医疗制度失去集体经济的财政支撑。另外，各级政府的财政分灶吃饭，中央与地方各级政府各自管理其所辖的社会公共事业，更使基层财政收入显得十分困难。经济欠发达地区难于维持在岗公务人员的薪水，更无力投资于农村的医疗卫生。在商品经济的大环境下，医院走向市场化，农村的医疗卫生机构失去其公共福利的性质，导致合作医疗站逐步萎缩或转变经营方式。"过去在整顿恢复合作医疗中，首先就抓筹足资金、选好赤脚医生、合理解决报酬、配好药园基地等。而分组作业、联产计酬责

---

① 新乡地区革命委员会卫生局：《关于当前合作医疗情况的调查报告》，1976 年 11 月 10 日；新乡市档案馆：全宗号 88，目录号 3，案卷号 156，第 25 页。

任制恰恰在这些最基本的方面冲击着合作医疗。"① 由于失去集体经济的财政支撑,合作医疗和赤脚医生制度迅速走向瓦解。

二 受"左"倾思想的影响较大

传统的农村合作医疗和赤脚医生制度,其存在、发展和繁荣于"文革"时期,在特殊的环境下,不可避免地带有那个时期的"左"的烙印和影响。

"左"倾影响在卫生工作中的主要表现为:农村合作医疗被说成是"新生事物",造成有些地区一哄而起,不顾实际条件强求各社队一律建立一定的医疗卫生机构,强调"一片红";在建立农村医疗卫生组织方面,存在着不顾具体条件,提出过一些过高过急的任务、规划和指标,例如:在合作医疗的举办形式上倾向于越大越公越好,一些地方要求赤脚医生的劳动天数越多越好,医药费减免的越多越能显示社会主义优越性,甚至采取一刀切的办法,以医药减免费的比例,作为衡量合作医疗办得好坏的标尺,不顾社队的经济条件,要求合作医疗尽量扩大减免收费的比例,实行医药减免。如果看病收费高,就不算是合作医疗,只能叫卫生所,或别的什么。因此,不少合作医疗站,上半年筹起资金,下半年吃光,形成春办秋散;筹不起资金,免不起医药费的,就被迫垮台。有的垮了又办,办起又垮,总是得不到稳定健康的发展。这是受了所谓社会主义制度的优越性在于"减免越多越好""收费越低越好""包得越多越好"这种"左"的思想约束的结果。以至于一些边远地区、山区和老区的赤脚医生反映:"看病不够工钱,打针不够本钱。"与我国农村底子薄、经济不平衡的状况很不适应,严重束缚了合作医疗的发展和赤脚医生的水平提高。有的地方还曾经要求公社卫生院一律

① 《农村合作医疗要不要有所改革?》,《健康报》1980 年 8 月 31 日,第 1 版。

装备手术器械、X 光机、压片机、粉碎机、糖衣机等，全然不考虑农村的需要和可能，更缺乏使用的技术人员，结果造成资金浪费，大部分设备没有发挥作用，有的由于长期搁置无人管理而报废。

由于受"左"倾思想的束缚，过分强调意识形态的作用，很多理念严重制约了合作医疗和赤脚医生的良性发展。

在毛泽东批示"照办"的中共中央〔70〕2 号文件中，明确要求各地普及合作医疗，充分发挥赤脚医生的作用。同时提出，"办不办合作医疗是个方向问题，路线问题。办合作医疗充满着两个阶级、两条道路、两条路线的激烈斗争"。① 这样，农村医疗卫生战线上，也强调"两个阶级、两条路线斗争"，使赤脚医生队伍也不可避免地和政治斗争掺杂在一起。"我们广大赤脚医生和医务人员，通过批林批孔，联系卫生战线两个阶级、两条路线斗争的实际，我们决心继续深入批判林彪效法孔老二'克己复礼'，搞复辟、开倒车、扼杀新生事物的反革命罪行，巩固发展无产阶级文化大革命的成果，把卫生革命进行到底。"② 限制了他们的业务水平的发展。

在培养、提高赤脚医生时，十分强调灌输阶级斗争的思想。"必须坚持无产阶级政治挂帅。无论哪种培养、提高赤脚医生的办法，都不能只把提高业务水平当作唯一的任务，而应该把主要的注意力放在提高赤脚医生的思想觉悟上。这就是，要继续组织他们学习马列主义、毛泽东思想，学习无产阶级专政理论，学习毛主席关于批邓、反击右倾翻案风的一系列指示。如果离开现实的阶级斗争和两条路线斗争，让他们一头扎进业务堆里，那就会把他们引向斜路。"③ 各地培养赤脚医生不可

① 《河南省一九七三年下半年卫生工作意见》；河南省档案馆：全宗号 J136，案卷号 2743，第 104 页。
② 《医疗卫生工作的重点应放到那里?》，《河南日报》1974 年 6 月 18 日，第 3 版。
③ 苗雨：《巩固和发展农村卫生革命的成果》，《红旗》杂志 1976 年第 7 期，第 58 页。

避免地受到政治斗争的影响，偏离了对他们的思想政治教育即医德的正确导向。因而，在培养赤脚医生时，地方政府只能执行上级的"左"倾政策。

新乡地区在办县赤脚医生学校时，特别提出以下几个问题："以阶级斗争为纲，把县赤脚医生学校办成无产阶级专政的工具。我们培养的学员，应首先懂得阶级斗争和路线斗争。"组织师生，"进一步明确反击右倾翻案风斗争的性质，集中火力批邓，不断提高无产阶级专政下继续革命的觉悟；要搞好革命大批判，反击卫生路线的右倾翻案风"。①

封丘县李庄公社提出，"从大批判入手，大力宣传毛主席思想，发动群众，狠批修正主义卫生路线，弄清办不办合作医疗，是举什么旗，走什么路的大问题"。认为"狠抓阶级斗争、路线斗争，是办好合作医疗的根本保证"②。

博爱县在赤脚医生学习班上，狠抓阶级斗争的教育，除了讲毛泽东思想课外，"还请苦大仇深的老贫农给我们讲阶级斗争史，参观阶级教育展览，引导他们忆苦思甜，开展革命大批判"。③

在各级党组织的领导下，濮阳县广大赤脚医生深入开展批判邓小平的政治斗争。1976年前半年，"他们召开声讨会、批判会二百多场，写大批判文章三千多篇，出大批判专栏五百多期"。④

赤脚医生大量参与政治斗争，严重影响了他们防病治病的时间和精力，妨碍了业务技术水平的提高。

---

① 新乡地区革命委员会卫生局：《关于加强县赤脚医生学校领导的几个问题》，1976年4月20日；新乡市档案馆：全宗号88，目录号3，案卷号156，第2~3页。

② 封丘县李庄公社：《关于整顿、巩固、发展合作医疗的几点体会》，新乡地区革命委员会卫生局：《卫生工作动态》（第20期），1971年11月12日；新乡市档案馆：全宗号88，目录号3，案卷号118，第134~135页。

③ 《突出无产阶级政治，狠抓阶级斗争，不断发展和巩固农村合作医疗制度——博爱县普遍实行合作医疗制度的基本经验》，《河南日报》1969年5月13日，第3版。

④ 《用战斗来保卫毛主席的革命卫生路线》，《河南日报》1976年5月21日，第2版。

在对赤脚医生的管理上，过分强调"赤脚"和参加农业集体生产的天数，要求他们"手上有老茧，脚上有泥巴"。身上有泥巴，"才能心上有贫下中农，参加劳动这是反修防修的大事"①。对此不能提出不同的意见，否则就是路线有问题。

在对赤脚医生的培养上，邓小平曾经提出过"穿鞋论"的观点，就是"过几年就穿起草鞋了，就是知识增多了，再过几年就穿起布鞋了"，穿起"皮鞋"了。这个论断就是不断提高赤脚医生的技术水平和工作能力，更好地为农民群众服务，应该说是完全正确的。但是随着批邓、反击右倾翻案风浪潮的兴起，邓小平的"穿鞋论"也受到批判："是要我们既脱离集体生产劳动，又脱离集体分配，妄图改变赤脚医生的性质，扼杀赤脚医生这个社会主义的新生事物。"②"赤脚医生，贵在'赤脚'，试想赤脚医生都穿起'皮鞋'来，那还怎么为平常主要在田间劳动的社员群众服务？"③ 不但如此，而且还上纲上线，认为这是邓小平在处心积虑地为"城市老爷卫生部"翻案，"对于赤脚医生和合作医疗这两个新生事物，他恨不得一刀砍掉；一时砍不掉，就想尽办法妄图使他们蜕化变质。要巩固和发展农村卫生革命的成果，最重要的是以阶级斗争为纲，深入批邓，继续反击右倾翻案风"④。污蔑邓小平提出的赤脚医生"知识增多了"，就可以穿起"草鞋""布鞋""皮鞋"了，"其罪恶目的就是妄图使赤脚医生逐步地演变为过去的'坐堂先生'，即演变为脱离劳动、脱离群众的资产阶级知识分子"⑤。

其实，把脑力劳动和体力劳动截然分开，强调"赤脚"，是完全没

---

① 上海市川沙县江镇公社党委会：《加强领导，发挥赤脚医生在农村卫生革命中的骨干作用》，《中华医学杂志》1975 年第 8 期，第 534 页。
② 侯兰伏：《坚持"赤脚"，永不变色》，《红旗》杂志 1976 年第 7 期，第 62 页。
③ 《用战备观点发展农村医疗卫生事业》，《红旗》杂志 1976 年第 4 期，第 9 页。
④ 苗雨：《巩固和发展农村卫生革命的成果》，《红旗》杂志 1976 年第 7 期，第 58 页。
⑤ 苗雨：《巩固和发展农村卫生革命的成果》，《红旗》杂志 1976 年第 7 期，第 59 页。

有必要的。医生是给病人治病的,何必打着赤脚呢?赤脚医生一天的大部分时间赤着脚在田间劳动,业务水平怎么能得到提高呢?由于过分强调政治斗争,这就在思想上搞乱了赤脚医生学习业务技术的方向。

这种过分强调意识形态的纯洁性,严重忽略社会分工,强调赤脚医生的"赤脚"和"亦农亦医",使赤脚医生坚持参加农业集体劳动,只能使赤脚医生的业务技术长期处于一种低水平的状态,难以更好地为农民群众服务。

三 管理模式不规范

在计划经济时期,一元化的政治机构的大力支持,有力地推动了传统农村合作医疗制度的运行。1965 年 6 月 26 日,毛泽东发出"将医疗卫生的重点放到农村去"的指示。之后,从中央到地方各级领导部门都很快做出响应,制定政策、采取措施贯彻执行。各种舆论媒体如报纸、杂志、文学作品、电影、广播、板报等积极宣传,在政治上使合作医疗制度和赤脚医生队伍有一种优越地位。正是由于一元化政治机构的大力支持和推动,各级政府对农村合作医疗制度和赤脚医生的培养十分重视,合作医疗才得以在全国快速普及,遍地开花,赤脚医生群体才能够茁壮成长。同时,也保证了合作医疗制度和赤脚医生群体在较长时间内持续发展。

然而,很多地方将举办合作医疗、培养赤脚医生当作政治任务,搞大呼隆,不能根据当地的实际情况建立一套严格、具体的规章制度,包括筹集基金的办法、社员看病的减免比例、医药费的报销范围、民主管理制度、赤脚医生的培训和管理等。下级在执行上级指示时盲目跟进。其实际运行的结果,使合作医疗和赤脚医生缺乏规范的管理和有效的监督,出现很多问题和混乱。

在河南省辖区内,很多地方合作医疗的管理制度不健全,财务、药品管理混乱，不少医疗站的账目不全，大队随意挪动医疗资金。"汝南县官庄公社陶坡大队一次挪用 1800 元，购买拖拉机。有的队干部、赤脚医生随意使用贵重药品，搞特殊化。"① 有的大队干部看到合作医疗站有点资金就随便伸手。如有的大队干部以暂借的名义挪用合作医疗资金，到时还不上；有的大队干部，"利用职权搞特殊，随便要好药，吃贵药，造成收不抵支"。② 有的大队干部，把招待客人抽烟喝酒的费用拿到合作医疗站报销；更有甚者，有的大队干部把合作医疗站搞成副业，当"摇钱树"，从中提取利润。③ 其最终结果，造成合作医疗站买药不及时或者无钱买药，有的只好被迫停办。这就在思想上出现了一些实际问题：不管困难户、富裕户，大家一样出钱，但少数人吃药或免费比例高，"干部吃好药，农民吃草药"。究竟是谁帮助谁？这牵涉农民个人的切身利益，他们不愿意干。

新乡地区某县一个大队把培养的赤脚医生换掉，停办合作医疗，"从外地雇来一个野医生，包吃包喝包吸，每月工资 80 元，开地下黑医院，抓非法的收入"。有的大队不是自力更生办医办药，"靠卖大方，抓外快，搞收入，以外养内，使合作医疗变了性质"。④

有些地方干部的认识有问题，一部分社、队干部把合作医疗站当成"负担"；有的把赤脚医生看成非生产人员，当作"五匠"对待；有的实行交钱记工分，较普遍地把合作医疗站当成副业。有的大队给赤脚医生规定每人半年 200 元现金，赤脚医生辛苦了半年，没有完成定额，报酬落了空。正赶上过年，赤脚医生只好让合作医疗关了门，干脆务农不

---

① 河南省革命委员会卫生局：《关于我省农村合作医疗情况的报告》，1978 年 10 月 24 日；河南省档案馆：全宗号 J136，案卷号 3029，第 4 页。
② 《有些大队的合作医疗为啥停办了？》，《河南日报》1980 年 1 月 5 日，第 3 版。
③ 《切不可向救命钱伸手》，《健康报》1980 年 11 月 9 日，第 3 版。
④ 新乡地区革命委员会卫生局：《关于当前合作医疗情况的调查报告》，1976 年 11 月 10 日；新乡市档案馆：全宗号 88，目录号 3，案卷号 156，第 25 页。

干了。也有的社、队干部片面理解"自主权",对赤脚医生调动频繁,盲目撤换;有的随着基层干部的变动而改变。赤脚医生说:"我们是脚尖上的石头——想踢就踢。"仅光山县经过赤脚医生卫校培训的 638 名中,就有 381 名不让干了,占 59% 强。^① 同时,有的地方对赤脚医生的报酬问题解决不好。在农村基层,民办教师、代销员、兽医等,国家都有补助,赤脚医生的任务重,防疫灭害、医疗、爱国卫生运动、计划生育、采购管账、上山采药、种药、加工炮制等,国家不仅没有补助,而且相当一部分赤脚医生低于同等劳动力的工分。据 1978 年的调查,"19名赤脚医生,其中 10 名每年低于同等劳动力 30 至 90 个劳动日的工分"。^② 存在的这些现象,都严重影响了赤脚医生队伍的稳定。

部分大队干部对合作医疗的意义和作用认识不足,甚至有错误理解,因而不抓或抓而不紧。河南省卫生局也抓得不够,一般号召多,具体指导少,没有当好省委的参谋。有些县、社、队干部认为,上级开会少了,发文件少了,登报少了,广播少了,因而抱消极观望的态度。光山县百雀公社农寨大队赤脚医生向大队支部书记汇报,支部说"我没有时间听你这!"赤脚医生说"没钱了"。支部说"没钱就散"。陕县菜园公社书记在大队支部会上讲:"合作医疗是摊派。"讲后 12 个大队都停办了。^③

由于失去政府的有力支持,在制度上缺乏一定的保障,特别是人民公社解体后,农民群众的自主意识增强,农村基层干部的行政领导能力进一步弱化,合作医疗缺乏具体的领导,逐渐走向衰落。特别是"文

---

① 河南省革命委员会卫生局:《关于我省农村合作医疗情况的报告》,1978 年 10 月 24 日;河南省档案馆:全宗号 J136,案卷号 3029,第 3 页。

② 河南省革命委员会卫生局:《关于我省农村合作医疗情况的报告》,1978 年 10 月 24 日;河南省档案馆:全宗号 J136,案卷号 3029,第 4 页。

③ 河南省革命委员会卫生局:《关于我省农村合作医疗情况的报告》,1978 年 10 月 24 日;河南省档案馆:全宗号 J136,案卷号 3029,第 4 页。

革"结束后，有些人认为合作医疗和赤脚医生是"文革""左倾"的产物而加以否定。

20 世纪 80 年代后，随着农村经济体制的改革，人民公社退出历史舞台，商品经济取代了计划经济，在市场经济的影响下，由于没有各种规范的规章制度随之配套，大量村级卫生机构由私人经营，乡镇医疗机构也走向市场，实行产业化经营，赤脚医生的逐利行为普遍出现了，开大药方、轻防重治，导致医疗价格提高，使大部分农民患病后看不起病，去医院的病人数量减少。医院要发展、要提高经济效益，只能提高就诊病人的治疗价格，多收费。医院的治疗价位的提高使病人更加看不起病，医患互动关系走向恶性循环。传统的农村合作医疗体系随之瓦解，农民群众又走向谁看病谁出钱的老路子。

上述存在的缺陷和问题，综合到一起，也成为传统农村合作医疗走向崩溃、赤脚医生群体没落的主要原因。

结　论

搞好农村基层医疗卫生事业，不断提高农村卫生队伍的技术水平，这是关系到我国亿万农民群众生老病死的一件大事。通过探讨赤脚医生在传统农村合作医疗政策下的回应，我们可以得出以下三个结论。

结论一　传统农村合作医疗和赤脚医生为农村卫生做出了积极贡献

传统农村合作医疗制度，是农民集体举办的具有社会主义性质的医疗卫生机构，属于在医疗卫生方面的集体合作，它的出现不是偶然的。早在民主革命时期，延安解放区的农民群众就曾经办起过医药合作社。新中国成立后，1955年，河南省的团结农业社首先创办了合作医疗。1959年12月，在山西省稷山县召开的全国农村卫生工作现场会议上，卫生部曾明确加以肯定和推广。1960年党中央正式肯定农村合作医疗的制度。以后，在毛泽东、周恩来的关怀下，有了进一步的发展，它是我国农村社会主义集体经济发展的产物。在旧社会，广大农民群众贫病交加，他们虽然有心想和疾病做斗争，但是在自给自足的分散的小农经济条件下，无法单凭自身的力量改变缺医少药的情况。新中国成立后，农业合作化运动把一家一户的小农经济组织起来，使五亿农民走上了集体化合作的道路，为在医药卫生问题上实行互助合作创造了物质基础；同时，农业合作化运动也培养了农民的集体主义精神，为实行合作医疗奠定了思想基础。这就使几千年来广大农民病有所医的伟大理想第一次有了实现的可能。合作医疗的物质基础，是集体公益金的补贴、社员个人出的资金以及采、种、制中草药的收入积累起来的，农民群众自己拿钱解决自己的看病吃药问题，体现了劳动人民之间互相关心、爱护的集体主义精神。集体每年从公益金中拿出一部分，解决社员群众的医疗卫生保健问题，体现了集体经济的优越性，也符合党在农村的经济政策。

在人民公社时期，我国广大农民群众依靠集体，通过互利互助，在政府的导向下建立的医疗卫生合作制度，是农民群众的集体福利事业，同当时农业集体经济的发展水平是相适应的，是从我国实际情况出发，解决农民群众看病吃药问题的成功经验。

在"文革"期间，传统农村合作医疗曾经受到"左"的影响，但它绝不是"文革"的产物，把合作医疗说成是"文革"的"产物"或"创举"，是不符合历史事实的。同样，也不能把农民群众自愿集资举办的医疗福利事业和违背群众意愿的无偿"平调"相提并论，更不能把群众在医疗上的互助共济和过去生产管理上的"吃大锅饭"混为一谈。也不能把群众缴纳合作医疗基金和提供赤脚医生的劳务补贴误认为是增加农民群众的不合理负担。传统农村合作医疗是农民群众本着自愿互利的原则，依靠集体经济建立起来的一项社会主义性质的医疗保健制度，是农民的一项重要福利事业，符合农民群众的心愿，是和广大农民群众的根本利益相一致的，在国际上也获得了良好声誉。

传统的农村合作医疗是国家、集体和个人相结合的产物，是农民群众自己组织、自己管理、自己办医办药的一种形式。通过自力更生、勤俭办医，合作医疗的成本十分低廉，不仅表现在医药成本上——"三土""四自"办医办药，开展群众性的采种制用中草药活动，而且还表现在对医务人员的培养和开支上；防治合一和社医一体的管理体制，能够有效地抑制医疗费用的膨胀，农民从中获得了最基本的医疗卫生保障。多年的无数事实证明，集体办合作医疗的方针路线，从大方向上是对的，不容置疑的，发展是基本健康的，各项卫生工作任务和党的有关医疗卫生方针政策都通过它来体现和落实。农村实行合作医疗，可以更好地贯彻预防为主的方针、宣传卫生知识、开展爱国卫生运动、推行计划生育、保护妇幼身体健康、实行中西医结合，发展中草药等，以达到解决农村缺医少药、改变农村卫生面貌的根本目的，其结果是成绩很大的；办起合作医疗后，一人有病大家帮，千斤重担万人挑；广大农民群众初步养成了讲卫生的习惯和以卫生为光荣、不卫生耻辱的风尚；农村有医有药，群众看病就近，治疗及时，疾病减少，健康水平不断提高；对于搞好农村各项卫生工作、保护农业劳动力、推动农业生产等方面，都发挥了很大作用，是当时解决农民群众防病治病问题的一种好办法，有利于解决农民群众请不起医、吃不上药的问题，防止了因疾病可能造成的两极分化，符合广大农民群众的根本利益，是很受欢迎的。实践证明，依靠群众力量办集体卫生福利事业，是发展农村卫生事业的一条重要经验，应该坚持下去。

赤脚医生群体是合作医疗制度的实际践行者，他们分布在我国广大农村地区，多年来，在农村医疗卫生工作中，他们积极贯彻执行预防为主、中西医结合的方针，发动群众自采、自种、自制、自用中草药，自力更生办好合作医疗，积极为群众送医送药，防病治病。同时，赤脚医生还担负着农村其他各项卫生工作，如疟疾预防、流行病调查、疫情上报、农村环境卫生等。赤脚医生还积极宣传卫生知识，"开展群众性的以除害灭病为中心的爱国卫生运动，进行'两管'（管水、管粪）、'五改'（改水井、厕所、畜圈、锅灶、环境卫生）的农村卫生基本建设；开展计划生育和妇幼卫生工作；大大改变了农村的医药卫生面貌"。[①] 赤脚医生群体是改变农村医疗卫生状况的中坚力量，对农村医疗卫生工作起着非常重要的作用。试想，如果没有这支队伍，那么农村卫生事业的具体工作由谁去做，农村中的疾病治疗、防疫卫生、妇幼保健等由谁去搞？没有广大的赤脚医生队伍，就不能很好地开展群众性的爱国卫生运动，不能贯彻预防为主的方针；没有广大的赤脚医生队伍，就不能做到早发现、早隔离、早治疗，及时控制疫情；没有广大的赤脚医生队伍，就不可能方便群众就医，群众的小伤小病就不可能得到及时治疗；没有广大的赤脚医生队伍，就不可能使农民群众治病少花钱或不花钱，也就不可能使他们少误生产或不误生产。根据我国当时的经济条件，根本不可能由国家抽出大批人员和资金去包办的。

赤脚医生的培养，采取半医半读的方式，根据农村的需要进行教学。培养方法也是多种多样的，招生不过于强求文化程度的一律性，培训的时间可长可短，以短期训练为主。农闲来校学习，农忙回队劳动，不影响农业生产；培养时花钱很少，家庭负担不重；在课程安排方面，强调的是边学边做，边干边学，从实践中学习提高。强调精讲多练，边做边学，又适合农村的需要。这是在当时条件下，花钱最少、速度最快、收效最大、最能够多快好省地解决农村缺医少药问题的一项措施。

由于赤脚医生与广大群众一起劳动和生活，他们最懂得和了解农民群众对卫生工作的希望和要求。他们不脱离农业集体生产劳动，赤脚医生与农民群众血肉相连。他们背起药箱，走街串巷，走东家，串西家，随叫随到，有时候不叫也到，热情登门为病人送医送药上门，有的还腾出床铺，让病人住在自己家里治疗，直到痊愈出"院"。这一行动

---

① 《坚决执行毛主席的革命路线，社会主义新生事物显示强大生命力，我国农村百万赤脚医生茁壮成长》，《人民日报》1974 年 6 月 26 日，第 1 版。

是对数千年来"技术私有""医不叩门"思想和医疗作风的有力批判，过去那种大医院"大夫"的架子没有了，医生与病人之间"医道尊严"的关系改变了。病人和医生的关系，已经由单纯的求医看病的关系，变为新型的同志、友情和亲情关系，是农民群众"养得起、用得上、信得过、管得着"的好医生。

我们如何评价赤脚医生的医疗技术水平？这涉及一个大的理论问题。人的知识从哪里来呢？毛泽东指出："只能从社会实践中来，只能从社会的生产斗争、阶级斗争和科学实验这三项实践中来。"① 他们的技术水平不是天生就有的，更不是脑子里自然产生的，而是在农村长期大量的医疗卫生实践中不断积累而发展的。赤脚医生以农村的小伤小病为诊治重点，同时又做卫生防疫工作，能运用中医和西医两种方法治疗农村的常见病和多发病，他们具有初步的医疗技术水平，一般情况下，他们的业务技术是相对全面的。甚至一些大医院的医术专家和权威都不能治疗的患者，有的赤脚医生经过精心治疗却治好了。他们只不过不是科班出身，没有进过高等正规的医科大学深造。然而，一个医生的专业技术水平，并不一定非进医科大学才能提高。虽然在医科大学里可以从书本上学到很多医学知识，但实际能力仍然需要在实践中提高。当然，为了提高赤脚医生的业务技术水平，仍然需要通过培训，不断提高实际能力和本领。

另外，我们认为，在广大农村地区，乡村医生的工作是保护广大农民群众的身体健康，他们应该是多面手，他们的医疗知识结构应该属于多方面的，也就是"通才"。他们的专业技术知识的横向应该比较宽的，纵向可以适当浅一些。在业务技术知识方面，赤脚医生应该能够预防和治疗当地农村大量的常见病和多发病，晓得中医和西医两种治疗

---

① 《毛泽东文集》第八卷，人民出版社，1999，第320页。

方案，甚至会运用行之有效的土单验方。总之，赤脚医生应当是"多面手"，充当农村全科医生的角色。

医生各专一门，对其他科的疾病越来越荒疏，从会变到不会。需要专科医生的病毕竟是少数，为什么病人看病一律要到专科门诊呢？

在我国广大农村地区，全科医疗卫生保健是农民群众最需要的服务内容，对一个农村医生来说，他的基本职责是：向农村居民提供预防、保健和医疗等基本的服务。由于农村的医疗卫生资源短缺，所以不应当像城市那样，医疗服务分工很细，农村医生要能够治疗常见的地方病、多发病、卫生防疫和初步应付急危重症。因为全科医学在农村更加需要，其专业技术深度不必太强。一个称职的乡村医生，他的知识面应该是"全科"式的医学，"头疼医头，脚疼医脚"式的医生不适合农村医疗卫生服务的需要。

因此，根据农村医疗卫生的实际需要，我们在培养基层卫生人员时，应加强一专多能的培养，重点培养全科式的医生，具有初步处理和防治农村常见病、多发病、急难重症和卫生突发事件的基本能力。

人民公社时期的赤脚医生，其医疗技术水平是初步的，但无疑具有"全科"式医生的特点，其大方向是对路的。

结论二　传统合作医疗的举办应因地制宜，不搞"一刀切"

我国幅员辽阔，农村人口和土地面积占大多数，各地的情况千差万别，发展很不平衡。在人民公社时期，农村办合作医疗的确是一件好事，但由于农业生产力还处于较低的水平，各地的集体经济和群众之间收入又有相当大的差别，这就决定了农村的合作医疗事业要根据实际情况去办，没有条件硬办，好事也办不成，只能利用各种有利的和可能条件，采取多种多样的形式来办。从河南省农村来看，各地之间的经济基础差别很大，因此，合作医疗的举办形式、基金筹集办法、医疗费的减免比例、各项管理制度等，都应因地制宜，办法灵活，量力而行。要消除那种"基金筹集越少越好，报销比例越高越好，办医规模越大越好"的极"左"影响。对其收费办法、减免比例，不做硬性规定。一般来讲，经济条件好比较富裕的地区，合作医疗办得好，而群众确实又自愿办的，仍应继续办下去，减免比例可以高一些，使参加者享受较多的医疗费减免，实行全免费甚至转诊也能给予部分补助，可以充分体现合作医疗的优越性，这也是我们为之奋斗的目标。经济条件比较差的地区，可以少收点基金，医药费减免的比例和幅度可以适当低一些，也算合作医疗，应该扶持它，在实践中发展提高。对少数经济条件特别差的乡村，确实筹不起医疗资金，群众不一定投资，只要负担赤脚医生的合理报酬。社员看病交药费免诊费和治疗费，实际上等于免除了应收费的20%~30%，既体现了互助合作，群众又得到实惠。在这样的地区，就是实行"合医不合药"或者称"包医不包药"的办法：由村集体筹集资金购置药品与医疗器械，提供房舍，培训医生，承担医生的报酬。挂号费、注射费和药品的利润归乡村医生，村委不再给乡村医生报酬。甚至可以实行乡村医生全收费，只要能够保证有医有药，方便农民群众看病。但医生必须承担卫生防疫、妇幼卫生保健和计划生育技术指导工作。有些穷村，经济虽然困难，有的农户情愿春节少吃几斤肉，也要参加合作医疗，充分体现了群众的意愿，合作医疗却很巩固。谁能说，这不是合作医疗呢？对于那些规模小、人口集中，又临近乡卫生院的农村地区，可以允许办成有医无药的形式，乡村医生只担负卫生防疫、妇幼卫生和计划生育技术指导任务。对一些地方，群众看病可以不交医疗费，只交药费，叫合作医疗站也可，去掉"合作"二字，叫医疗站、卫生室、卫生所都无不可。事实上，很多人反映这种办法比较适合当地的情况，它有几点好处：不改变集体福利事业的性质；保证农民有医有药；基层卫生工作有腿有脚；不会把药吃光，不会时办时停，有利于巩固。随着农村经济形势的好转，还可以逐步发展，实行对部分困难户药费的减免或救济。

我们不应该用一个模式套用合作医疗，只要突破了那套"左"的旧框框、旧概念，真正承认多种形式的合作医疗，能够保证做到有医有药，便利群众就医，使广大农民真正做到看病吃药方便，发展农村合作医疗事业的路子就宽了。

另一方面，农村合作医疗不是也不可能是农村唯一的医疗制度和方式。我们应从实际出发，因地制宜，不拘一格办农村医疗。农村合作医疗是群众创造的一种医疗形式，群众也可以改变这种形式而创造另一种形式。卫生部门不应当主观臆断，墨守成规，规定只能办合作医疗，不能搞别的，被"合作""赤脚"几个字框死了脑子，这是一种片面性。

我们的国家大，农村人口多，底子薄，防疫治病的任务重，单纯靠国家办医办药，不能适应需要。1983 年 1 月，党中央提出，"要加强农村各种文化、卫生设施的建设。这些文化卫生设施，国家办，集体办，更要鼓励和扶持农民自己办"。① 无疑，这些决策是正确的，为我国农村举办各种各样的医疗卫生机构指明了方向。因此，在发展全民所有制机构的同时，一定要鼓励集体办医，多发展一些集体所有制机构。

同时，要放宽政策，积极支持和批准个体医生开业，这种办医形式是社会主义卫生事业的补充，不需要国家、集体投资和经费补助。它的生存和发展，主要靠医疗技术和服务质量，靠群众的信任和支持，它的

---

① 《当前农村经济政策的若干问题》，1983 年 1 月 2 日，中发［83］1 号印发，《中共中央国务院关于"三农"工作的一号文件汇编》，人民出版社，2010，第 36 页。

经营方式灵活、简便利民，很受欢迎。各级卫生行政部门要真正把个体开业医生当作一支力量来使用，支持他们的工作。他们的劳动和社会地位应该受到应有的保护和尊重，不应有任何歧视，并要有一定的奖惩制度。使这种办医形式得到健康的发展。

实行全民、集体、个体三种所有制长期并存的方针，有利于调动多方面办医的积极性，这对于便利群众就医、缓解看病住院难的矛盾，必然会发挥积极作用。只要农民能够看上病、看好病、预防工作有人抓、健康水平不断提高，应当提倡多种形式并存。只有这样，才能促进医学科学的繁荣，把农村卫生工作搞得更活更好，满足亿万农民群众对医疗卫生的需要。

我们应当认识"一刀切"对农村医疗卫生事业的危害性，"一刀切"的做法，显然是违反实事求是、一切从实际出发的原则。我国农村人口多、底子薄，各个地区的经济条件、生活水平和卫生状况都有很大差异，医疗的工作基础和水平也不一样，如果一个地区或一个县，在基层医疗的组织形式都"一刀切"，做出硬性规定，要求所有地方一概照此执行，不顾千差万别的客观实际，就会扼杀各地因地制宜的蓬勃生机，束缚了广大农村干部群众举办医疗的积极性、创造性，这是应引以为戒的。所以，我们应勇于探索，实事求是地根据不同地区的经济条件，采取对具体问题具体分析和具体解决的方法，深入基层调查研究，多和基层干部和群众商量，搞好分类指导。

各地的情况千差万别，对农村的医疗机构不能按照一个模式去办，但是，要坚持一定的原则：第一，在一定的范围内，要尽可能做到有医有药，方便群众看病，有利于改善卫生条件；第二，坚持社会主义卫生福利事业的性质和方向，不以营利为目的，逐步地发展壮大集体卫生福利事业；第三，从实际出发，尊重地方干部的自主权和群众的意见。在这些原则指导下，农村医疗机构的举办形式、管理方式、计酬办法等等，应有更大的适应性和灵活性。

农村医院要从农村的实际情况出发，面向农村。如果照搬城市医院的一套办法，那就必然不受农民群众的欢迎，结果是行不通的。所以，应坚持经济适用，并尽量利用现有基础，适当扩建；如需新建，也要从农村的生产生活水平出发，不能脱离农村的实际情况，盲目地向大城市医院看齐。农村医院的规模不宜太大，分科不宜过细，既要有分工，又要有协作，不能太机械。农村医院的医生，既要适当划分专业，又要掌握各科的基本知识和基本操作，逐步做到一专多能。农村医院的医疗设备，也必须根据农村的需要和可能，适当配备，常用的基本的医疗设备必须配套，但不能脱离实际，求新求洋。在业务技术上，乡村医生必须以防治农村常见病、地方病、多发病为重点，精益求精地掌握常见疾病的诊疗技术；既要认真做好医疗工作，提高医疗效果，又要积极做好卫生预防工作，降低发病率，保护农民群众的身体健康。在医疗手段上，我们要充分肯定中医、西医、中西医结合几支医疗力量各有所长，都是农民群众所需要的，要按照他们的特点积极发展，并且要帮助他们互相学习。

结论三 对传统农村合作医疗和赤脚医生制度建设的合理化建议

在实际运行过程中，合作医疗和赤脚医生制度出现一些问题，这和缺乏科学的管理制度有关，管理工作很重要，应当加强管理制度的建设。农村医疗卫生问题，很多是带有方针、政策性的，单靠卫生部门是解决不了的。因此，必须把农村三级医疗卫生网的建设，作为农村工作的重要措施之一来抓，列入重要议事日程，纳入整个农村建设发展规划。在各级党政统一领导下，争取农业、财政、计划等各个部门的积极支持，农业、商业、财政、卫生部门要密切配合，统一认识，互相支持，齐心协力，搞好农村合作医疗，保证农民看病吃药。

加强党对合作医疗工作和大队卫生所的领导，各级卫生部门要把农村卫生建设作为重要任务来抓。各级党支部重视起来，特别是公社更要加强具体领导，建立和健全管理合作医疗和乡村医生的组织机构，这是办不办合作医疗和如何办好合作医疗的关键。大队要成立合作医疗管理革委会，确定一名副支书专抓这项工作，把合作医疗真正抓起来，把医疗卫生列入党支部会议日程，定期研究，定期检查。村医疗室应指定专业人士负责，经常向大队或上级汇报情况，做到进药有账，出药有据，看病有处方，张挂药价，健全财务手续，严格开支制度，做到常年有医有药。同时，实行群众监督，转变作风，敢于同错误倾向做斗争，以利于开展农村防病治病工作。

卫生行政部门可以根据党的路线，根据党和国家的农业政策，对农村基层卫生工作提出一些总的原则和要求，卫生人员积极当好参谋，定期开会研究，及时解决合作医疗和赤脚医生中出现的问题。至于依据原则实现要求的方式和方法，可以让基层干部和群众自己想办法，允许灵活多样。生产大队举办卫生所，卫生所可实行独立核算，按国家规定的标准收取诊费和药费，每年都可有一定的积累。用这些钱可以增加一些药品，添置一些小型医疗器械。资金积累较多的卫生所，也可提取一定比例作为乡村医生的现金补贴，以减轻集体和社员群众的经济负担。总是原则要求生产大队都有医疗卫生机构，做到有医有药，保证农民病了有医生看，吃药有地方买，价格便宜。而且，这个医疗卫生机构必须是为农民群众医疗卫生服务的集体福利事业而非营利的性质，并承担本地的卫生防疫、妇幼保健、计划生育等工作，接受大队的领导和上级行政卫生部门的管理监督。

多年来，大队卫生机构和合作医疗制度不分，卫生所原有的药品和筹集的合作医疗资金混在一起，啥时候吃光了，合作医疗就停办，大队卫生所也就垮台，这样年复一年的"穷对付"，大队卫生事业根本没法发展。事实上，农村合作医疗和赤脚医生发展起来后，大队一级医疗卫生制度、组织、队伍形成"三鼎足"，制度是合作医疗，组织是合作医疗站，队伍是在合作医疗站服务的赤脚医生。随着农村经济体制的变化，制度、组织、队伍中任何一"脚"的变动，就会牵动另外两只脚。有鉴于此，可以把卫生机构和医疗制度分开，建立健全各项制度。根据各地不同情况，可以采取三种形式：第一种是大队有条件办卫生福利事业的，就建立大队保健站，冠以大队名。第二种是没有条件的，可以由公社卫生院在小集镇或中心点设立保健站，冠以地名。第三种是可以组织赤脚医生建立联合保健站，独立核算，自负盈亏。总之，要把组织、队伍、制度三者区别开来，分别对待。这样才能保证医疗卫生机构和队伍相对稳定。否则，合作医疗一垮，合作医疗站就解散，赤脚医生跟着散伙，农村就会重现缺医少药的现象。实行机构、制度分开之后，可以避免这些弊病。

资金是办好合作医疗的物质保障，没有一定的经济基础，合作医疗无从谈起。在办理合作医疗中，基金的数量、筹集渠道、减免多与少、转诊办法和赤脚医生的报酬等，都要有明确性和可操作性。合作医疗资金曾经由各村自收自管自用，弊病很多，贪污、挪用现象较多，应加强管理。管理工作搞好了，就能保证公益金用于合作医疗，合作医疗基金不被挪用和拖欠，参加者的积极性也就能够有效地调动起来，促进合作医疗的发展和巩固。

巩固发展合作医疗，还要搞好中草药的采、种、制、用，以扩大药源，节省开支，增加积累。赤脚医生要以身作则，坚持原则，对社、队干部和本人家属，无论是治病还是用药，应同社员一样，不能特殊化。

赤脚医生队伍是办好合作医疗、提高防病治病的骨干力量，应当加强管理，进一步建立和健全岗位责任制，用制度调动各方面的积极性。加强管理很重要的一个方面就是落实责任制，抓好药品消耗管理与经济管理，使管理工作逐步做到科学化。医院和医生的责任制不同于生产企业，不能简单化，如果简单地实行权、责、利挂钩，就可能发生新的矛盾。因为医生的工作对象是病人，责任是把病看好，如果完全把它同利益挂起钩来，就会制造出很多矛盾来，如开大药方，随便提高收费，如按看病人数算，则可能导致诊断质量下降等等弊病。对赤脚医生的责任制，应强调：①治愈率；②使用设备的完好率、利用率；③费用核算，可以用定额法加分析法。奖金来源，一是药费、手术费、病床使用费中规定的提成比例；二是按工资总额拨给一定比例；三是特护收费；四是特别门诊和自选门诊收费、出诊收费；五是家庭病床收费；等等，过去片面地讲为人民服务，而不讲合理的收费是不合适的。

　　例如，有的公社和大队医疗站签订的医疗合同规定：大队医疗站的房屋、药品和器械属于大队集体所有；赤脚医生属大队人员；医疗站为核算单位；公社成立了由公社、大队、卫生院负责人和赤脚医生代表组成的医疗管委会，对各大队医疗站实行统一管理财务、统一管理赤脚医生的培训和调换，并实行了定人员、定任务、定收入、定报酬的责任制。社员群众看病有医有药，负担合理。有的地方对赤脚医生管理方面采取"四定一奖"制，即定出勤、定任务、定质量、定期考核评比记分，和实行奖罚，都较好地调动了赤脚医生的积极性。

　　在医疗卫生领域里一个重要原则是人道主义，"为人民服务"成为社会主义医疗保健工作的最高准则。但是在事实上，不论在任何社会，一个医生（或者其他医疗卫生工作者）的行为都不能排除经济因素的作用，他在做出诊断、治疗、用药等等决定时，都不可能离开一定的社会经济条件和摆脱在一定经济条件下存在的客观经济规律的制约。在社会主义社会，客观上存在着国家、集体（或单位）、个人三者之间利益关系。毫无疑问，社会主义的原则是个人利益和集体利益要服从国家的利益。然而不能因此就否定个人利益和集体利益，否认它们的存在，在实际工作中忽视它们，就会受到惩罚。在医疗卫生部门，同样是如此。有许多事例充分证明这一点。

因此，要关心乡村医生的生活，切实解决好他们的物质待遇问题。乡村医生队伍能否稳定，一个很重要的因素，就是看是否能够合理解决他们的报酬问题。认真解决乡村医生报酬问题，是巩固乡村医疗工作中一个大问题。由于各地的经济基础和生活条件不同，乡村医生的报酬标准和办法不能强求一律，要因地制宜落实和兑现。要体现按劳分配、多劳多得的原则，工作突出、完成任务好的，应给予适当奖励。应当给乡村医生以一定的补贴，允许乡村医生向群众收取适当的劳务费。

因此，我们认为：①乡村医生必须树立良好的"医德"，刻苦钻研业务，提高医疗技术水平，主动为患者送医送药，搞好防病治病，全心全意为保护农民群众的身体健康服务。②适当提高乡村医生的诊、劳务费标准，赤脚医生出诊或夜间往诊、可以增收往诊和夜诊费。③由省卫生厅（局）研究制定一定的农村乡村医生诊、劳务费标准，为适应各地不同情况，在收费标准中可以规定一个范围。各地、县根据当地经济、交通、人民生活等情况，在规定范围内，因地制宜地确定本县的收费标准，合理解决乡村医生的报酬。

在抓好稳定赤脚医生队伍的同时，搞好技术培训，采取县里办班，公社进修，例会讲课，函授教育等多种形式，提高他们的防病治病能力。并且每两三年进行一次考核，给予相应的职称。应当从卫生所的劳务费和药品利润收益中，按照他们的服务态度、技术水平和防治效果给予一定的奖励。

对于个体开业的医生，一定要抓好审批工作，认真审查和加强技术考核，合格者才能发给执照，允许开业。对于一部分散在民间，多年为群众诊病，确有一技之长或独特专长，在群众中有一定影响力的非专业技术人员，各市（区）、县卫生行政部门也要逐步通过考核、鉴定，解决他们在当地行医的问题。

附　录

卫生战线上合理的规章制度，是广大农民群众长期实践经验的总结。它既反映了社会主义卫生事业中同志之间的互助合作关系，也反映了相关工作的规律性。只有认真执行合理的规章制度，工作质量和效率才有保证。以下两个附录，基本显示了农村合作医疗的一些具体情况。

附录一　《新乡地区农村合作医疗试行条例》[①]

第一章　总纲

农村合作医疗制度是毛主席、党中央亲切关怀下，在无产阶级文化大革命中涌现的社会主义新生事物，是贫下中农依靠集体力量同疾病作斗争的伟大创举，是医疗卫生战线上的一场大革命。积极地发展合作医疗，有利于改变农村缺医少药的状况，改善农村卫生面貌，提高贫下中农社员的健康水平，保证"农业学大寨"运动的开展。

农村合作医疗和赤脚医生的基本任务是：努力贯彻"预防为主"

---

① 新乡地区革命委员会：《关于转发〈新乡地区农村合作医疗试行条例〉的通知》，1974 年 12 月 6 日；新乡市档案馆：全宗号 88，目录号 3，案卷号 140，第 33~36 页。

的方针，积极预防和医治人民的疾病，作出有病早治，无病早预防，保护社员群众身体健康，提高劳动出勤率，促进社会主义革命和社会主义建设的发展。

农村合作医疗的发展，有一个不断发展、不断提高、不断完善的过程。目前以生产大队办为主，同时根据各地情况，有条件的可实行几个大队联办，社队联办和社办等形式，经过若干年的努力，逐步发展成为公社集体办的医疗制度。

农村合作医疗要在党的一元化领导下，以党的基本路线为纲，毛主席对卫生工作的光辉指示为指针，联系现实的阶级斗争、两条道路和两条路线斗争，深入进行批林批孔，狠批修正主义卫生路线，批判资产阶级医疗思想和医疗作风，坚持医疗卫生工作的正确方向，坚持革命，反对复辟，坚持前进，反对倒退，巩固和发展无产阶级文化大革命的伟大成果。

第二章　组织领导

第一条　在公社、大队党组织和革委会的领导下，公社设立由贫下中农、公社干部、卫生人员代表参加组成的合作医疗管理委员会，大队设立由贫下中农、队干部、赤脚医生代表参加组成的合作医疗管理小组。公社合作医疗管理委员会和大队合作医疗管理小组的成员，由社队革委会同贫下中农民主协商产生，经大队支部审查，公社党委批准。

第二条　公社合作医疗管理委员会的任务：（一）贯彻执行毛主席的革命卫生路线，落实办好合作医疗的各项措施。（二）根据党的路线和政策，及时解决合作医疗在前进道路上的问题。总结推广巩固发展合作医疗的经验。（三）加强赤脚医生队伍的建设和管理。（四）经常对合作医疗进行思想、路线、组织、管理制度等方面的检查整顿，使合作医疗越办越好。

第三条　大队合作医疗管理小组的任务：（一）坚持党的基本路线，狠抓阶级路线教育，打击阶级敌人对合作医疗的破坏活动，批判和抵制各种错误思想，教育社员关心爱护支持合作医疗制度，使合作医疗坚定地沿着毛主席革命路线前进。（二）加强对赤脚医生、卫生员的思想政治路线教育，提高路线觉悟，提高防治疾病能力。（三）落实合作医疗基金筹集，研究制定管理制度，检查执行情况。（四）检查了解合作医疗站的工作、发现问题，及时解决。（五）实行民主管理，接受群众监督，定期召开会议，听取贫下中农意见，及时改进工作。

第三章　基金筹集

第四条　人民公社社员群众凡自愿报名，缴纳规定的基金，坚守管理制度，经过大队合作医疗管理小组批准，均可参加合作医疗，享受合作医疗待遇。有要求退出的，经本人申请，大队管理组批准，可以退出。地、富、反、坏、右分子和极少数坚持反动立场的家属不得参加合作医疗。

第五条　基金筹集办法：医疗基金应每年筹集一次，在现阶段可采取大队、生产队、社员三级或生产队、社队二级分担。有条件的地方，社员可以不交基金，由大队或生产队解决。基金的标准根据各地经济条件，历年发病用药情况，经贫下中农民主讨论意见，大队党支部研究确定，社员每年一次或分期交付，大队或生产队负担部分，由公益金支出。大队、生产队和社员个人采种的中药，交合作医疗站，按国家规定价格，可抵基金。对于确有困难的烈军属社员、困难户，经大队党支部批准，其基金由大队或生产队公益金负担一部或全部。合作医疗的资金不准挪用。

第四章 合作医疗站

第六条 合作医疗站的设置，以方便就医、便于基金筹集和使用为原则，由社员群众讨论决定。一般每个大队设一个。山区居住分散的大队，可以增设医疗点，平原地区联办的大队可以合设医疗站。

第七条 在大队党支部、革委会和合作医疗管理小组领导下，合作医疗站应认真贯彻执行毛主席的革命卫生路线，搞好农村卫生基本建设、计划生育和上级卫生部门布置的各项工作任务。

第五章 合作医疗站

第八条 努力建立一支又红又专的赤脚医生队伍。赤脚医生的名额，一般每个大队三名或按每千人配三名。要注意配女赤脚医生，争取有一半女赤脚医生。每个生产队有一至二名卫生员。

第九条 赤脚医生的任务：（一）努力学习马列著作和毛主席著作，不断提高路线觉悟，模范执行毛主席的革命卫生路线。要有反潮流的革命精神，敢于坚持原则。（二）以白求恩为榜样，全心全意为人民服务，积极为群众送医送药，防病治病，刻苦学习业务技术，不断提高技术水平。（三）坚持"自力更生"、勤俭办医、中西医结合的方针，发动群众自采、自种、自制中草药。积极用中草药和土单验方、针灸防治疾病。（四）贯彻"预防为主"方针，积极开展群众性的爱国卫生运动，搞好两管（管水、管粪），五改（水井、厕所、炉灶、畜圈、环境）等农村卫生基本建设。（五）积极开展计划生育和妇幼保健工作。

第十条 赤脚医生要永远保持劳动人民的本色，警惕资产阶级思想的侵蚀，坚持参加集体生产劳动，坚持与贫下中农密切联系。

第十一条 赤脚医生的工分补贴应根据其任务大小、技术水平、服务态度，由贫下中农评议，经大队党支部研究确定。补贴部分加上其实际劳动的工分，一般不要低于同等劳动力的工分水平。

第十二条　赤脚医生应保持相对稳定。凡新配赤脚医生须经贫下中农推荐，大队党支部批准，报公社合作医疗管理委员会备案。赤脚医生因犯错误受处分或其它原因需要调换，必须经贫下中农讨论同意，大队研究，公社批准。

第六章　管理制度

第十三条　从实际出发，以自愿互利、方便群众为原则，制定本地的管理制度。凡参加合作医疗的社员，到本大队医疗站就医者，免交一部或全部医药费，免费比例根据各地经济条件确定，一般原则是本队多报，外出少报；急性病多报，慢性病少报。

第十四条　本队医疗站因设备、技术所限，不能诊治的疾病，经大队合作医疗管理小组同意，到外地医院救治者，其住院期间所需医药费，凭条据按大队规定的比例给予报销；私自到外地医院诊治和到外地购药者，医药费自理。

第十五条　凡点名要药，非处方取药，矫正手术、非因抢救危重病所用营养药，以及恢复生理功能的医药费，由自己负责。打架、斗殴受伤的医药费，合作医疗概不报销。

第十六条　干部、赤脚医生及其家属要带头执行合作医疗管理制度，一律不准搞特殊化，如有贪污和挪用合作医疗基金的要严肃处理。

第十七条　严格财务制度，做到日清月结，实行民主理财，群众监督，每年向社员公布一次合作医疗经费收支账目。

第十八条　要执行勤俭办理一切事业的方针，坚决反对浪费，爱惜一个针头，一个棉球，一个药方，加强对药品器械的保管，防止失效变质和丢失。

第十九条　自力更生、勤俭办医是巩固发展合作医疗的重要保证，要坚持三土（土医、土药、土方）上马，四自（自采、自种、自制、自用）创业，发动群众种植、采集中草药，大队、生产队、社员和合作医疗站要在"以粮为纲，全面发展"和种药不与粮争地的原则下，利用果地、林地和闲散土地大力种植中草药，认真种好、管好、收好、保存好，并积极加工制成成药。

第二十条　以土为主，防治疾病，合理用药，科学用药，大力提倡用针灸、拔火罐、按摩、土单验方和本地中草药防治疾病。

加强领导，大力支持，办好合作医疗。

新乡地区革命委员会卫生局

1974 年 12 月 1 日

附录二　《合作医疗财务管理制度》①

一、建立有贫下中农代表、干部、财务人员参加的三结合理财小组，在大队党支部的领导下实行民主理财。党支部要经常对理财小组人员进行党的基本路线教育，提高思想政治觉悟，正确反映群众的意见和要求，坚决同一切贪污盗窃、投机倒把、铺张浪费、损公利己的行为作斗争。理财小组一般每月召开一次会议，汇报当月的财务收支情况，研究解决工作中的问题。

二、财会人员要严格履行职责，一切财务活动要及时记账，并定期清点核对，做到账款、账物相符。

严格执行现金管理制度，未经批准，不能利用职权乱收乱支，用白

---

① 河南省方城县拐河公社卫生院：《合作医疗财务管理制度》，《河南赤脚医生》1977 年第 11
期，第 4～6 页。

条顶库存，公私不分。库存现金要做到国家现金管理规定的最低限额，超过部分及时存入银行。

三、按时公布账目。公布办法以方便群众为原则，贴榜公布和口头公布均可。无论采取哪种形式，都要讲求实效，做到清楚明了。使识字的人能看懂，不识字的人能听懂。同时注意倾听群众的批评建议，接受群众的监督和帮助。对群众提出的意见，要认真研究，随时改正工作中的缺点和错误。

四、严格控制非生产性开支，不准用公款、公物请客送礼。基本建设要从需要和可能出发，量力而行，因陋就简，批判贪大求洋、讲排场、摆阔气的资产阶级作风，要把非生产性开支压缩到最低限度。

五、加强经济核算，降低成本，减轻病人经济负担。药品应以自采、自种、自制为主；器械应以自制自修为主；资金应以自筹为主。将节约下来的资金用于发展集体卫生事业。

六、严格审批制度。对于计划内的开支要严格掌握，计划外的开支要提交理财小组或党支部批准。因特殊情况需要借支时，必须经领导批准，并如期还款。凡是不符合开支规定和不合理的非生产性开支，财会人员有权拒付。

七、固定资产要建账、建卡，加强维修保养。药品要及时检查，防止霉烂变质、虫食、损坏、丢失，发现问题，要及时追查，严肃处理，接受教训，改进工作。

八、社队联办合作医疗费应按规定比例及时交清，不能拖欠。对转诊应严格控制。确需转诊住院治疗的病人，其生活费、住院费由本人负担，医药、手术等费按规定由合作医疗费支付。

九、加强对生产队土药房的领导和管理，帮助建立健全收、支账目。对自采、自种、自制的药品应按批发价登记入账。社员用药凭处方从账上冲减，保持账物相符。对多余的药品，少量的可在各生产队之间合理调剂，大量的应出售给国家，收回的现金应及时入账。

十、赤脚医生在各级党组织的领导下，必须积极参加农业集体生产劳动和集体分配，坚持亦农亦医，永葆劳动人民本色；抵制资产阶级思想的侵蚀，严格执行财务管理制度；坚决执行毛主席的革命卫生路线，把农村卫生革命进行到底。

主要参考文献

一　档案、文献

河南省档案馆馆藏档案，全宗号 J136。

新乡市档案馆馆藏档案，全宗号 88。

《新型农村合作医疗文件汇编》（2002～2011 年），卫生部农村卫生管理司、卫生部新型农村合作医疗研究中心（内部资料）。

《2003～2007 年全国新型农村合作医疗（试点）工作会议资料汇编》，卫生部农村卫生管理司、卫生部新型农村合作医疗研究中心（内部资料）。

河南省卫生厅：《河南省新型农村合作医疗文件汇编》，2007 年 1 月编制。

《中国卫生年鉴》编辑委员会编《中国卫生年鉴》（1983～2009 卷）合辑，中国卫生科教音像出版社制。

国家农业委员会办公厅编《农业集体化重要文件汇编（1958—1981）》（下册），中共中央党校出版社，1981。

《毛泽东、周恩来关于卫生防疫和医疗工作的文献选载》，《党的文献》2003 年第 5 期。

刘新芝等主编《一切为了人民健康——老一代革命领导人对卫生

事业的关怀》，北京医科大学、中国协和医科大学联合出版社，1998。

本书编委会编《新中国预防医学历史经验》（第一至四卷），人民卫生出版社，1991、1990、1988、1990。

姚家祥主编《国外预防医学历史经验资料选编》（《新中国预防医学历史经验》附卷），人民卫生出版社，1991。

《当代中国》卫生卷编委会编《当代中国卫生事业大事记》（1949～1990年），人民卫生出版社，1993。

陈明光主编《中国卫生法规史料选编》（1912～1949.9），上海医科大学出版社，1996。

钱远大、陈长彬、马方军：《中国预防保健工作大事略要（1949～1994)》，中国医药科技出版社，1997。

中华人民共和国卫生部办公厅编《中华人民共和国卫生法规汇编》（1978～1980年），法律出版社，1982。

中华人民共和国卫生部办公厅编《中华人民共和国卫生法规汇编》（1981～1983年），法律出版社，1985。

中华人民共和国卫生部办公厅编《中华人民共和国卫生法规汇编》（1984～1985年），法律出版社，1988。

《中共中央国务院关于"三农"工作的一号文件汇编》，人民出版社，2010。

蔡仁华主编《中国医疗保障制度改革实用全书》，中国人事出版社，1997。

《赤脚医生先进事迹汇编》（第一辑），人民卫生出版社，1974。

《赤脚医生先进事迹汇编》（第二辑），人民卫生出版社，1975。

《赤脚医生先进事迹汇编》（第三辑），人民卫生出版社，1975。

刘谦主编《中国新型农村合作医疗发展报告（2002～2012)》，人民卫生出版社，2013。

新型农村合作医疗试点工作评估组编著《发展中的中国新型农村合作医疗——新型农村合作医疗试点工作评估报告》，人民卫生出版社，2006。

《毛泽东选集》第三卷，人民出版社，1991。

《毛泽东选集》第五卷，人民出版社，1977。

《建国以来毛泽东文稿》（第七册），中央文献出版社，1992。

《建国以来毛泽东文稿》（第十册），中央文献出版社，1996。

《建国以来毛泽东文稿》（第十一册），中央文献出版社，1996。

《建国以来毛泽东文稿》（第十二册），中央文献出版社，1998。

《建国以来重要文献选编》（第十六册），中央文献出版社，1997。

《毛泽东文集》第六卷、第七卷、第八卷，人民出版社，1999。

《周恩来选集》（上），人民出版社，1980。

《周恩来选集》（下），人民出版社，1984。

二　报纸、杂志

《人民日报》1955～1985年。

《红旗》杂志1954～1981年。

《健康报》1955～1985年。

《河南日报》1955～1985年。

《文汇报》1967～1985年。

《赤脚医生杂志》

《河南赤脚医生》

《河南卫生》

《中国农村医学》

《中原医刊》

三 地方志

河南省地方史志编纂委员会编《河南省志》（第五十八卷）卫生志、医药志，河南人民出版社，1993。

延津县志编纂委员会编《延津县志》，生活·读书·新知三联书店，1991。

长垣县地方史志编纂委员会编《长垣县志》，中州古籍出版社，1991。

原阳县志编纂委员会编《原阳县志》，中州古籍出版社，1995。

辉县市史志编纂委员会编《辉县市志》，中州古籍出版社，1992。

河南省长垣县地方史志编纂委员会编《长垣县志》（资料选编），中州古籍出版社，1995。

河南省封丘县志编纂委员会编《封丘县志》，中州古籍出版社，1994。

新乡市地方史志编纂委员会编《新乡市志》（上、中、下册），生活·读书·新知三联书店，1994。

获嘉县志编纂委员会编《获嘉县志》，生活·读书·新知三联书店，1991。

卫辉市地方史志编纂委员会编《卫辉市志》，生活·读书·新知三联书店，1993。

新乡县志编纂委员会编《新乡县志》，生活·读书·新知三联书店，1991。

开封县志编纂委员会编《开封县志》，中州古籍出版社，1992。

开封市地方史志编纂委员会编《开封简志》，河南人民出版社，1988。

尉氏县志编纂委员会编《尉氏县志》，中州古籍出版社，1993。

兰考县地方史志编纂委员会编《兰考县志》，中州古籍出版社，1999。

杞县地方史志编纂委员会编《杞县志》，中州古籍出版社，1998。

通许县地方志编纂委员会编《通许县志》，中州古籍出版社，1995。

新乡市红旗区史志编纂委员会编《新乡市红旗区志》，生活·读书·新知三联书店，1992。

新乡市北站区史志编纂委员会编《新乡市北站区志》，河南人民出版社，1994。

新乡市郊区史志编纂委员会编《新乡市郊区志》，生活·读书·新知三联书店，1993。

新乡市新华区史志编纂委员会编《新乡市新华区志》，中州古籍出版社，1991。

王守谦等编《新乡市北站区潞王坟乡堡上村志》（内部资料），1996。

崔灿主编《百泉村志》，中国广播电视出版社，2002。

李书钊主编《沙岭村志》（河南省原阳县），2005年印刷。

河南省博爱县志编纂委员会编《博爱县志》，中国国际广播出版社，1994。

武陟县地方史志编纂委员会编《武陟县志》，中州古籍出版社，1993。

修武县志编纂委员会编《修武县志》，河南人民出版社，1986。

河南省沁阳市地方史志编纂委员会编《沁阳市志》，红旗出版社，1993。

孟县志编纂委员会编《孟县志》，陕西人民出版社，1991。

河南省焦作市地方史志编纂委员会编纂《焦作市志》（第一、二、三卷），红旗出版社，1993。

洛阳市吉利区地方史志编纂委员会编《洛阳市吉利区志》，光明日报出版社，1991。

洛阳市涧西区志编纂委员会编纂《洛阳市涧西区志》，海潮出版社，1988。

洛阳市老城区志编纂委员会编《洛阳市老城区志》，河南人民出版社，1989。

洛阳市地方史志编纂委员会编《洛阳市志》（第十三卷），中州古籍出版社，1998。

郑州市金水区地方史志编纂委员会编《郑州市金水区志》，中州古籍出版社，1994。

郑州市地方史志编纂委员会编《郑州市志》（第六卷），中州古籍出版社，1998。

新安县地方史志编纂委员会编《新安县志》，河南人民出版社，1989。

孟津县地方史志编纂委员会编《孟津县志》，河南人民出版社，1991。

曲家寨村志编纂委员会编《曲家寨村志》（洛阳市偃师县），中州古籍出版社，1993。

洛宁县志编纂委员会编《洛宁县志》，生活·读书·新知三联书店，1991。

汝阳县地方史志编纂委员会编《汝阳县志》，生活·读书·新知三联书店，1995。

伊川县志编纂委员会编《伊川县志》，河南人民出版社，1991。

宜阳县志编纂委员会编《宜阳县志》，生活·读书·新知三联书店，1996。

栾川县地方史志编纂委员会编《栾川县志》，生活·读书·新知三联书店，1994。

偃师县志编纂委员会编《偃师县志》，生活·读书·新知三联书店，1992。

上蔡县地方史志编纂委员会编《上蔡县志》，生活·读书·新知三联书店，1995。

河南省偃师市《苗湾村志》编委会编《苗湾村志》，中州古籍出版社，2006。

河南省嵩县志编纂委员会编《嵩县志》，河南人民出版社，1990。

清丰县地方史志编纂委员会编《清丰县志》，山东大学出版社，1990。

范县地方史志编纂委员会编《范县志》，河南人民出版社，1993。

台前县地方史志编纂委员会编《台前县志》，中州古籍出版社，2001。

濮阳县地方史志编纂委员会编《濮阳县志》，华艺出版社，1989。

南乐县地方史志编纂委员会编《南乐县志》，中州古籍出版社，1996。

濮阳市市区地方史志编纂委员会编《濮阳市区志》，中州古籍出版社，1996。

禹州市志编纂委员会编《禹州市志》，中州古籍出版社，1989。

襄城县史志编纂委员会编《襄城县志》，中州古籍出版社，1993。

鄢陵县地方志编纂委员会编《鄢陵县志》，南开大学出版社，1989。

长葛县志编纂委员会编《长葛县志》，生活·读书·新知三联书店，1992。

许昌县志编纂委员会编《许昌县志》，南开大学出版社，1993。

许昌市地方志编纂委员会编《许昌市志》，南开大学出版社，1993。

郏县地方史志编纂委员会编《郏县志》，中州古籍出版社，1996。

叶县地方史志编纂委员会编《叶县志》，中州古籍出版社，1995。

平顶山市地方史志编纂委员会编《平顶山市志》（上、下卷），河南人民出版社，1994。

平顶山市郊区志编纂委员会编《平顶山市郊区志》，中州古籍出版社，1995。

平顶山市新华区地方史志编纂委员会编《新华区志》，中州古籍出版社，1993。

鲁山县地方史志编纂委员会编《鲁山县志》，中州古籍出版社，1994。

汝州市史志编纂委员会编《汝州市志》，中州古籍出版社，1994。

宝丰县史志编纂委员会编《宝丰县志》，方志出版社，1996。

郑州市中原区志编纂委员会编《郑州市中原区志》，中州古籍出版社，1996。

河南省新郑县地方史志编纂委员会编《新郑县志》，陕西人民出版社，1992。

登封县地方志编纂委员会编《登封县志》，河南人民出版社，1990。

郑州市上街区地方史志编纂委员会编《郑州市上街区志》，中华书局，1999。

郑州市二七区地方史志编纂委员会编《二七区志》，中州古籍出版社，1994。

河南省郑州市南五里堡村志编纂委员会编《南五里堡村志》，方志出版社，1999。

郑州市二七区侯寨乡志编纂委员会编《侯寨乡志》，郑州航空管理学院印刷厂，1994。

郑州市邙山区地方史志编纂委员会编《邙山区志》，中州古籍出版社，1994。

安阳市北关区地方史志编纂委员会编《安阳市北关区志》，国际文化出版公司，1997。

安阳市铁西区志编纂委员会编《安阳市铁西区志》，中州古籍出版社，2000。

安阳市文峰区地方史志编纂委员会编《安阳市文峰区志》，中州古籍出版社，2000。

林县志编纂委员会编《林县志》，河南人民出版社，1989。

安阳县志编纂委员会编《安阳县志》，中国青年出版社，1990。

汤阴县史志编纂委员会编《汤阴县志》，中州古籍出版社，2004。

内黄县地方史志编纂委员会编《内黄县志》，中州古籍出版社，1993。

滑县地方史志编纂委员会编《滑县志》，中州古籍出版社，1997。

郾城县志编纂委员会编《郾城县志》，中州古籍出版社，1993。

河南省舞阳县志编纂委员会编《舞阳县志》，中州古籍出版社，1993。

漯河市地方史志编纂委员会编《漯河市志》，方志出版社，1999。

唐河县地方史志编纂委员会编《唐河县志》，中州古籍出版社，1993。

方城县地方史志编纂委员会编《方城县志》，中州古籍出版社，1992。

临颍县志编纂委员会编《临颍县志》，中州古籍出版社，1996。

三门峡市湖滨区地方史志编纂委员会编《三门峡市湖滨区志》，河南人民出版社，2000。

义马市义马村志编纂委员会编《义马村志》，中州古籍出版社，1993。

义马市地方史志编纂委员会编《义马市志》，中州古籍出版社，1991。

陕县志编纂委员会编《陕县志》，河南人民出版社，1988。

灵宝县地方史志编纂委员会编《灵宝县志》，中州古籍出版社，1992。

渑池县志编纂委员会编《渑池县志》，汉语大词典出版社，1991。

陕县大营村志编纂委员会编《陕县大营村志》，河南人民出版社，1990。

南阳县地方史志编纂委员会编《南阳县志》，河南人民出版社，1990。

南召县史志编纂委员会编《南召县志》，中州古籍出版社，1995。

镇平县地方史志编纂委员会编《镇平县志》，方志出版社，1998。

河南省中牟县地方史志编纂委员会编《中牟县志》，生活·读书·新知三联书店，1999。

新野县史志编纂委员会编《新野县志》，中州古籍出版社，1991。

桐柏县地方史志编纂委员会编《桐柏县志》，中州古籍出版社，1995。

源潭镇志编纂委员会编《源潭镇志》，河南大学出版社，1999。

西峡县志编纂委员会编《西峡县志》，河南人民出版社，1990。

社旗县地方志编纂委员会编《社旗县志》，中州古籍出版社，1997。

淅川县地方史志编纂委员会编《淅川县志》，河南人民出版社，1990。

内乡县地方史志编纂委员会编《内乡县志》，生活·读书·新知三联书店，1994。

淇县志编纂委员会编《淇县志》，中州古籍出版社，1996。

浚县地方史志编纂委员会编《浚县志》，中州古籍出版社，1990。

巩县志编纂委员会编《巩县志》，中州古籍出版社，1991。

密县地方史志编纂委员会编《密县志》，中州古籍出版社，1992。

周口地区卫生志编纂委员会编《周口地区卫生志》，河南人民出版社，1987。

濮阳市卫生志编纂委员会编《濮阳市卫生志》，方志出版社，1998。

郑州市卫生志编纂委员会编《郑州市卫生志》，河南人民出版社，1990。

登封县卫生局卫生志编辑室编《登封县卫生志》，郑州市劳动印刷厂，1986。

巩县卫生志编纂室编《巩县卫生志》，1985。

虞城县卫生局编《虞城县卫生志》，河南省虞城县印刷厂，1986。

河南省汝南县卫生局编《汝南县卫生志》，西平县印刷厂，1986。

四　论文

任苒：《中国乡村医生的发展与作用》，《中国农村卫生事业管理》2011年第5期。

张贵民：《村医：被遗忘的守护神》，《中国医院院长》2011年第12期。

孙冬悦：《赤脚医生时期的管理制度对当前农村卫生人才管理的启示》，《中国全科医学》2011年第3A期。

彭迎春：《赤脚医生时期合作医疗制度成功与失败的因素探析》，

《中国全科医学》2011 年第 6A 期。

彭迎春：《赤脚医生时期合作医疗制度对新型农村合作医疗的启示》，《中国全科医学》2011 年第 6A 期。

纪颖：《赤脚医生时期的农村医疗卫生服务对当前农村医学教育的启示》，《卫生职业教育》2012 年第 2 期。

焦峰：《赤脚医生制度对当前农村基本医疗卫生工作坚持公益性的启示》，《中国全科医学》2010 年第 9A 期。

吕勇：《赤脚医生的历史作用对新型农村合作医疗的启示》，《卫生软科学》2006 年第 4 期。

罗理力：《乡村"赤脚医生"的管理要加强》，《乡镇论坛》2010 年第 13 期。

刘洪清：《农村合作医疗的"前世今生"》，《中国社会保障》2006 年第 7 期。

张冉燃：《合作医疗的来龙去脉》，《瞭望》2009 年 11 期。

胡振栋：《寻访合作医疗背后的"无名英雄"》，《中国社会保障》2007 年第 2 期。

姜庆易：《如何加强合作医疗的财务管理》，《财务与会计》1982 年第 11 期。

姜庆易：《尊重农民意愿，办好合作医疗》，《中国农村医学》1986 年第 5 期。

姜庆易：《农村医疗保健制度应以合作医疗为主》，《中国农村卫生事业管理》1987 年第 4 期。

潘斌：《人际和谐的伦理探源》，《伦理学研究》2012 年第 4 期。

曹德本：《和谐文化模式论》，《清华大学学报》（哲社版）2000 年第 3 期。

温益群：《"赤脚医生"产生和存在的社会文化因素》，《云南民族大学学报》（哲社版）2005 年第 2 期。

《让合作医疗遍地开花》，《健康报》1958 年 9 月 13 日。

毛泽东：《对卫生工作的指示》，《学习》1954 年第 11 期。

《从"赤脚医生"的成长看医学教育革命的方向》，《红旗》1968 年第 3 期。

陈圣祺：《解析中国当代医患关系紧张的缘由》，《中华现代医院管理杂志》2005 年第 10 期。

〔美〕G. 布罗姆、汤胜蓝：《中国政府在农村合作医疗保健制度中的角色与作用》，《中国卫生经济》2002 年第 3 期。

方小平：《赤脚医生与合作医疗制度——浙江省富阳县个案研究》，《二十一世纪》（香港）2003 年第 10 期第 79 卷。

顾昕、方黎明：《自愿性与强制性之间——中国农村合作医疗的制度嵌入性与可持续性发展分析》，《社会学研究》2004 年第 5 期。

顾杏元：《从人口状况的改变看我国卫生事业的发展》，《医学与哲学》1982 年第 3 期。

胡振栋：《中国"合作医疗之父"》，《民族团结》2000 年第 3 期。

林闻钢：《中国农村合作医疗制度的公共政策分析》，《江海学刊》2002 年第 3 期。

罗正月：《我国农村合作医疗制度：反思与重构》，《福州党校学报》2005 年第 3 期。

吕美行、顾邦朝：《改革传统合作医疗制度适应社会主义市场经济新要求——关于农村合作医疗制度的思考》，《中国初级卫生保健》1995 年第 8 期。

石俊仕等：《我国农村个体性质开业医的历史、现状及发展趋势》，《中国农村卫生事业管理》1999 年第 4 期。

宋士云：《1949～1978 年中国农村社会保障制度透视》，《中国经济史研究》2003 年第 3 期。

陶勇：《二元经济结构下的中国农民社会保障制度透视》，《财经研究》2002 年第 11 期。

王红漫：《中国农村医疗保障制度政策研究》，《经济要参》2002 年第 29 期。

王延中：《如何保障农民的健康》，《经济研究参考》2002 年第 35 期。

王绍光：《中国公共卫生的危机与转机》，《比较》2003 年第 7 期。

汪时东、叶宜德：《农村合作医疗制度的回顾与发展研究》，《中国初级卫生保健》2004 年第 4 期。

夏杏珍：《中国农村合作医疗保障制度的历史考察》，《当代中国史研究》2003 年第 5 期。

谢圣远：《农村合作医疗制度的历史回顾与发展反思》，《中国卫生经济》2005 年第 4 期。

杨念群：《防疫行为与空间政治》，《读书》2003 年第 7 期。

叶宜德等：《农村合作医疗制度》，《中国农村卫生事业管理》1998 年第 6 期。

张自宽：《农村合作医疗应该肯定应该提倡应该发展》，《农村卫生事业管理研究》1982 年第 2 期。

张自宽：《对合作医疗早期历史的回顾》，《中国卫生经济》1992 年第 6 期。

张自宽：《学习毛泽东同志的大卫生观》，《中国初级卫生保健》1994 年第 1 期。

张自宽等：《关于我国农村合作医疗保健制度的回顾性研究》，《中国农村卫生事业管理》1994 年第 6 期。

张自宽：《中国农村卫生发展道路的回顾与展望》，《中国农村卫生事业管理》1999 年第 9 期。

张自宽：《农村基层卫生人员的前进方向——纪念邓小平同志关于赤脚医生谈话 30 周年》，《中国农村卫生事业管理》2005 年第 7 期。

朱玲：《政府与农村基本医疗保健保障制度选择》，《中国社会科学》2000 年第 4 期。

胡小川：《从赤脚医生的产生、发展的历史看乡村医生的培训》，《西北医学教育》1997 年第 4 期。

夏媛媛：《从解放后我国公共卫生体系的发展看政府的责任》，《现代医药卫生》2006 年第 1 期。

顾昕：《全球性医疗体制改革的大趋势》，《中国社会科学》2005 年第 6 期。

印石：《从医德医风建设看病人选医生》，《卫生经济研究》2001 年第 10 期。

印石：《建国以来卫生工作历史经验的总结》，《卫生经济研究》1997 年第 9 期。

印石：《试论医学的本质》，《中国基层医药》2002 年第 1 期。

印石：《马克思、恩格斯论卫生工作》，《医学与哲学》（人文社会医学版）1983 年第 6 期。

印石：《马克思的生产劳动学说与医务劳动的性质》，《中国卫生经济》1983 年第 3 期。

印石：《努力建设有中国特色的社会主义卫生事业》，《中国卫生经济》1997 年第 5 期。

印石：《毛泽东卫生思想的继承和发展》，《中国卫生经济》1997 年第 6 期。

印石：《毛泽东卫生思想发展了马克思主义卫生理论》，《医学与社会》1997 年第 3 期。

印石：《试论马克思主义卫生理论》，《中国卫生经济》1984 年第 7 期。

印石：《卫生事业实现可持续发展的途径》，《医学与社会》1999 年第 1 期。

印石：《卫生事业与可持续发展》，《卫生经济研究》1998 年第 3 期。

印石：《沿着建设有中国特色的社会主义卫生事业道路前进》，《卫生经济研究》1998 年第 12 期。

印石：《建设有中国特色的社会主义医疗保障体系》，《卫生经济研究》1999 年第 11、12 期。

印石：《试论卫生文化资源及其开发和利用》，《卫生经济研究》2005 年第 11 期。

印石：《试论卫生政治资源及其开发和利用》，《卫生经济研究》2005 年第 11 期。

印石：《医学教育文化》，《中国基层医学》1998 年第 5 期。

徐淑贞：《毛泽东的生死关及其现代启示》，《毛泽东思想研究》2012 年第 1 期。

辛逸：《试论人民公社的历史地位》，《当代中国史研究》2001 年第 3 期。

姚力：《"把医疗卫生工作的重点放到农村去"——毛泽东"六·二六"指示的历史考察》，《当代中国史研究》2005 年第 5 期。

杨善发：《中国农村合作医疗制度渊源、流变与当代发展》，《安徽大学学报》（哲社版）2009 年第 2 期。

霍益辉：《论毛泽东的民生价值观及其现实意义》，《湘潭大学学报》（哲学社会科学版）2011 年第 5 期。

《毛主席对卫生工作的部分指示》，《人民军医》1977 年第 9 期。

庞新华：《农村合作医疗制度研究述评》，《许昌学院学报》2004年第 3 期。

蔡天新：《建国以来我国农村合作医疗制度的改革与发展》，《延边大学学报》（社会科学版）2009 年第 5 期。

谷加恩：《人民公社时期农村合作医疗事业成功的原因探析》，《武汉职业技术学院学报》2006 年第 1 期。

五　著作

《深受贫下中农欢迎的合作医疗制度——有关农村合作医疗制度的文章选辑》，人民卫生出版社，1970。

《把群众性的医疗卫生工作办好——有关农村合作医疗制度的文章选辑》，人民卫生出版社，1971。

《健康报》编辑部编《介绍民办合作医疗的经验》，人民卫生出版社，1958。

《怎样办好合作医疗》，人民卫生出版社，1974。

《合作医疗好——介绍合作医疗、赤脚医生的典型》，山东人民出版社，1972。

《深受贫下中农欢迎的合作医疗制度》，人民卫生出版社，1970。

《合作医疗遍地开花》，人民卫生出版社，1975。

〔意〕卡斯蒂廖尼：《医学史》，程之范译，广西师范大学出版社，2003。

〔美〕F. D. 沃林斯基：《健康社会学》，孙牧虹等译，社会科学文献出版社，1999。

〔美〕威廉·科克汉姆：《医学社会学》，杨辉等译，华夏出版社，2001。

〔澳〕Cordia Chu Rod Simpson：《生态大众健康——公共卫生从理想

到实践》，北京医科大学、中国协和医科大学联合出版社，1997。

世界银行：《1993 年世界发展报告：投资于健康》，中国财政经济出版社，1993。

世界银行：《中国：卫生模式转变中的长远问题与对策》，中国财政经济出版社，1994。

《历代医德论述选译》，天津大学出版社，1990。

张怡民主编《中国卫生五十年历程》，中医古籍出版社，1999。

北京中医学院主编《中国医学史》，上海科学技术出版社，1978。

陈海锋：《中国卫生保健史》，上海科学技术出版社，1993。

张开宁等编《多学科视野中的健康科学》，中国社会科学出版社，2000。

蔡仁华、周采铭：《中国改革全书（1978～1991）医疗卫生体制改革卷》，大连出版社，1992。

乌日图：《医疗保障制度国际比较》，化学工业出版社，2003。

王俊华：《当代卫生事务研究——卫生正义论》，科学出版社，2005。

陶意传、顾学箕：《初级卫生保健管理》，上海科学技术出版社，1992。

顾杏元、龚幼龙：《社会医学》，上海医科大学出版社，1990。

胡凯、刘丽杭：《卫生国情概论》（修订本），湖南科学技术出版社，1998。

胡浩波：《卫生事业管理》，北京医科大学出版社，2000。

杨良初：《中国社会保障制度分析》，经济科学出版社，2003。

张文等：《中国卫生事业可持续发展研究》，军事医学科学出版社，2000。

陈海峰：《中国医药卫生科技史》，中国科学技术出版社，1999。

甄志亚：《中国医学史》，江西科学技术出版社，1987。

张自宽：《论农村卫生暨初级卫生保健》，山西人民出版社，1993。

卫生部编著《农村人民公社社员集体保健医疗制度经验选编》，人民卫生出版社，1960。

国务院研究室课题组编著《农村合作医疗保健制度研究》，北京医科大学、中国协和医科大学联合出版社，1994。

肖爱树：《农村医疗卫生事业的发展》，江苏大学出版社，2010。

吕兆丰：《碧流琼沙：赤脚医生时期口述史》，北京燕山出版社，2010。

范小青：《赤脚医生万泉和》，人民文学出版社，2007。

张开宁：《从赤脚医生到乡村医生》，云南人民出版社，2002。

刘钟毅：《从赤脚医生到美国大夫：一个美国医学专家的半生自述》，上海人民出版社，1994。

蒋泽先：《中国农民生死报告》，江西人民出版社，2005。

王红漫：《大国卫生之难：中国农村医疗卫生现状与制度改革探讨》，北京大学出版社，2004。

方鹏骞：《中国农村贫困人口社会医疗救助制度研究》，科学出版社，2008。

周祥新：《赤脚医生》，湖南人民出版社，2010。

李蔚东等：《卫生与发展：建设全民健康社会》，清华大学出版社，2004。

洪兴国：《医德与卫生法学基础》，河南医科大学出版社，1995。

王红漫：《大国卫生之论：农村卫生枢纽与农民的选择》，北京大学出版社，2006。

余新忠：《清以来的疾病、医疗和卫生》，生活·读书·新知三联书店，2009。

费振钟：《悬壶外谈——医学与身体的历史表达》，上海书店出版社，2008。

陈志潜：《中国农村的医学：我的回忆》，四川人民出版社，1998。

孙隆椿主编《毛泽东卫生思想研究论丛》（上、下），人民卫生出版社，1998。

丁名宝、蔡孝恒主编《毛泽东卫生思想研究》，湖北科学技术出版社，1993。

吴鸿洲主编《中国医学史》，上海科学技术出版社，2010。

杨念群：《再造"病人"——中西医冲突下的政治空间（1832～1985）》，中国人民大学出版社，2006。

王克春、王小合：《农村卫生事业理论与实践》，科学出版社，2009。

郑功成：《中国社会保障改革与发展战略（医疗保障卷）》，人民出版社，2011。

张奇林等：《中国医疗保障制度改革研究——以美国为借鉴》，武汉大学出版社，2007。

李华：《中国农村合作医疗制度研究》，经济科学出版社，2007。

杨红燕：《中国农村合作医疗制度可持续发展研究》，中国社会科学出版社，2009。

高和荣：《风险社会下农村合作医疗制度的建构》，社会科学文献出版社，2008。

伍凤兰：《农村合作医疗的制度变迁研究》，浙江大学出版社，2009。

丁纯：《世界主要医疗保障制度模式绩效比较》（第2版），复旦大学出版社，2009。

王曙光：《社会参与、农村合作医疗与反贫困》，人民出版社，2008。

钱信忠：《中国卫生事业发展与决策》，中国医药科技出版社，1992。

张自宽：《论医改方向：不能走全面推向市场之路》，中国协和医科大学出版社，2006。

张自宽：《亲历农村卫生六十年——张自宽农村卫生文选》，中国协和医科大学出版社，2011。

张自宽：《卫生改革与发展探究》，黑龙江人民出版社，1999。

钱信忠：《钱信忠文集》，人民卫生出版社，2004。

李德成：《创造与重构——集体化时期农村合作医疗制度和赤脚医生现象研究》，中国书籍出版社，2013。

黄永昌：《中国卫生国情》，上海医科大学出版社，1994。

陈海峰：《中国卫生保健史》，上海科学技术出版社，1993。

中国科学技术协会主编《中国中西医结合学科史》，中国科学技术出版社，2010。

黄树则、林士笑主编《当代中国的卫生事业》（上、下），中国社会科学出版社，1986。

朱潮、张慰丰：《新中国医学教育史》，北京医科大学、中国协和医科大学联合出版社，1990。

邓铁涛：《中国防疫史》，广西科学技术出版社，2006。

山西省卫生厅编《山西农村卫生工作》，山西人民出版社，1960。

贾博：《新型农村合作医疗中的主体角色及其关系研究》，河南人民出版社，2012。

邓铁涛、程之范主编《中国医学通史》（近代卷），人民卫生出版社，2000。

蔡景峰、李庆华、张冰浣主编《中国医学通史》（现代卷），人民卫生出版社，2000。

　　王书城主编《中国卫生事业发展》，中医古籍出版社，2006。

　　韩俊、罗丹等：《中国农村卫生调查》，上海远东出版社，2009。

后 记

我生长在农村，朴素的感情使我对农村有一定的依恋，也有一定的感性认识。人民公社时期，我正是一顽皮少年，农村基层医疗卫生保健的固定场所——大队合作医疗站是我经常玩耍的地方，融洽的医患关系至今记忆深刻，"赤脚医生"们不分昼夜地守候在医疗卫生室里，使我领悟到坚守的含义。参加工作后，我便有志于梳理一下那个时代合作医疗和"赤脚医生"的点点滴滴，从理性上加以探讨，以求其利弊得失。

本书得以问世，得到了多方面的帮助，在即将付梓之际，我真诚地向那些曾经给予我帮助和支持的师友们深表感谢。

首先，本书从选题、论证，到书名的确定，河南师范大学的很多同事给予了热情的帮助，提出了很多宝贵意见。

其次，本书能够面世，要感谢社会科学文献出版社的领导和编辑给予的支持和帮助。袁清湘老师对本书一直鼎力帮助，事无巨细；责任编辑对全稿认真修改。他们提出的建议、付出的劳动，给我留下深刻的印象。

再次，本书能够出版，也得益于河南师范大学学术专著出版基金和河南师范大学历史文化学院学术专著出版基金的资助。

另外，在查阅资料时，河南省档案馆、新乡市档案馆、河南师范大学图书馆的工作人员都提供了很多方便,在此一并致谢。

本书是我从事当代中国地方史研究的一篇习作。作为一名后学之辈,才识、功力等方面有待于加强。尽管我在撰写本书时付出了很大努力,但是其中的不足和错误之处在所难免。对此,我唯有兢兢业业、不辍笔耕,以提高自己的水平。在此,恳请同行专家和学者多多批评指正为盼。

李海红谨识

2015 年 1 月 26 日于河南师范大学

图书在版编目(CIP)数据

"赤脚医生"与中国乡土社会研究：以河南省为例/李海红
著.—北京：社会科学文献出版社，2015.4
ISBN 978-7-5097-7155-6

Ⅰ.①赤…　Ⅱ.①李…　Ⅲ.①乡村医生－研究－河南省
Ⅳ.①R192.3

中国版本图书馆 CIP 数据核字（2015）第 037861 号

"赤脚医生"与中国乡土社会研究
——以河南省为例

著　　者／李海红

出 版 人／谢寿光
项目统筹／袁清湘
责任编辑／范明礼

出　　版／社会科学文献出版社·人文分社（010）59367215
　　　　　地址：北京市北三环中路甲 29 号院华龙大厦　邮编：100029
　　　　　网址：www.ssap.com.cn
发　　行／市场营销中心（010）59367081　59367090
　　　　　读者服务中心（010）59367028
印　　装／三河市尚艺印装有限公司

规　　格／开 本：787mm×1092mm　1/16
　　　　　印 张：22.75　字 数：302 千字
版　　次／2015 年 4 月第 1 版　2015 年 4 月第 1 次印刷
书　　号／ISBN 978-7-5097-7155-6
定　　价／89.00 元